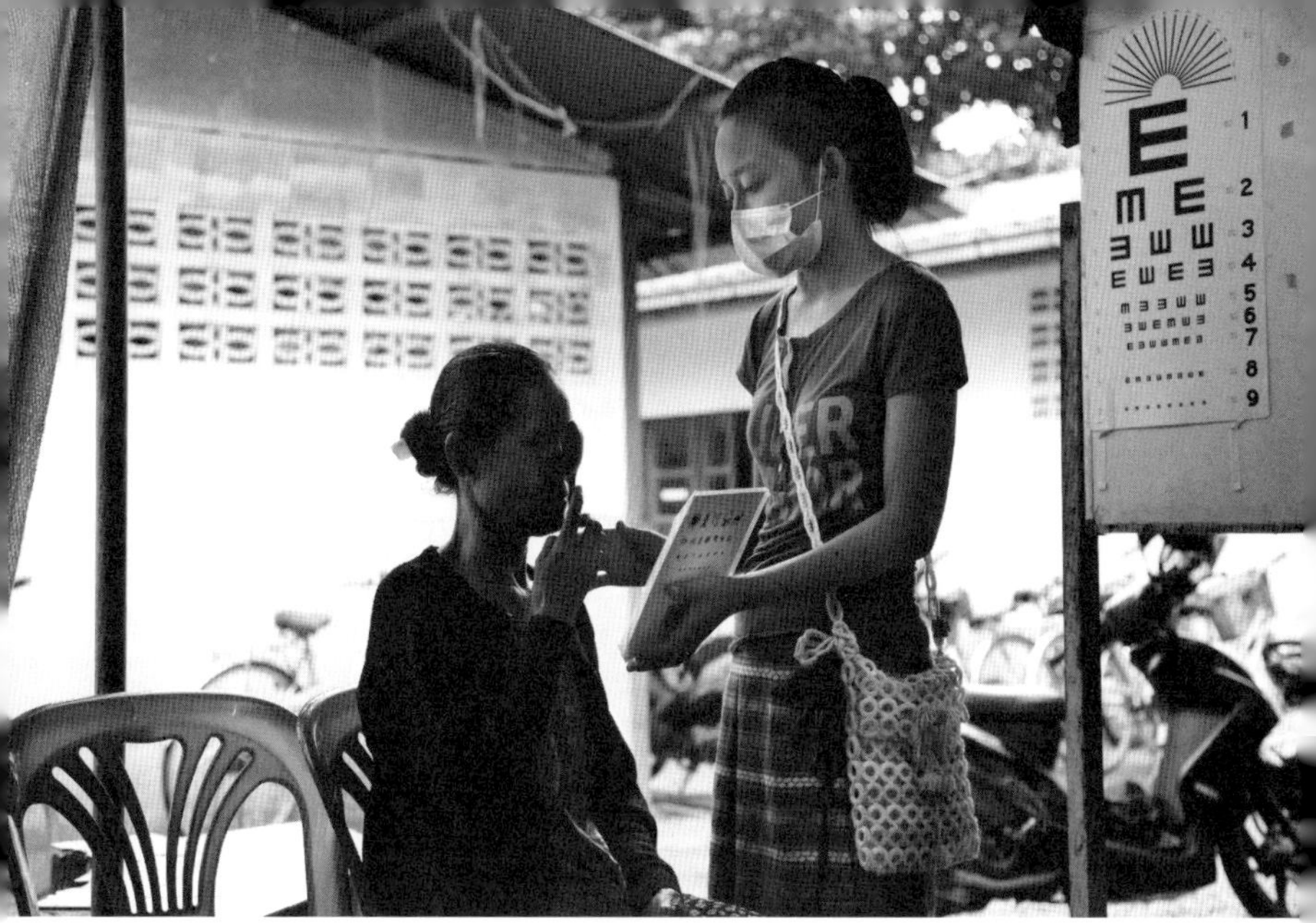

国境の医療者

メータオ・クリニック支援の会［編］

写真：渋谷敦志

新泉社

国境の医療者❖目次

I　国境の難民診療所 〜体当たりの医療支援〜

2009.6－2010.8
「メータオ村」で過ごした日々……田邉 文（第二代派遣員／医師）008

II　国境の医療者たち 〜なんでも屋、ときどき看護師〜

2011.8－2013.9
国境の医療者たちの強さと優しさ……前川由佳（第三代派遣員／看護師・保健師）128

2012.7－2014.9
きっとたくさんある「私にできること」……田畑彩生（第四代派遣員／看護師・保健師）196

III　国境の変化のなかで 〜できることを一歩ずつ〜

2014.8－2015.9
いまできることを明日からもひとつずつ……鈴木みどり（第五代派遣員／看護師）238

2015.8－2017.9
すぐに変わらなくても自分にできることを……神谷友子（第六代派遣員／看護師・保健師） 256
2017.8－2018.9
看護スタッフたちの成長を見守って……齊藤つばさ（第七代派遣員／看護師・保健師） 278

Ⅳ　国境を見つめ続けて

2007.7－2009.5
国境の未来を見つめて……梶　藍子（初代派遣員／看護師） 314
日本のみなさんへ……シンシア・マウン（メータオ・クリニック院長／医師） 325
一〇年にわたる活動を振り返って……小林　潤（メータオ・クリニック支援の会代表／医師） 330
いのちを支えるつながりを見つめて……渋谷敦志（写真家、フォトジャーナリスト） 334
メータオ・クリニック支援の会（ＪＡＭ）とともに歩んで……336
――寄せ書き　ＪＡＭ設立一〇周年と本書出版に寄せて
あとがきにかえて……渡邉稔之（メータオ・クリニック支援の会　書籍担当／医師） 348

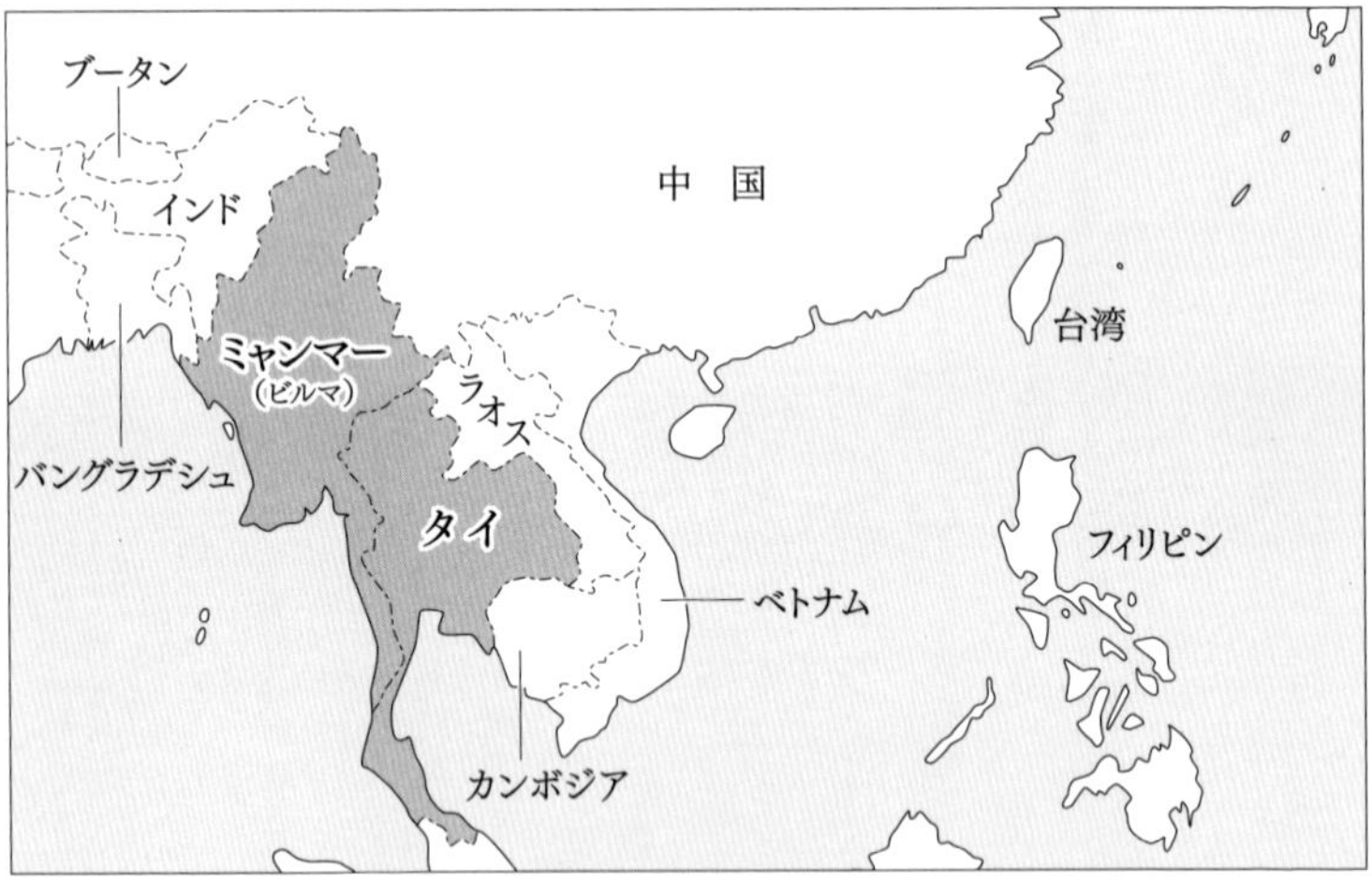
ブータン
中　国
インド
ミャンマー
（ビルマ）
台湾
ラオス
バングラデシュ
タイ
フィリピン
ベトナム
カンボジア

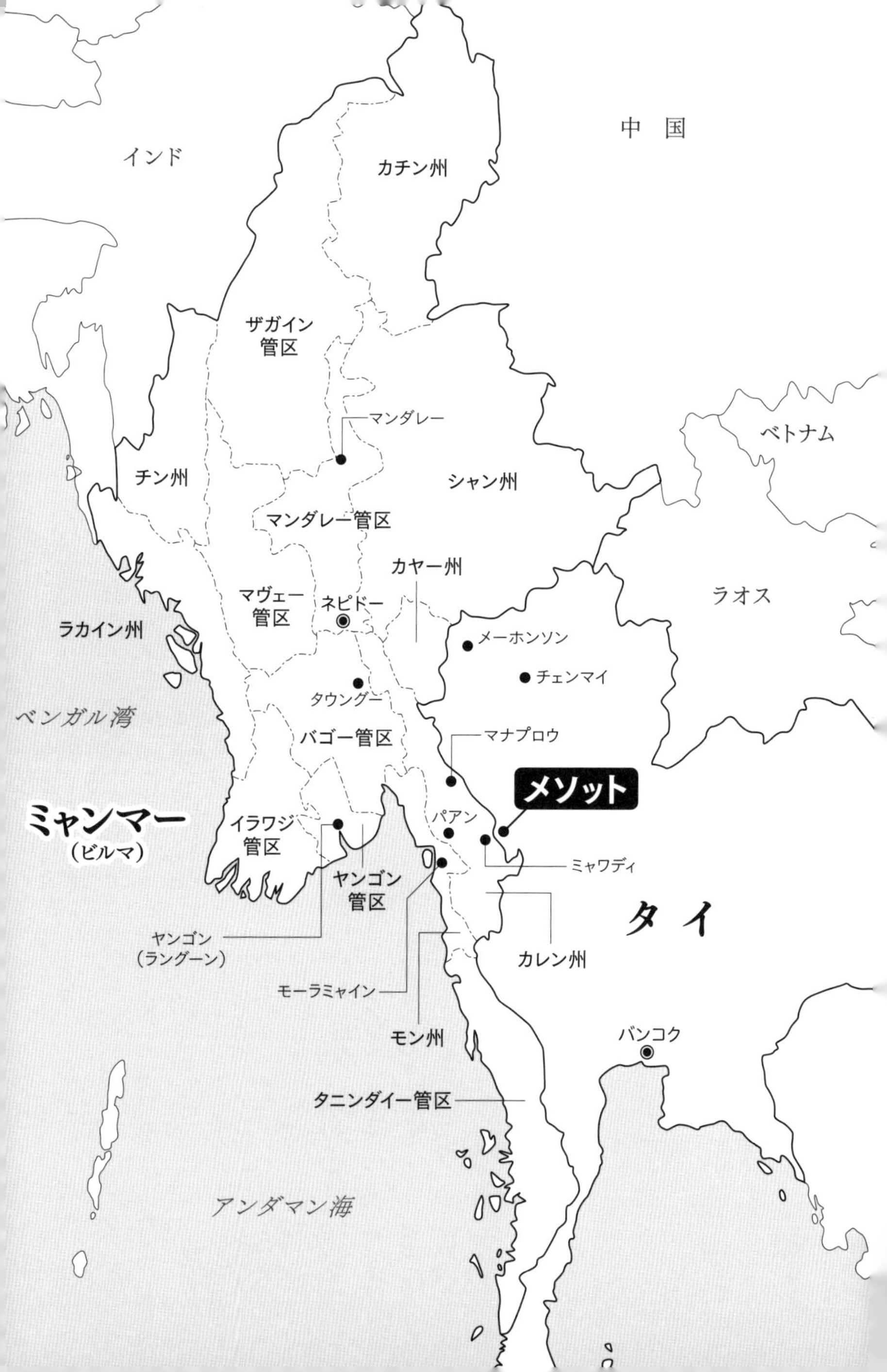
中国
インド
カチン州
ザガイン管区
マンダレー
ベトナム
チン州
シャン州
マンダレー管区
カヤー州
ラオス
マヴェー管区
ネピドー
ラカイン州
メーホンソン
チェンマイ
タウングー
ベンガル湾
バゴー管区
マナプロウ
メソット
ミャンマー
（ビルマ）
イラワジ管区
パアン
ミャワディ
ヤンゴン管区
タイ
ヤンゴン
（ラングーン）
カレン州
モーラミャイン
モン州
バンコク
タニンダイー管区
アンダマン海

Borderline Stories:
Health Professionals on the Thailand-Burma Border
Edited by Japan Association for Mae Tao Clinic (JAM)
First published 2019 by Shinsensha Co., Ltd., Tokyo, Japan

◉ 装 幀 Jacket design
藤田美咲 Misaki Fujita

◉ 協 力 Cooperation
メータオ・クリニック Mae Tao Clinic (MTC)

◉ 写 真 Photos
渋谷敦志 Atsushi Shibuya (Photographer)
(Front cover and Back cover, p. 1, 7, 15, 17, 21, 27, 39, 42, 53, 59, 63, 71, 77, 89, 93, 119, 123, 127, 173, 191, 208, 211, 213, 214, 219, 230, 237, 239, 261, 276, 295, 298, 313, 321)

Phil Thornton (Journalist)
(p. 198, 203)

Karen Behringer (MTC)
(p. 309)

Thar Win (MTC)
(p. 159)

メータオ・クリニック支援の会 Japan Association for Mae Tao Clinic (JAM)
(p. 195, 224, 235, 246, 286)

前川由佳 Yuka Maekawa (JAM)
(p. 142, 150, 166, 183)

田畑彩生 Aya Tabata (JAM)
(p. 135, 233)

鈴木みどり Midori Suzuki (JAM)
(p. 248)

神谷友子 Tomoko Kamiya (JAM)
(p. 249, 257, 269, 271)

齊藤つばさ Tsubasa Saito (JAM)
(p. 283)

新泉社編集部 Takehito Yasuki (Shinsensha)
(p. 11, 32, 130, 179)

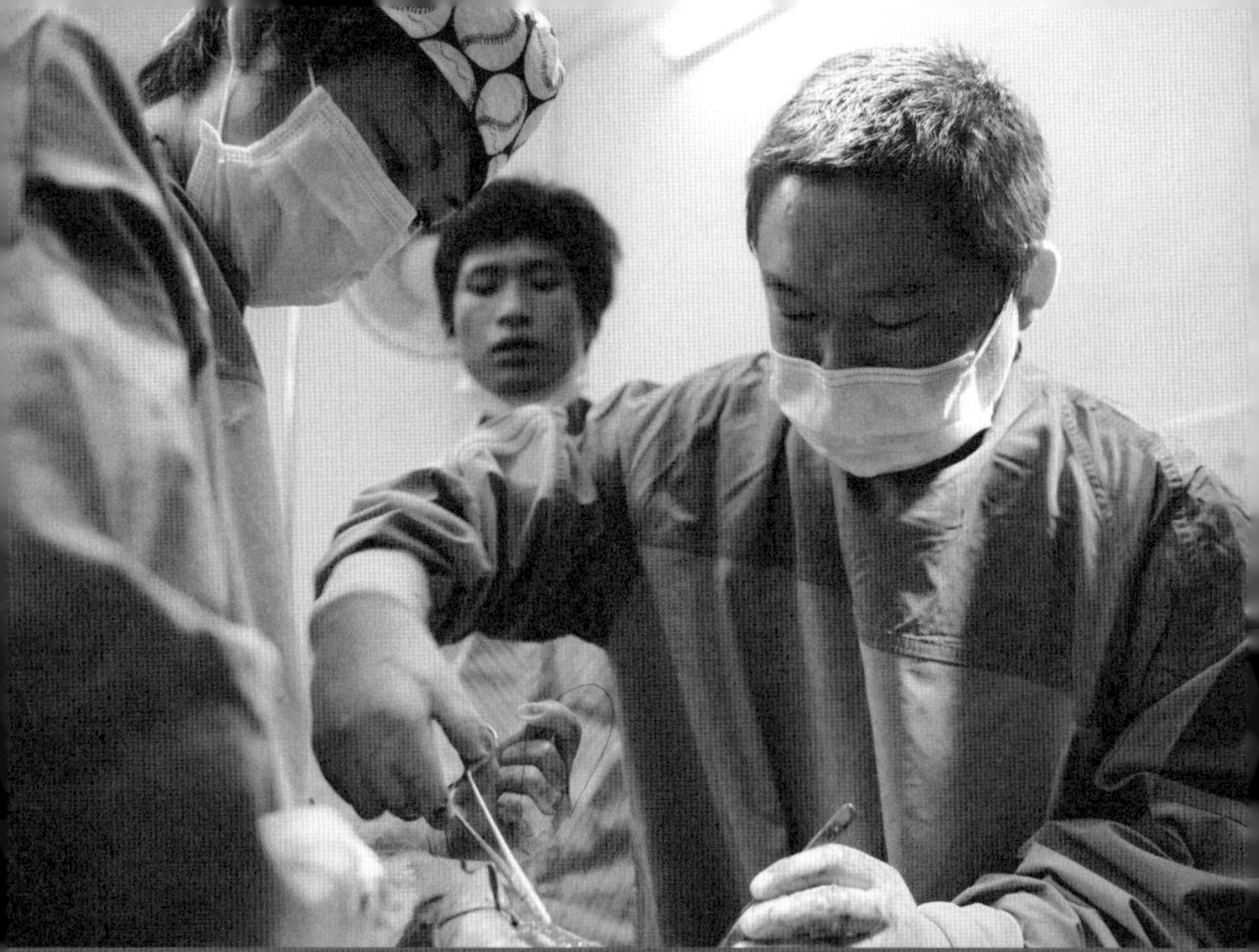

現地メディック（右）と執刀中の田邉派遣員（2009年8月）
Photo: Atsushi Shibuya

I

国境の難民診療所
～体当たりの医療支援～

2009.6－2010.8

「メータオ村」で過ごした日々

田邉 文 *Aya Tanabe*
（第二代派遣員／医師）

国境の町、メソットへ

ネオンがまぶしいバンコクの北のはずれにあるモーチット・バスターミナルは、タイの地方各地へ旅する人びとで一日中ごった返している。派手なビニール製の大きな荷物に座り込む人たちの間を抜けて、メソット（Mae Sot／メソト／メーソート）行きの夜行バスに乗り込んだ。ミャンマー（ビルマ）のカレン州と接する国境の町メソットまで、北西方向に約五〇〇キロ、八時間の道のりだ。

バスはタイ中央部の平原を威勢良く北進するが、東西に貫くアジアンハイウェイにぶつかり西に進み始めると、すぐに数時間の山道に振りまわされる。タイ側とミャンマー側にそびえる大きな山々に挟まれた盆地であるこの地域は、ひときわ雨が多い。

朝五時半にメソットの西はずれにあるバスターミナルに到着した。客待ちのバイクタクシーを拾って中心部のゲストハウスへ。掃除の女性はすでににこやかに床を掃いていて、廊下の長クッションなら寝てもいいと身振りで示してくれた。ボストンバックを枕にして遠慮なく横になり、弱い雨音を聞きながらひと眠りする。

メソットは人口約一二万人(二〇〇八年時点)を擁する貿易の町で、所得はほかの地方都市に比べて高い。そして経済特区であるこの地域の経済は、タイ人の二倍はいると推定されるミャンマー移民によって支えられている。

町の中心には警察署があり、その東隣にはきらびやかな華僑の寺院がある。ビジネスチャンスのある世界のほかの町と同じように、華僑の割合も高い。

西隣には、私の背ほどのコンクリートの壁の向こうに収容所がある。開放的な鉄格子の檻《おり》で、ミャンマー人の不法入国者が一時的に留め置かれる場所だ。家族や友達が鉄格子越しに差し入れを持ち入れ、夜になると檻の外で看守が見るテレビをなんとなくみんなで見ている。そして数日後、不法入国者たちはトラックに乗せられて、国境の向こう側に返される。だが、またすぐに戻ってくるのをわかっているので、とりあえずの儀式として行われているようだ。

東にもう少し進むと、タイ風の屋台がひしめく広場、欧米の国際援助関係者を目当てにしたおしゃれなレストランやバー、ミャンマー風の喫茶店や軽食屋も並ぶ。

少し南に行くとモスクがあり、定期的にアッザーンと野犬の遠吠えが響く。ここをさらに南下すると、イスラーム街。ミャンマー西部を起源とするムスリムが比較的古くから暮らしていて、自転車屋や道具工をなりわいにしている。イスラーム風のクレープ、ロティやミルクティの甘いにおいがする。

メータオ・クリニックはこの個性的な町の西はずれにある。国境からは約四キロのところだ。

国境の川、モエイ川

雨がやんで日が差しこみ、目が覚めた。ゲストハウスにチェックインする。トイレとシャワーは共用だが、こざっぱりした部屋を借りることができた。今日は日曜日。通勤のための自転車を買う以外にとくに予定はない。ゲストハウスのオーナーが「モエイ川で毎週デモをやっているよ」と言うので、またバイクタクシーにまたがって見に行く。

タイとミャンマーの国境を隔てるモエイ川は川幅三〇メートルほどで、乾季は歩いて渡れるほど水量が減ることもある。大きく立派な「友好の橋」をはさんで両国の出入国管理所が置かれている。国境の向こうはミャワディという町。ミャワディの町の中までならミャンマーのビザがなくとも出入りできる。ただし、町に滞在している間、パスポートはミャンマー側の入国管理所に預けておかなければならない。他方、ミャンマー人は身分証明書を見せればタイ側へ出国可能で、メソットの町に限定した一日滞在許可証が渡される。

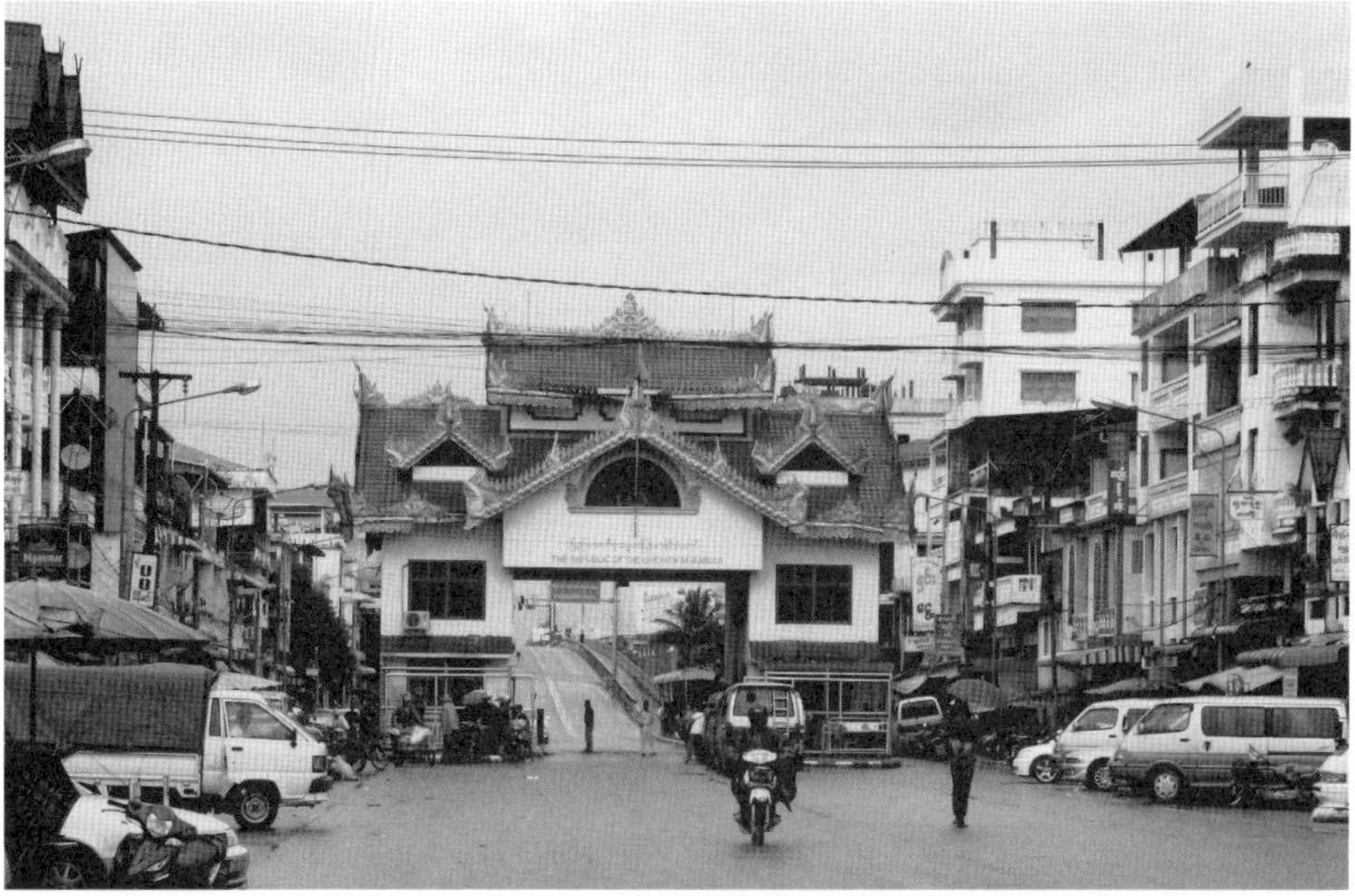

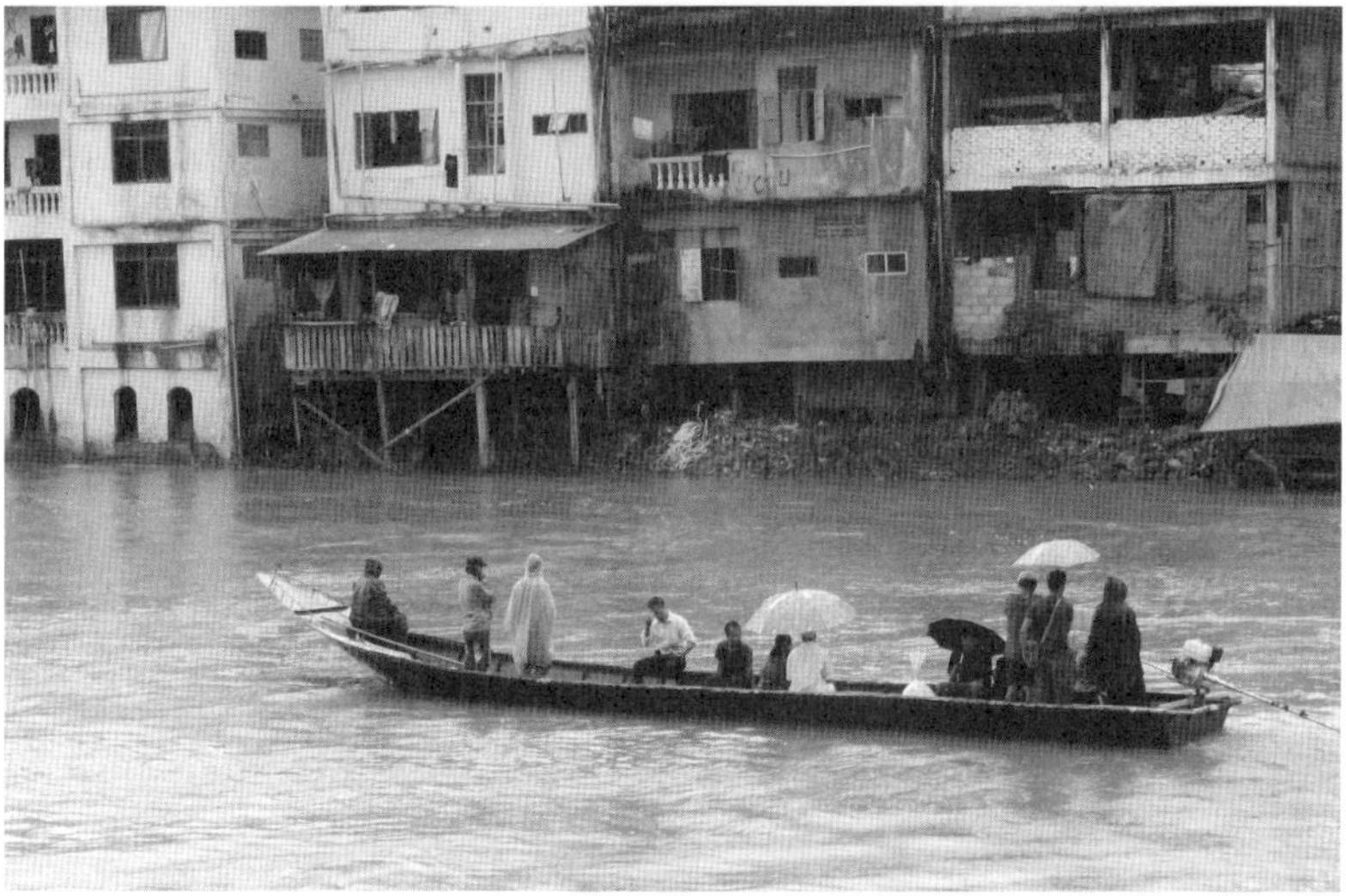

ミャンマー側の検問所と「友好の橋」／モエイ川の渡し船
（2012 年 7 月）

「友好の橋」のすぐ下では、大きなタイヤを渡し船にして多くの人が国境を行き来している。橋の上を歩く人の倍はいるだろう混雑ぶりだ。渡し屋は効率的に茶色い水をかき、客の鮮やかなロンジー(男性も女性も身につけるミャンマー風巻きスカート)を濡らすことなく、速やかに客を対岸に送り届ける。

〈――なぜ、橋を渡らないの?〉

この光景を見た誰もが抱く疑問だ。主な理由は三つ。タイ側で一日滞在許可証を得るために請求される手数料が、タイヤ船の渡し賃を上まわること。多くが一日を超えて滞在すること。そしてミャンマーの少数民族地域に住む人びとは、ミャンマー政府から国民と認定されておらず、身分証明書を持っていないこと。

国境警備を行うタイ軍の兵士も配備されているが、とくに咎《とが》められることもない。不法移民の多くはタイにとっては安価な労働力。特段の理由がないかぎりは制限する必要はない。日本から来た私には、納得するのに時間を要する光景だ。

デモはささやかなものだった。祖国の民主化を訴える一〇人弱のミャンマー人が川の向こうに向かって何やら叫ぶ。しばらくすると、国境警備隊がうるさそうな顔でやめるように指示した。五〇〇キロ離れたミャンマー軍事政権の首都ネピドーに届くはずもなく、聞いていたのは川岸でウイスキーとバイアグラを売るおばちゃん一人だった。

メータオ・クリニック

私が初めてここを訪れたのはこれよりさらに一年前。恩師と同僚の看護師が「メータオ・クリニック支援の会（ＪＡＭ：Japan Association for Mae Tao Clinic）」というＮＧＯを立ち上げ、これに参加したのが縁だった。しかし、東京の病院で毎日新しい学びに充実していた私は、そのときはこの病院をふたたび訪れてボランティアをすることになるとは思いもよらず、夏休みにちょっと訪れた訪問者だった。だが、私の中の「病院」という概念を覆すメータオ・クリニックのことが、その後も心に残って離れなかった。ここは私の知っている「病院」ではない。たくさんの人が暮らす「村」なのだ。

病院の入口には、「メータオ村」のたくさんの人出を目当てに、食べ物の屋台や生活雑貨を売るお店が並んでいるが、病院と知らしめる看板などはいっさいない。門の中に一歩入ると、左手に若手の女性スタッフの寮があり、色とりどりのロンジーが干してある。もう少し進むと平屋建ての建物がいくつか並んでいる。まず、小児科の外来があり、予防接種を受けたり身体測定をする子どもたちであふれ返っている。そして病院の受付。朝はごった返し、午後になるとミャンマーのテレビ放送を見ながら、受付スタッフがベンチでのんびりしている。反対側の建物には図書館、そしてホール。スタッフの入学式、卒業式、研修、ときにはお葬式なども行う。敷地の中心には校庭のようなスペースがあり、民族のお祭りには踊りやカラオケで盛り上げる。普段は非番のスタッフが蹴鞠《けまり》を楽しんでいる。

　校庭を囲んで、産科、内科、小児科病棟、感染症病棟、眼科、歯科、鍼《はり》治療科、外科、エイズ外来、カウンセリングセンター、義足工房など、平屋建ての開放的な建物は何層にも連なっている。建物と建物の間では、患者さんの家族が煮炊きをしている。ときどき、発酵した魚醤《ぎょしょう》のにおいがする。もう少し奥に行くと水たまりがあって、ロンジーのまま男性も女性も子どもも水浴びをしている。そして料理棟。一日に二回、患者とその家族と一部のスタッフのための食事をつくる。朝夕はたいへんな混雑だ。さらに奥に進むとクリニックの掃除スタッフが住む小さな長屋がある。ロンジーや診療服を仕立てる縫製屋の家族も住んでいる。

　そして奥には若手男性スタッフの寮。四畳ほどの部屋に三人並んで寝る。蹴鞠のネットを張ったコートもある。入院の必要はないものの遠くから治療に来て、頻繁に行き来できない患者が泊まるための「ペイシェントハウス」と呼ばれる高床式の小屋もある。蓙《ござ》一枚分のスペースがあてがわれ、何家族もが折り重なって暮らす。外には炊事道具と洗濯物が所狭しと吊されている。夕方になると移民学校からたくさんの子どもがクリニックに帰ってくる。家族で治療のために訪れた患者の子どもたちと、一緒に病院中を走りまわって遊ぶ。

　病棟に入ると、がらんとした大きなスペースに木製のベッドが並んでいる。ベッドの上に荷物を置き、患者はベッドの下で寝る。患者が一人で入院することはまずなく、家族や親類を引き連れてベッドの周囲で一緒に生活する。付属物が多いことで、患者一人ひとりから強烈な個性がに

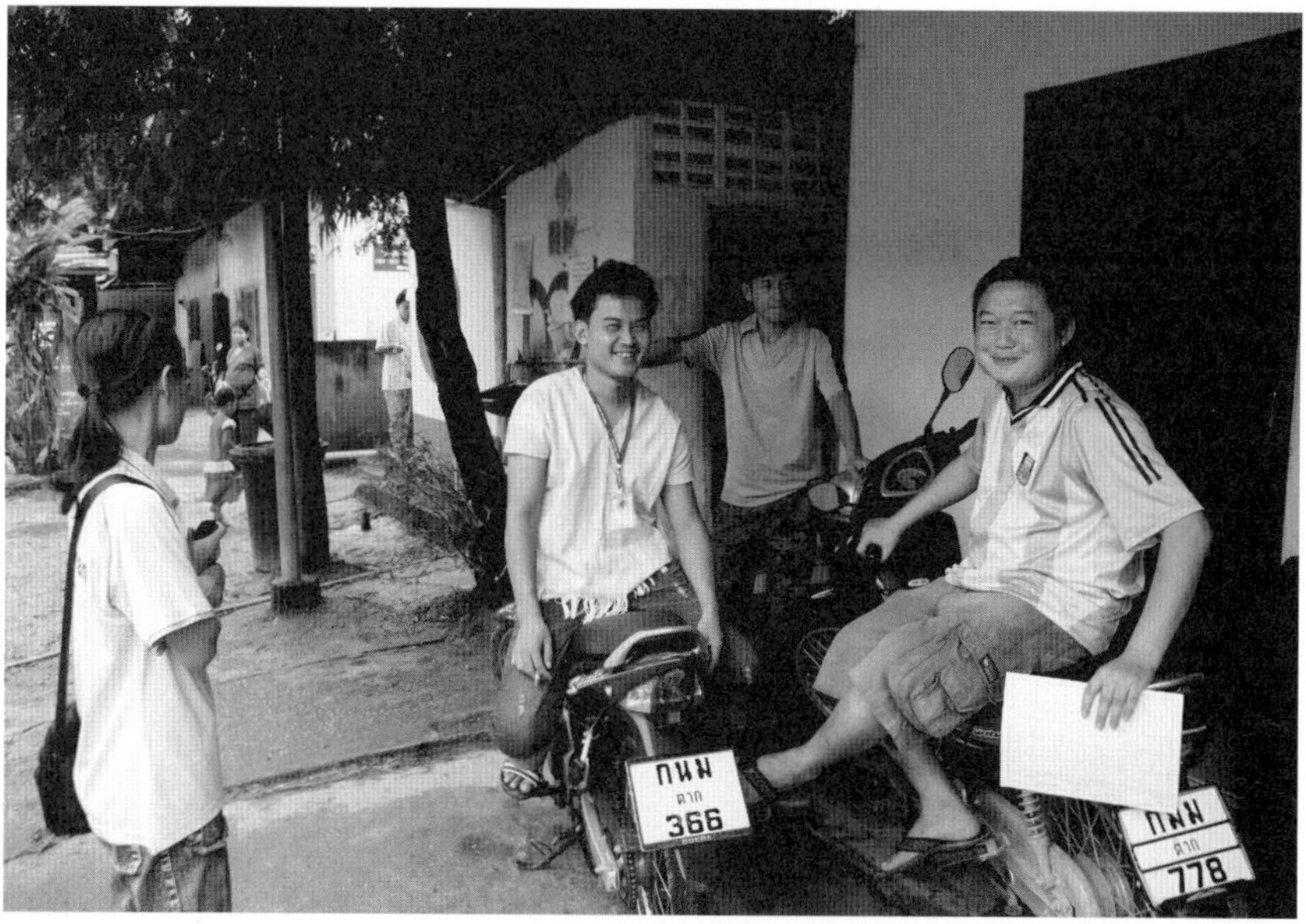

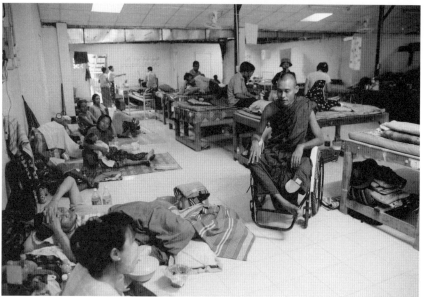

メータオ・クリニック内部の様子（2009 年 8 月）
Photo: Atsushi Shibuya

じみ出ている。

ついこの間まで私ががむしゃらに働いていた東京の病院を思い出す。清潔に管理された空間。患者は日常生活のほぼすべてを切り離して入院する。病床では、「○○という疾患の人」という以外に、個人を特定する情報が少なかった。

〈これが病院なのか――?〉

それが、最初に受けた率直な印象だった。どうしてこんなにたくさんの人たちが、わざわざミャンマーからタイに来て病院にかかるのか、タイで働いているのになぜタイの公的な病院に行けないのか、何も知らなかったけれど、生活の営みのある「メータオ村」のことが忘れられなかった。ボランティアに立候補し、気がついたらまたここに来ている。

シンシア・マウン医師

「今日からお世話になります」

メータオ・クリニック院長のシンシア・マウン先生に挨拶をすると、

「久しぶりね、ようこそ。よろしく」

と短く言い、後はお母さんのようにニコニコと笑っている。彼女は会議やスピーチでは長く長く話す。しかし雑談ではあまり積極的に話すことはしない。声も小さい。そしてよく笑う。深刻

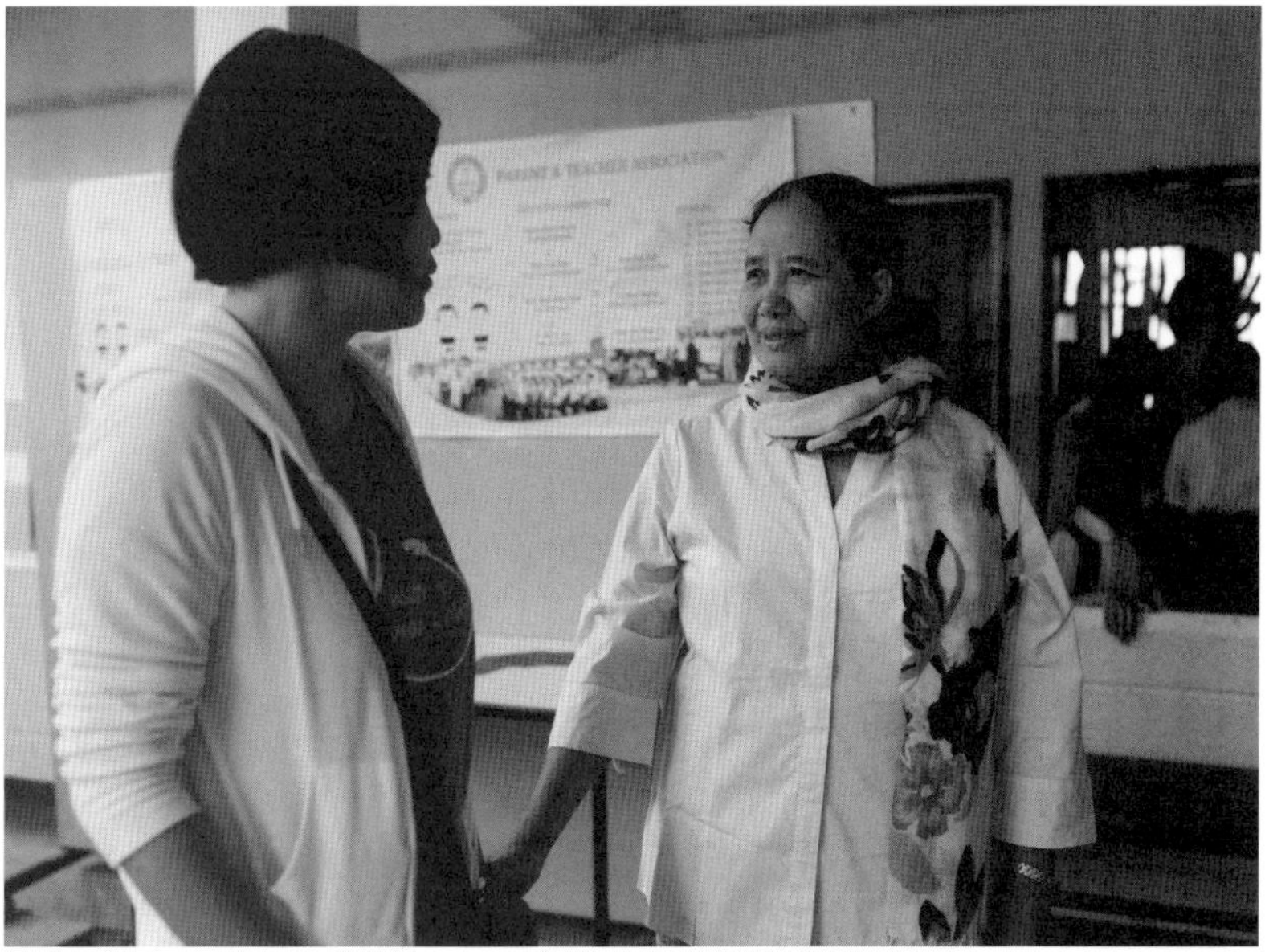

シンシア・マウン医師（2017年）
Photo: Atsushi Shibuya

な話題でもよく笑う。メソットで支援事業を行う海外の団体が、シンシア先生と面談したとき、彼らがメソットの移民の窮状を訴えたところで笑われ、馬鹿にされたと憤慨したことがあった。本当は誰よりも心を痛めている彼女の、それは処世術なのだ。

シンシア先生が駆け出しの医師であった頃、ミャンマーは独自の社会主義体制をとる孤立した独裁国家だった。市民から巻き上げた税金は、医療に使われることはなく、公立病院の医師は給料だけでは生活できなかった。機材も薬品も、処置道具でさえも満足に揃わない病院。自分で治療に必要なものを揃えられない貧しい受診者は何もしてもらえず、帰るしかなかった。人を助けるために医師になりながら、何もできない悔しさはどれほどだっただろう。

一九八八年、ミャンマーでは大規模な反独裁、民主化要求運動が起こり、若いシンシア医師はこれに参加している。ミャンマーを民主化し、新しい国家をつくるという理想を掲げたインテリ学生たちから多くの民衆へと広がった運動だった。運動のさなか、長期独裁政権は退陣したが、軍事クーデターの末に軍事政権となり、新政権は自らを「国家秩序回復評議会」と名乗った。民主化運動は多くの流血を伴いながら弾圧され、デモの参加者たちは次々と投獄され、一部は殺された。シンシア医師は身の危険を感じ、東へ東へと逃れた。ビルマ系の民族コミュニティの中で育った彼女だが、もともとはミャンマー東部出身の少数民族カレン人であった。このため、逃亡中にミャンマー軍に迫害されるカレン人の同志を得ることになる。ジャングルを抜け、タイ側までたどり着いた彼女は、ミャンマーの政治的混乱でタイ側に避難した難民たちが、充分な医療を受けられず苦しむ姿を見る。そこで始めたのがメータオ・クリニックだ。

ミャンマーは人口のおよそ七割をビルマ系諸民族（以下、ビルマ人）が占めているが、ほかに大きく七つの民族群が存在し、六〇年以上にわたりビルマ人との抗争を続けている。そのため、軍事政権を批判し、民主化を求めて政府から迫害された市民と、民族間抗争の戦火から逃れた少数民族という、大きく分けて二種類のミャンマー難民が存在している。

ミャンマー東部と接するメソットには、カレン人の難民が多い。そのなかで多民族の融合を謳《うた》い、難民のための活動を始めたシンシア医師の姿勢は、海外の人権団体、人道支援団体の共感を呼び、次第に支援の輪が広がっていった。

クリニックはゼロからのスタートだった。当初は器具の滅菌には炊飯器を使っていたそうだ。ミャンマー難民のための無償診療所として二〇年が過ぎ、年間のべ一七万人もの患者を診療し、多くのヘルスワーカーを教育している。メータオ・クリニックが大きくなっている。それはつまり、ミャンマーの問題が解決していないということの裏返しだ。軍事政権が約束した複数政党による総選挙は、二〇年が経っても行われないままだった。

「このクリニックを始めたときは三か月で帰るつもりだったのよ」

彼女はいつも自嘲気味にそう繰り返す。いまの世の中でこんな不条理が許されるはずはない。いまはいったん逃げるけれど、すぐに国際世論が、民主主義と正義を守る人たちが、軍事政権に介入してくれる。若い彼女はそう信じていたのだと思う。しかし、それは叶わなかった。彼女のつぶやきは、民主化された国に住む私たちへのちょっとした責めでもあると、私は思っている。

「ここの言葉を習いたいんですが、カレン語とビルマ語、どちらを習ったらいいでしょう?」

私は一つだけ質問した。

「ビルマ語を習いなさい。ビルマ語はここの、ミャンマーの共通語ですから」

彼女はとくに迷いもせずそう言って、また静かにニコニコと笑っていた。

外科病棟

私が配属された外科病棟は、一〇年以上勤務するベテラン（シニア）スタッフと若い（ジュニア）スタッフ、あわせて三〇人ほどが働いていて、研修中のヘルスワーカーも常に勉強に来ている大所帯だ。平屋建ての大部屋病棟を中心に二つの処置室、一つの手術室、機材倉庫と当直室がある。病棟の裏は小さな原っぱになっていて、炊事をする水場のすぐ横で、亡くなった患者さんのベッドを洗ったりする。騒ぎながらスタッフ同士がお互いに髪を切り合ったりする。そして患者さんの子どもの散髪もする。外科医はハサミが好きらしい。

外科外来で一番多いのは、怪我《けが》、とくに化膿した傷、子どものやけど。野犬の多いこの地では、夜中に犬に噛《か》まれて朝一番で受診する。そして野外で煮炊きをするために朝方早起きした子どもが、まだ燻《いぶ》る昨晩の焚き火に突っ込む。いずれもしばらくは毎日通っての処置が必要なため、処置室は毎朝、叫び声が響きわたる。その隣でシニアスタッフはボードゲームに興じていたりする。

手術室では日に二件程度の手術が行われる。多いのは鼠径《そけい》ヘルニアと陰嚢水腫《いんのうすいしゅ》。以前、カナダ人の泌尿器科医が長くボランティアをしていたことで、この二つの手術の成績は安定している。この二つは局所麻酔。下肢《かし》の切断など大きな手術になると脊椎《せきつい》麻酔（下半身麻酔）を行う。人工呼吸器がないので全身麻酔はできない。

上肢《じょうし》の大きな手術の場合、呼吸抑制は少ないが、鎮静作用が弱いうえに悪夢を見ると〝定評〟

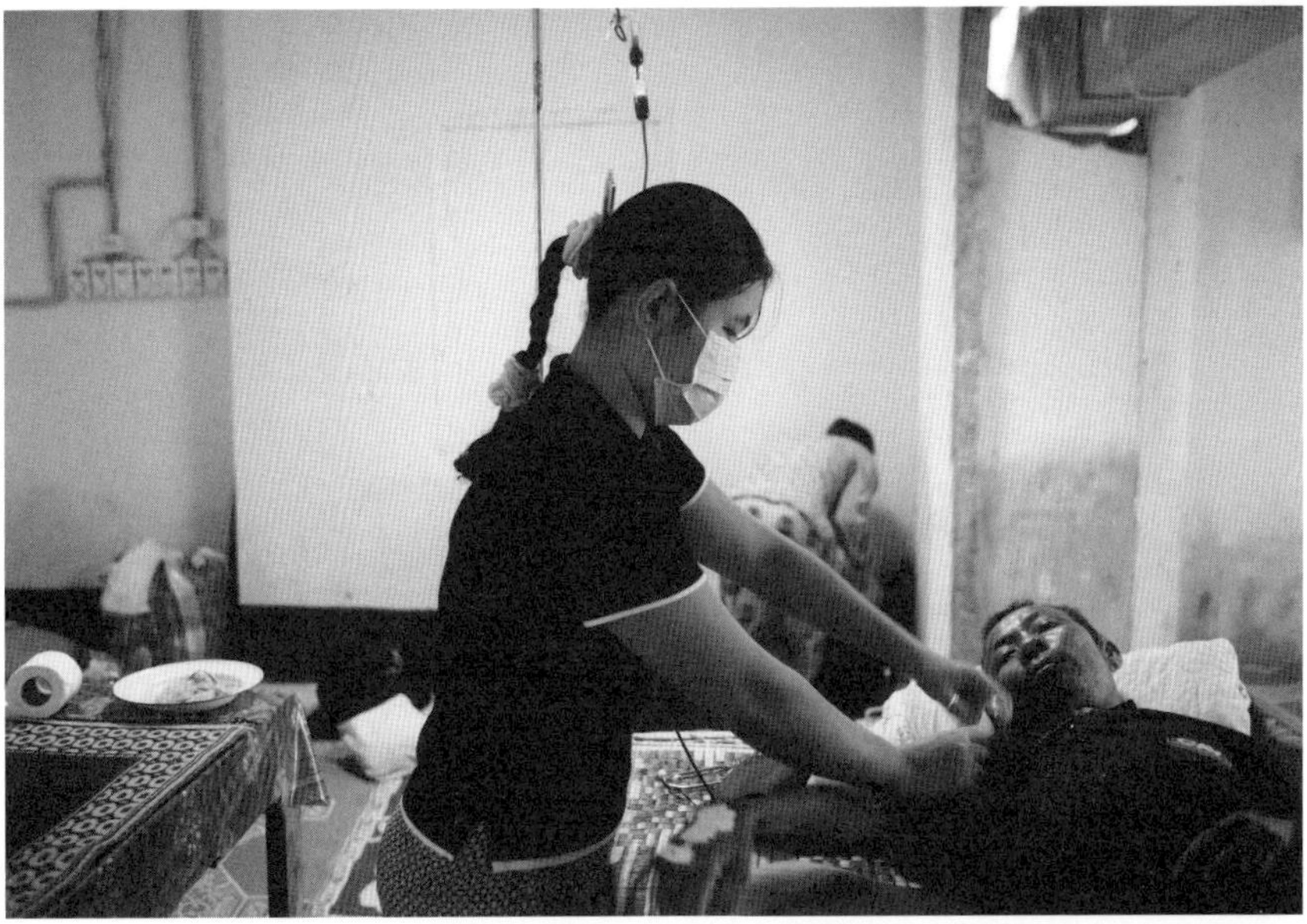

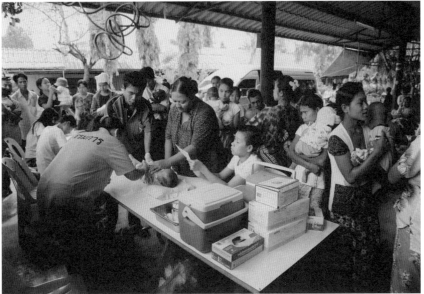

Photo: Atsushi Shibuya

のあるケタミンという麻酔薬を使う。この場合、患者は大暴れするので抑え要員が大量に必要となる。

手術が終わった後は、この病棟内で唯一冷房のある避暑室となる。洗ったとはいっても、さっきまで血だらけだった床に転がり、イヤホンを耳にあてて音楽を聴く若者に閉口するが、あまり最初から口うるさいことを言うのは控えようと思う。

メディック

メータオ・クリニックで正式な医療者としての免許を持つのは、シンシア医師と外国人ボランティアのみだ。残りの医療スタッフは、すべてここメータオ・クリニックでの研修と経験から学び、診察、診断、投薬から簡単な手術もこなす。プライマリ・ヘルスケアを行うヘルスワーカーと呼ぶのが一般的かもしれないが、ヘルスワーカーの能力をはるかに超えているという意味で、クリニックでは医療スタッフのことを「メディック（medics）」という独自の呼び方で呼ぶ。

メディック候補の若者たちの多くは、難民キャンプや少数民族の村の出身者だ。医療に興味を持ち、メータオ・クリニックで働くことを夢見て単身で国境を越えた者、無医村の村民の期待を一身に背負って、村民からの奨学金（餞別）を手に訪れた者など、それぞれだ。背負っているものは大きくても、十代後半から二十代前半のはじけたような明るさを持ち合わせている。

手洗いの仕方の講義から始まり、病気の基礎や治療までを座学で学びながら、各科をローテーションして実際に患者さんの世話をする。座学と実践が近いので学びも早い。

工場で働くミャンマー人出稼ぎ労働者

同じ日に二人も、指を切断した若い男性がやって来た。一人は、衣服のボタンを埋め込む器械で誤って指を打ち抜き、もう一人はカニの殻を割る器械で指を切断した。手術室を使ってもいいくらいの重症に見えたが、

「マイシスター、ここでやったらいいよ」

と、外科医長のエタムイ（仮名）は処置室を指さす。

あまり大げさに痛がることはしなかったが、洗浄前に指の付け根に麻酔をすると少し息づかいがゆっくりになる。器械に砕かれた骨をなめらかにして皮膚で包む。糸が飛び出た粗悪な包帯をまわして、けばけばがなるべく傷口に直接触れないように保護する。

「ナーラー？（痛いですか？）」

私がここに来て最初に覚えたビルマ語だ。彼は黙って首を振る。

「ピービー（終わりました）」

本当は緊張を和らげるため、何かお話でもしながら処置をしたいのだけど、できないのが悔し

い。助手をしてくれるメディックのソータンニュイ（仮名）は、軽く鼻歌を歌っている。そしてガーゼを渡すたびにやたらとにっこりする。研修生は、真剣に私たちの手もとを覗いている。

「抗生剤と痛み止めを渡してね。明日来るように言ってね」

ソータンニュイに伝えてもらう。男性は頭を下げ、うつむき気味に診察室を出て行った。

「明日来ないかもしれないね」

ソータンニュイは言う。

「えっ？　包帯を替えないとダメだよ！」

私は驚く。

「工場の労働者は、ブローカーに頼んでタイの工場を紹介してもらうんだよ。お金なんてないからブローカーに借金して賃金から返す。でも、怪我をしたらクビになるから借金が返せない。だから早く逃げないといけないんだよ。おまけにクビになったら会社の寮を出るから行くところもない」

「…………」

ミャンマーとタイの国境地域には縫製、水産加工など二〇〇近い工場があり、多くのミャンマー人労働者が働いている。労働者の多くが不法入国者。ゆえに最低賃金のはるか下の条件で働く。怪我をしても労災はおろか、病院を受診する保険もない。そんな移民労働者たちが、メータオ・クリニックの患者の約半数だ。こんな条件であったとしても、終わらない内戦のために田畑を失ったミャンマー東部の農民たちは、ブローカーを通じて国境を渡り、職を得る。こうした工場で作られた安価な衣類や、エビ、カニなどの水産加工物は、バンコクの南の港から世界へ、日本へも輸出される。

いまごろ、傷口が痛んでいないだろうか。家族のところにはどのくらいで帰れるのだろうか。川を渡るとき、傷口が濡れないだろうか——。いろいろな思いが巡って離れない。

雨の日にジャングルの家族を想う

雨季のメソットの雨量はすさまじい。いわゆるスコールのような大雨が、一日中降り続く。午前の包帯交換の群れを片づけたら、午後はさすがに患者さんが途切れた。処置室の横の小部屋に寝転がりながらみんなでビデオを見る。カレン民族解放軍（ＫＮＬＡ）の宣伝ビデオだ。ジャングルでの戦闘、自動小銃、戦車。雨音にも負けない勇ましい爆音に、病棟の子どもたちも集まってきて、小部屋が一大観賞会場になった。戦闘で亡くなった将校がうやうやしく埋葬されるシーンまで登場する。

「子どもに見させるのは良くないんじゃないの？」

私は、思わずメディックのティンティン（仮名）を咎める。彼は、何を言っているのかわからない、という顔をしたので、質問を変えた。

「これ、本当の戦いなの？」

「当たり前だよ。ドラマかと思った？」

ティンティンはニヤリと笑う。

「いつから戦争しているの？」

「六〇年前からだよ」

「六〇年！　……どうして終わらないの？」

戦争を身近に感じずに生きてきた私の、あまりにも無知な質問にもあきれることなく、ティンティンはむしろ誇らしげに話し始める。

「戦うのをやめたら、ミャンマー政府軍にカレンは占領されて、家族は殺される。僕らは戦いたいわけじゃない。ただ自分の国、コートレイを守って生きていきたいだけなんだ。ビルマ人の土地を取る気はない」

「コートレイ？」

「そう、カレン人の国。コートレイには学校も教会も政府もある。でも、政府軍に壊されてしまった」

第二次世界大戦以前、ミャンマー（ビルマ）は英国の統治を受けた。英国はカチン、チン、カレンといった少数民族をキリスト教化し、多く徴用し、彼らによって多数を占めるビルマ人を支配させるという構造をつくった。また、戦時中は日本・ビルマ連合軍と英国・カレン連合軍の死闘

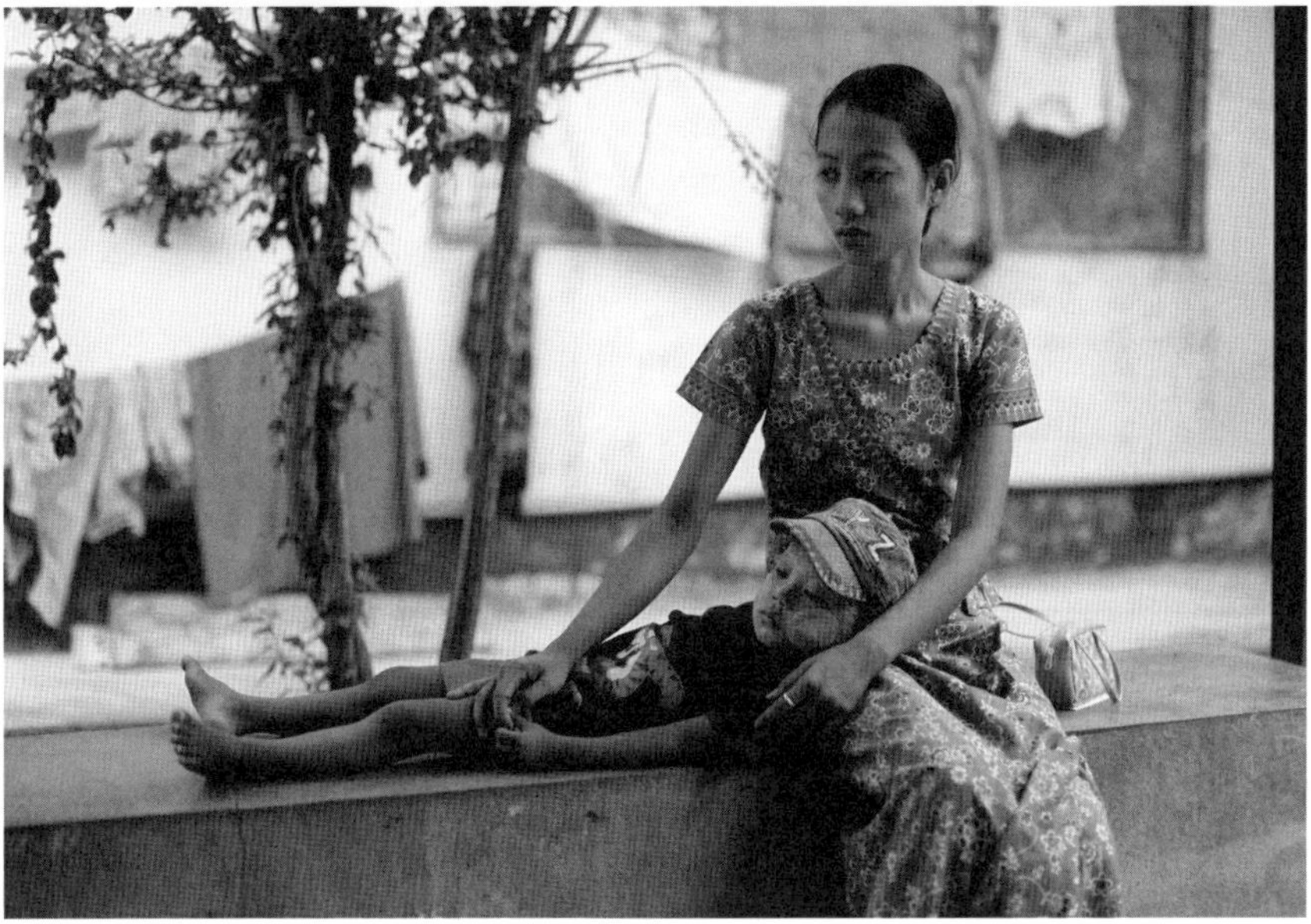

Photo: Atsushi Shibuya

が繰り広げられた。こうして分裂の土壌が生まれる。戦後、ビルマ連邦として独立を遂げると、ビルマ人が多数を占める政府は仏教徒を優遇する政策をとり、少数民族を迫害する。これに反発したカレン人などの少数民族は独立を目指して戦いを始める。こうして長い長い内戦が始まったのだ。

カレン人は、ミャンマー南東部にコートレイという自治地域をつくり、戦った。KNLAと政府軍との戦いは一進一退を繰り返したが、カレン人の中の仏教徒が組織したDKBA（民主カレン仏教徒軍）が一九九四年にKNLAから分裂し政府側についたことで、一気に事態が変わった。翌年、コートレイの首都マナプロウは陥落。コートレイは国境付近にわずかに残るだけになってしまった。

「村には、三つの軍が入ってくる。政府軍、K

ＮＬＡ、ＤＫＢＡ、それぞれが軍に税金を払えと言って、作物を持って行く。男は兵隊に寄こせと言う。子どもなら荷物運びに連れて行くと言う。同じ家族なのに違う軍で働いている兄弟もいる。だから、軍が来たらとりあえず家畜も畑も放り出してジャングルに逃げるんだ。帰ったら家が荒らされていることもある。悪いときは地雷を置かれていることもある」

「それでも自分の土地に戻ってくるのね」

「州を越えて移動するには、ＩＤがなくちゃならないんだ。僕らコートレイの人間は、ミャンマー政府からＩＤを与えられていない。だからどこへも行きようがない。タイへ来れば不法移民だし、タイ国内の難民キャンプへ入れれば安全だけれど先がない。それに、僕の母は学校に行っていないのでカレン語しか話せない。ビルマ語はほんの少し。村から出て暮らすのは無理だよ」

「…………」

彼の閉塞感を感じ、思わず黙ってしまう。国境沿いには九つの難民キャンプがあり、一〇万人以上が生活している。一方、ミャンマー国内では、その何倍もの人びとが国内避難民として何の庇護も受けられず避難生活を強いられているのだ。避難民たちの乳幼児死亡率は、世界の最貧国を超える。

「ジャングルで隠れている間は、枯れ葉で屋根を作るんだけど、あっという間にびしょびしょになっちゃう。布団も着替えも全部。びしょ濡れで生活するのはとても悲しい。だからこんな雨の日は、村の家族が、お母さんが心配になるんだ」

ビデオはずいぶん前に終わったけれど、雨は弱まる気配がない。病棟のトタン屋根を打ちつける雨音がいっそう大きく聞こえた。

焼きそば on ライス

昼時になると患者さんの家族やスタッフが、あちこちで炊事を始める。クリニックは、大量の米、強烈なにおいを放つガピッ（ンガピ）と呼ばれるどろどろの魚醤、きゅうり、そして毎日ではないが骨ばかりの鶏の煮物を用意する。自炊によって食卓はもう一歩充実する。骨髄炎で長期入院しているモン人のご夫婦は、いつもおかずを用意しては、スタッフと一緒に食べるのを楽しみにしていた。

大きな中華鍋に油を熱してにんじんと麺を炒める。魚醤と醤油と砂糖で味付けをして、最後にたっぷり油をかける。これをごはんにのせていただく。見た目と健康のことを忘れれば、かなりおいしい。血と膿《うみ》と消毒のにおいが混ざる病棟で、床にべったりと座り、患者さんと家族とスタッフと一緒にやきそば飯を食べる。

「アペ（お父さん）、アメ（お母さん）と呼びなさい」

「アペ、アメ、ごちそうさま」

「どういたしまして、タミ（娘）」

モン人のご夫婦は言う。そう言われると、ますます私も家族のような気がしてきた。ずっと前からここにいたような気がしてきた。しかし、私は遠くから来て、いつでもこの町を出られる自由がある。当たり前に思っていたことが、とても不公平に思えてくる。

小さな肩に大きな痛み

家族に抱きかかえられて次の患者さんが処置室に入ってきた。九歳の男の子。木製の処置台に乗せられて、家族は後ろから小さな肩を支える。

両足のすねから下がなくなって、包帯が厚く巻かれていた。畑で遊んでいたところ、地雷の爆発に巻き込まれたらしい。メソットの公立病院で処置を受けたが、傷が治るまでの処置はメータオ・クリニックでと希望した。

手術後間もない傷口からはまだ出血していて、乾いた血糊《ちのり》が質の悪い包帯をしっかりと貼り付けて離さない。少し強く引っ張ると痛そうに息を吸い込む音が聞こえた。とにかくいまは傷口を見よう、ちゃんと処置をしよう、とだけ考えようとするのだけど、どうしてこんなことに？　この子はこれからどうなるの？　と、いろいろな思いが降ってきて、その子の痛みを受けとめきれなかった。一緒に処置をするメディックがぐっと包帯を引っ張るたび、ぐっと反対に押さえてしまって、「何をするのさ」と怪訝《けげん》な顔をされる。充分に包帯を湿らせて少しでもはがれやすくしようとするのだけど、うまくいかない。焦って指先がしびれてくる。

ミャンマー南東部では年間二〇〇人以上が地雷の被害に遭っているとされる。メディックは、実際はそれ以上だと言う。地雷は戦争が終わっても無差別の攻撃を続ける。その非道さから、戦時下においても使用が禁じられている。どんな人が設置したのだろう。怒りがわき上がってくる。

その子は、泣きもせず、ひとことも発さずに処置を終え、家族に抱えられて処置室を出て行った。メディックも淡々と仕事をする。強い人たち――。私は、つらくてその子の顔をまともに見られなかった。弱虫な自分が恥ずかしい。

地　雷

「また地雷の患者さんだよ」

友人に連れられて入ってきた姿に驚いた。一五、六歳の少年は、右の前腕を中央部からすっぽりとなくし、顔に大きなやけどを負っていた。右目は眼帯で覆われ、左目は開いているけれど、あまり見えていないようだ。私は包帯交換の助手をしていて、処置台に上がるステップを用意し、足をその位置に持って行った。痩《や》せてはいるが、しっかりとした足だ。

前回のように動揺しないようにと思うが、いろいろ想像してしまう。いったいどういう状況で手と顔が吹き飛ばされてしまったんだろう。

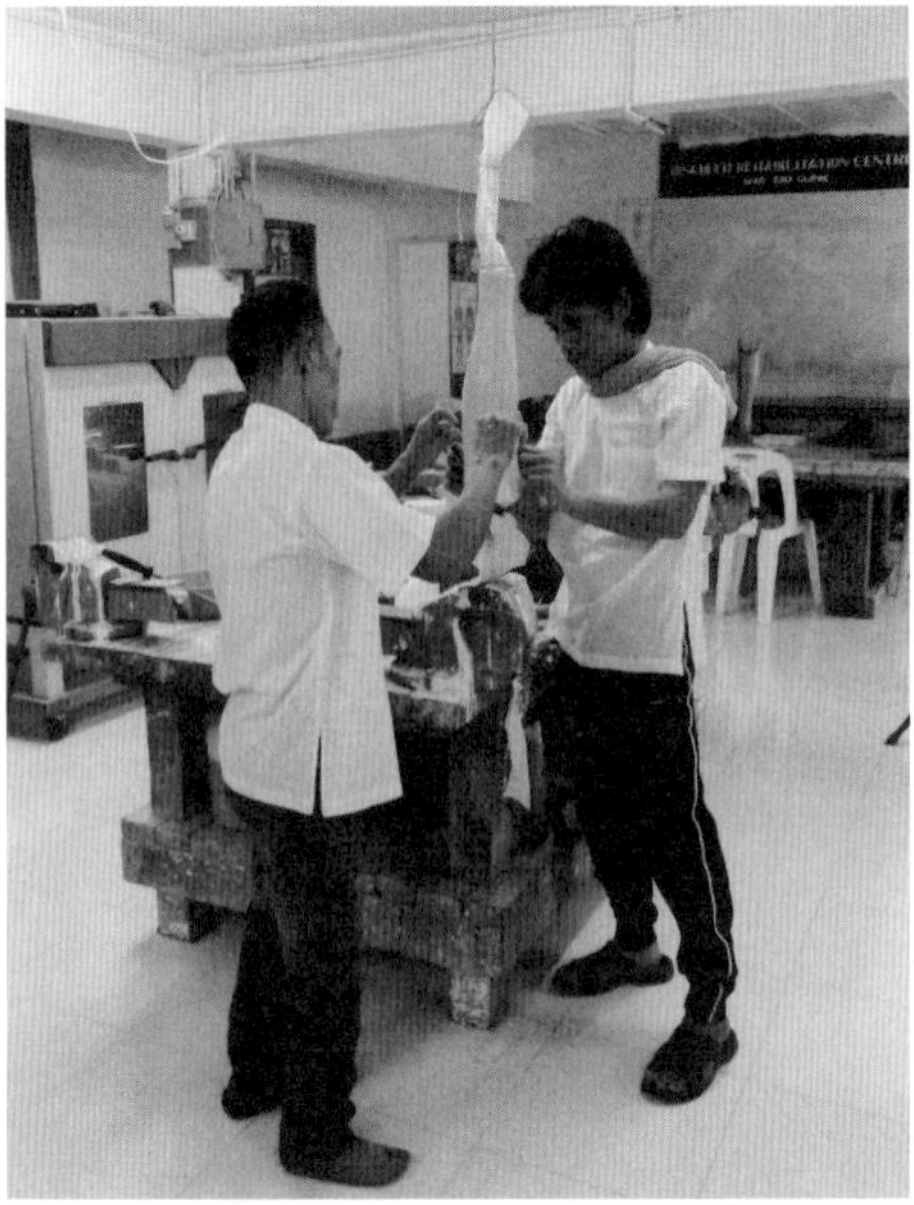

クリニック内の義足工房（2012年7月）

やけどした顔にたっぷりと軟膏が塗られる。処置が終わって、少年が台から降りるとき、思わず背中をさすってしまった。心の中でごめんなさいと言う。声に出ていたかもしれない。

「Never mind...」

彼はそう言った。患者さんに慰められてしまうなんて。自分の浅はかな行動も含めて、申し訳ない気持ちでいっぱいになる。

処置室をいったん出て太陽を見上げた。処置室の隣にある小さな物置兼コンピュータ室には、シニアメディック（経験の長いメディック）が数人いて、何やら検索をしている。さまざまなタイプの地雷の写真だ。大きいものから小さいものまである。意外とシンプルな形をしているのに驚く。

「さっきの子はどうして手を怪我してしまったの？」

外科病棟のスーパーバイザー（ボス）、ロークワ（仮名）に聞く。

「地雷を設置していたところで誤爆したんだ」

「それなら、彼は兵隊さん？　子どもなのに？　そもそも地雷はもう使わないことになっているんじゃないの？」

「政府軍もたくさん設置している。対抗しないといけないから」

ロークワは柔らかな顔で言った。

「そんなことを続けていたら、この前の小さい子みたいに住民がまた犠牲になるじゃない？　せっかく戦争が終わっても帰れないじゃない？」

ロークワは答えない。

「あなたはどう思うの？　医療者として。地雷をまだ使うべきだと思うの？」

「僕は勝つためには地雷を使うべきだと思う」

彼は私の目を見ながらゆっくりとそう言った。

「メータオ村」の若者たち

メータオ・クリニック支援の会（ＪＡＭ）の現地派遣員が継続して行っている事業に、院内感染予防の取り組みがある。病院にはさまざまな感染症を持つ患者が集まる。医療者はそうした感染症からまず自分自身を守らなければならない。さらに、医療者を通して患者から患者に感染症がうつらないように行動する責任がある。感染症の有無は、見た目ではわからないことが多い。

また、検査で感染が見つからなくても、未知の感染源が潜んでいる可能性がある。このため、どのような患者に対するときも、体液や血液に触れる可能性がある際はガウンやシールドをつけ、一つの処置ごとに手洗いをする。刃物は最短距離で安全に破棄する。環境整備をし、掃除をしやすいように整理整頓する。これをスタンダード・プリコーション（標準予防策）といい、若いスタッフを対象に指導を行っている。

今年も、新しい研修生がやって来た。病棟実習の前にまず行うのがこの講義だ。研修生たちは始まる前から盛り上がっている。

まずは、目に見えない病原菌の話、食べ物や呼吸器を通して病気がうつる仕組み。「きれいに見えても汚いんだぞ」と驚かすと、一斉にそれぞれをつつき合っている。君たちは子どもか？　と突っ込みたくなる。

そしてスタンダード・プリコーションの説明。長い言葉なので、一番前に座る研修生に言わせてみた。

「スタンダード・プ、リコーション！」（鼻音まじりの発音に一同大盛り上がり）

ビルマ語なまりの鼻音のプ、リコーションになってしまったが、もともと英語の発音は正確でないので聞き流そうと思った。しかしツボに入ってしまった彼らは、口々に「スタンダード・プリコーション」と騒ぎだす。なんとか落ち着かせるも、私が「スタンダード・プリコーション」と言うたびに誰かがボソボソと繰り返す。気になってしょうがない。たしかに呪文みたいだもんね。

気を取り直して、手洗いの仕方の説明。指の間と爪もしっかりね。

続いてガウンとフェイスシールドのつけ方、脱ぎ方。通訳についてくれているのっぽのシニアメディックと、ひときわ小柄でかわいい女の子を選び、お互いに介助してガウンを着せ合ってもらう。これだけでも、クスクス。さらに、なぜかLを女の子、Sをシニアメディックがつけるという失敗。間の抜けたペアルック親子のような姿に大爆笑。もう収拾がつかない。

最後は、インターネットからダウンロードしたナース指導用のビデオを見せた。素人くさいビデオだが、研修生たちは釘付け。「あの子はかわいい」などと盛り上がっている。そしてナースの衣装に「おおっ」とどよめきが……。

メータオ・クリニックに集う研修生たち。そこは、医療の場でもあるし、たくさんの不幸を飲み込む場でもある。一方、これまで難民キャンプや少数民族の村で生きてきた若者たちの、思いきり自由なキャンパスでもあるのだ。軍事政権に抑圧された封建的なミャンマーに比べ、彼らの持つタイのイメージは自由で明るい。彼らは一緒に暮らしながら、希望に満ちた目でたくさんのことを学んでいくんだろう。

シンシア先生の言葉を思い出す。

「医療はできるだけ近くで受けるのがいいわね。勉強はできるだけ遠くでするのがいいわね」

彼らは大冒険をして、タイの国境を渡ったのだ。

メータオ・クリニックのメディックや研修生はカップル成立率が高い。彼らはともに学び、そのうち夫婦になり、家族になり、子どもをもうけ、クリニックのそばに家を構える。そうして、だんだんと「メータオ村」は大きくなっている。

膿瘍と闘う

皮下膿瘍《ひかのうよう》の患者さんがあまりにも多いことに驚いている。ふくらはぎや大腿《だいたい》の皮膚が大きく赤く腫れ上がり、針を刺すと中からカフェオレ色の膿がたっぷりと出てくる。膿の溜まりができてしまうと、抗菌薬を飲んでも中には届かない。感染巣は包まれていると悪くなるばかり。こういう場合は膿の溜まった部分を端から端までしっかりと切開し、充分に洗浄する。傷口がきれいになる前に傷が閉じないよう、そしてどんどん出てくる膿を外に出すよう、プラスチックのチューブ（ドレーン）を傷口に入れる。そして毎日、洗浄を繰り返す。

排膿が落ち着いてくると、傷口に赤くみずみずしい肉芽《にくげ》が育ってくる。こうなったら、チューブを抜いて傷口をとじ、緊張しながら待つ。うまくいけば完治。感染が再燃し膿が出始めたら、ふたたび傷口を開いて洗浄を繰り返す。皮下膿瘍の治療は根気がいる作業だ。

日本の病院では、糖尿病などもともと病気を持っている人以外で、突然皮下に膿瘍ができるというのを見たことがなかった。ところがここでは、若くて健康な青年たちが、次々と大きな膿を抱えてやって来る。

高温多湿な気候、栄養の偏りなどが原因だろうか。農作業によって、小さな怪我から細菌が入りやすいのかもしれない。そして、金銭的にも距離的にもアクセスの悪い医療機関への受診が、さらに事態を悪化させる。

一九歳の青年が両大腿の痛みで動けなくなり、外科処置室に運ばれてきた。皮膚は赤く硬く腫れ、熱を持っていて、押すと波動を触れる（柔らかい感触がある）。体温が高く、身体が震えるという。菌は血管を通して身体全体に広がっているようだ。やる気満々で腕まくりするメディックを制して、まず点滴をつなごうと提案する。膿も血もたくさん出てきそうだ。

コップ二杯分の膿を出し、患部を洗い、ドレーン（誘導管）を留置する。ここではプラスチックのチューブはないので、ガーゼを長細く丸めて傷口に入れた。

午前中の診療を終え外に出ると、さきほどの青年が這うように外へ出ているのを見て驚く。聞けば、トイレに行きたいが、足は痛くて地面につけないのでお尻で移動しているという。トイレは外にあるので、雨上がりの泥の中を進んでいる。メータオ・クリニックには看護職がなく、また患者側も医療者にまったく要求をしない。倉庫にあった松葉杖を貸したが、かなり不安定だ。

「ピックアップウォーカー（歩行補助器）って売ってるのかな？」

コンクリートブロックに腰かけて、噛みタバコで口を真っ赤にしているメディックのティカウ（仮名）に、絵を描いて見せてみた。

「うわー、下手な絵だな。これじゃあ、歩けないだろ」

やんちゃな彼はひとしきり私を馬鹿にした後、街の薬局に探しに行こうと言う。

不必要にスピードを上げるティカウのバイクの後ろにまたがりながら、私はここの患者さんに何ができるんだろうと考えた。

日本語ブーム

外科病棟に見学で訪れた日本人に対して、私がここでの仕事を説明するのを、メディックはニヤニヤと笑いながら聞いている。

「ネッ、ネッ」

訪問者が帰ると、彼らは決まって私にそう言いながら絡んでくる。語尾に「ね」がついているのが気になるらしい。そんなに言っているかね？

一方、私が気になるのは、ビルマ語の会話の語尾につく、「のう」だ。

「……のう？」

「……のう！」

内容はわからなくても、なんとなく東北にいるような懐かしさを感じる。

さらに、「はい」と言うとき「ホウッデー」と言う。これは私の故郷、山梨の甲州なまり「ほうけぇ」（そうですかの意）に似ていて、たまらなく愛らしい。実は「っ」が入ると入らないとで

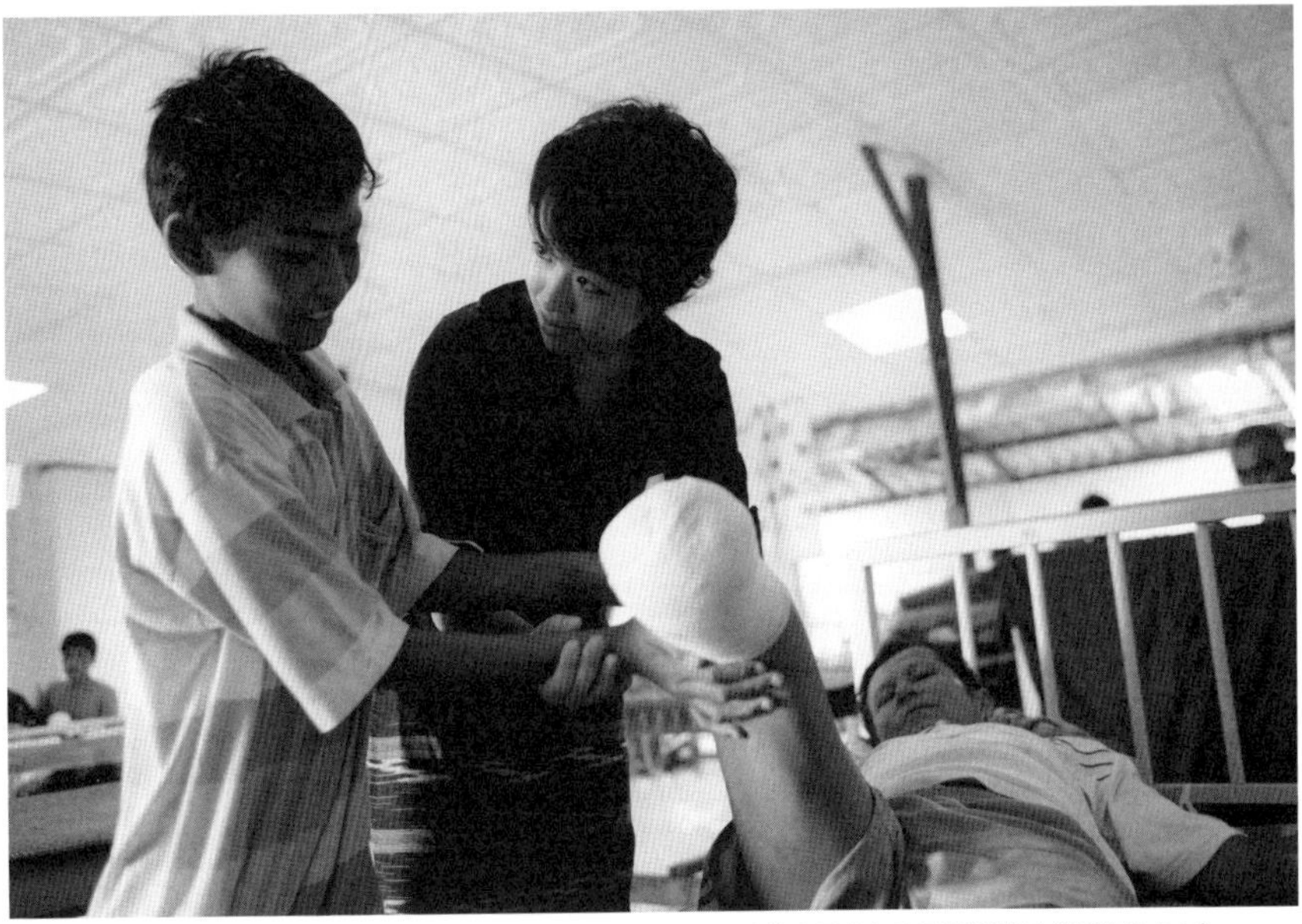

病棟を見まわる田邉派遣員（2009年8月）
Photo: Atsushi Shibuya

意味がまったく変わるのだが、私には似て聞こえる。

「これは日本語でなんて言うの？」

一日に何度もこう聞かれる。しばらくすると、処置の間にも日本語が飛び交うようになった。「ヨロシクネッ」と言ってガーゼを渡す。「ネッ」「アリガトネッ」と言ってガーゼをもらう。「ネッ」は教えたつもりがないのだが、より日本語っぽく話そうとしているようだ。あるとき、「アリガトのう」、「ヨロシクのう」というのを聞いた。日本語がビルマ語特有の「のう」を伴い、完全に受け入れられている。なんだか自分が受け入れられたようで嬉しかった。

入院患者のモン人のお父さんも勉強熱心。小さなノートにメモをとりながら「オトーサン、オトーサン」と何度も練習する。

「タミ（娘）はなんて言うんだ？」

以後、私は「ムスメ！」と呼ばれるようになった。日本語でムスメと呼ばれると、なんだかいい気がしないことを、どう説明すべきかわからずにいる。

自分で「治し」、「生きる」人たち

外科病棟では毎日、ガーゼを山のように使う。ガーゼは目が粗く糸がばんばん飛び出している最低品質のものが、巨大ロールの状態で運ばれてくる。これを使いやすい（けちくさい）大きさにカットし、なるべく飛び出した糸が傷口に張りついて残らないように、端を中に折り込むように一枚ずつ丁寧にたたむ。手術で使うものはこの後、滅菌する。処置用のものはこのまま使用する。日本では大判の良質なガーゼが、五枚または一〇枚ごとに滅菌パックされていて、完全に閉じた傷の洗浄であっても湯水のように使用していた。そして一〇枚のうち一、二枚しか使わなくても、次の患者さんにまわすことはいっさいなかった。少し前までどっぷりつかっていた日本の病院での日々がはるか昔のことのような気がする。

午後、その日の診療が終わると、ガーゼ折りが始まる。若いメディックが「前へならえ」をし、もう一人がロールを持ち上げガーゼを何周も巻きつける。適度な厚みができたら両端を大きなハサミで切り、長方形のガーゼがたくさんできる。これを順次、病棟の患者さんや付き添いの家族に配っていく。

雨季はそろそろ終盤。太陽が斜めから病棟の中に差し込むようになった。少し熱めの夕日に照らされながら、メディック、患者さん、家族、大人も子どもも、みんなで同じガーゼ折りという作業に没頭する。話したり、笑ったり、歌ったりしながら。

メディックの一人が、携帯電話で音楽を流した。「MYO　GYI（ミョー・ジー）」というミャンマーで人気のバンドだ。そしてそっくりに叫んでみせて、なかなかの笑いをとることに成功した。

患者といっても、治療されることに甘んじてはいない。掃除もシーツの洗濯も積極的に手伝う。学校では受け身ではなく積極的な学習がいいとされているけれど、病院での治療は受け身なのが普通だ。とくに入院してしまうと、治療どころか生活のすべてが受け身になっていく患者さんを日本ではよく見かける。そういう意味でも、ここの患者さんは患者の顔をしていない。

患者としてメータオ・クリニックに来たにもかかわらず、その後、ここの住人（職員）となった人もいる。ミャミャウィン（仮名）もその一人だ。彼女は地雷で両足の大腿から下を失った。外科病棟で治療を受け、義足工房で義足をつくり、リハビリも指導された。両足の義足とロフストランド杖（前腕部支持型杖）を使って自由に歩けるようになったものの、彼女ができる仕事は村にはなく、普通の女性の一生はもう望めなかった。家族の負担になることを避けたかった彼女は、クリニックに残り、自分の役割と居場所を見いだしている。

休憩するときは木製のベッドの端に腰をかけ、両側の義足を脱いでひょいと壁に立てかける。

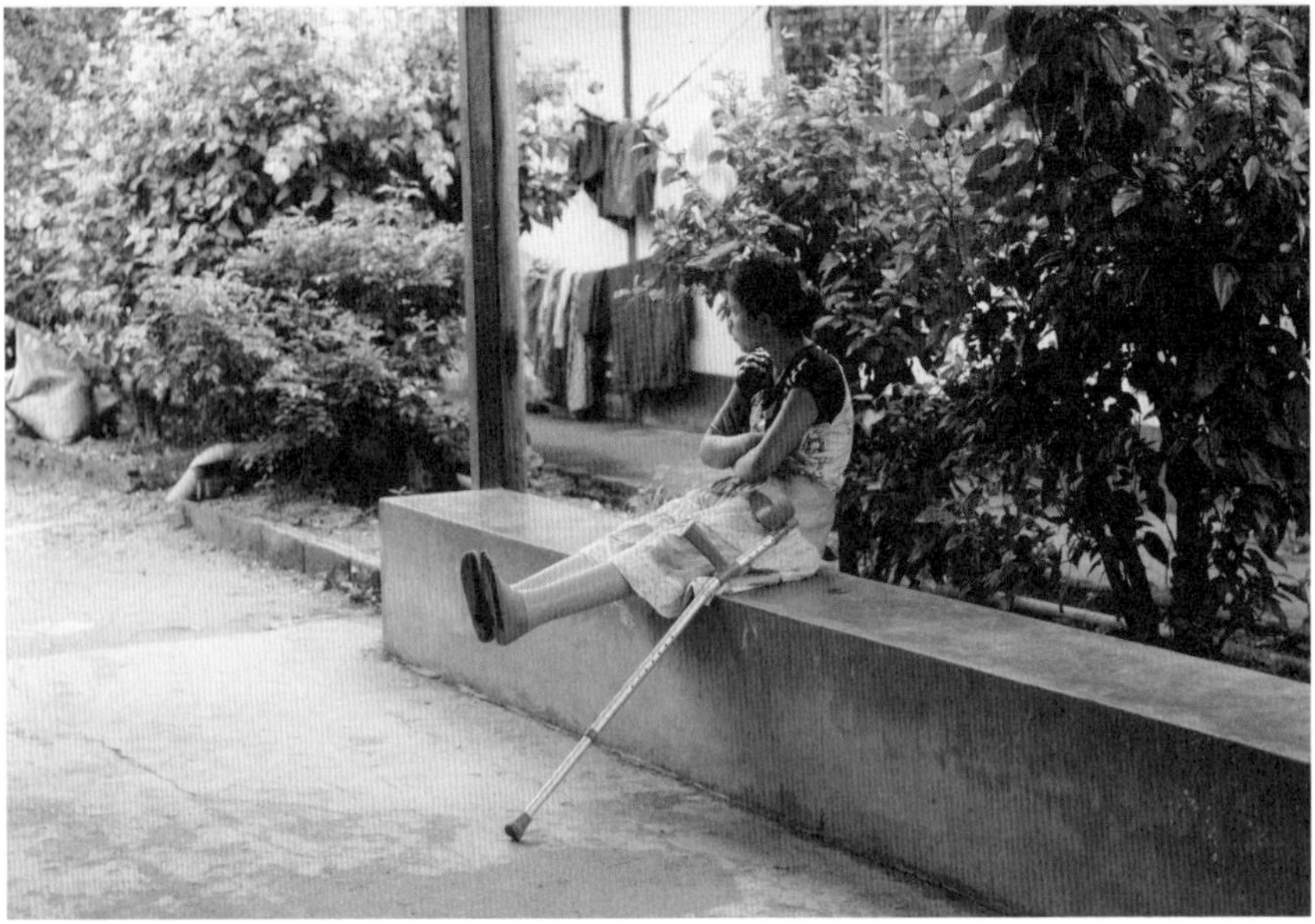

Photo: Atsushi Shibuya

そして、またベッドの端で義足を履きながら器用にベッドから降り、病棟の掃除をしてまわる。両大腿義足なので、床などの低い場所に一度座ってしまうと義足をつけて立ち上がることはできない、――そのはずだが、私は彼女が誰かの手助けを受けている様子をまだ見たことがなかった。器用にバランスをとりながら床を掃除し、ゴミを片づけ、ひととおり仕事が済むと病棟の外の柱に寄りかかり、にこりともせずにタバコを吹かす。私はそのクールな横顔を眺めるのが好きだ。

それぞれの人がそれぞれの事情を抱えながら、国境を越えクリニックにやって来る。帰る場所がある人もない人も、ここで治療し、働き、ほかの患者を助け、まるでここが自分の家のように生活している。

メーホンソンから来た子

タイとミャンマーの北の国境、メーホンソンから一三歳の少年がやって来た。パゴーという少数民族の子どもだ。まだ幼いとき、一家でミャンマーからタイに移り住んだ。そこで、両親と妹をエイズで亡くす。孤児になった彼は、パゴーの自助団体に保護されていた。しかし、彼自身もＨＩＶ陽性が判明する。体調が悪化し病院にかかりたいが、無国籍の彼には保険がない。そこではるばるメータオ・クリニックまでやって来たのだ。

メーホンソンからメータオ・クリニックのあるメソットまでは車で六時間。この移動資金は、日本のＮＧＯ「日本ビルマ救援センター」が負担した。長くビルマ（ミャンマー）の支援活動を続ける、私たちが最も尊敬する市民団体だ。

微熱と咳《せき》、息苦しさがしばらく続いていた。検査の結果、肺結核と診断された。ＨＩＶに感染すると、身体の免疫機能が少しずつ落ちていく。このため結核は好発の合併症だ。

アイスクリームを持って彼の様子を見に行った。あどけないような、大人びたような目でこちらをしばらく見つめて、すぐに目をそらした。アイスクリームもすぐには受け取らなかった。

拙《つたな》いビルマ語で声をかけても、背中を向けたままだ。

「病棟の冷凍庫に入れておいてもらうから、食べられそうだったら声をかけてね」

そう言って離れようとすると、ようやくこちらを振り向いた。

「日本人？」

「そうよ」

「やっぱりね。メータオ・クリニックにはアメリカの先生も、日本の先生もいるっておじいさんが教えてくれたんだ」

「おじいさんがいるの？」

本当のおじいさんではなく、おじいさんのように慕う人、という意味だそうだ。

「おじいさんに会いに帰りたいな、いつ帰れるかな」

息苦しさを抱えて一人で治療を受けに来た心細さは、小さな身体には明らかに重すぎた。メーホンソンに帰るのは当分先だろう。黙ってほかのスタッフと顔を見合わせることしかできなかった。私の表情は曇っていたんだろう。その子はまた背中を向けた。ぜーぜーと早い呼吸の音だけが響く。すぐに帰れるから頑張ろう、と言ってあげられなかったことを、何度思い出しても後悔する。

結核の治療は、簡単ではない。標準的には四種類の薬を少なくとも半年間飲み続ける必要がある。これは、完治させること、そして薬剤耐性結核を生まないために必ず遂行しなくてはいけない。薬剤耐性結核に感染すると、治療期間が長期化し内服薬の数が多くなるだけでなく、多剤耐性結核は人類の脅威にもなりうる。このため日本を含む多くの国では、患者の登録、行政による服薬管理、安定した薬剤の供給を通して、必ず治療が完遂するよう厳格な管理をしている。

しかし、ミャンマーでは、処方箋がなくても一剤を一錠から購入できる。お金に余裕がないので、二剤だけ、という飲み方をしても注意を受けることはない。また、治療が始まると一か月ほどで自覚症状はほぼ消えるため、治療を完遂させるようモチベーションを保つのは難しい。タイ・ミャンマー国境は多剤耐性結核の流行地だ。

ここでは、「国境なき医師団」や「グローバルファンド（世界エイズ・結核・マラリア対策基金）」が結核のコントロールに長く従事している。しかし、住人が流動的で定住地を持たないこの地では、半年間患者を監視し服薬終了を見届けるのは困難で、活動は難渋している。同団体を通じて結核治療薬は無料で提供されるが、内服開始には、住所の登録、本人（未成年の場合には保護者や後見人）の同意書が必要だ。この子の場合は、受け入れのときから彼を気にかけてくれた、エイズ・カウンセリングセンターのソー・ルイン・ナイン先生（仮名）を後見人として登録し、治療を開始した。

私は言葉ができないので、アイスクリームやジュースで彼の機嫌をうかがったが、表情をなかなか和らげることはできなかった。治療は開始したものの、薬を飲みたくないと毎回大騒ぎし、メディックを困らせていた。結核の薬はたくさんあるし、子どもには大きくて飲みにくい。それだけでなく、わがままを言ってメディックをそばに留め置きたい気持ちもあったのだろう。

同時にＨＩＶについても検査を行った。ＨＩＶ感染症はゆっくり進行する。ウイルスの量は徐々に増え、身体を病気から守るリンパ球の数は減っていく。すると数々の感染症に罹《かか》りやすくなる。結核を含む感染症を合併するとエイズの発症とされ、ＨＩＶ感染症が進行していることを意味する。この子の場合も深刻な免疫不全に陥っていて、生きるためには抗ＨＩＶ薬の内服を開始する必要があった。

抗ＨＩＶ薬の内服はさらに困難だ。抗ＨＩＶ薬はウイルスの増殖を抑え、ほぼ検出できないほどに減らすことはできる。しかし完全に排除することはできない。このため、現時点では一生内服を続ける必要がある。またこちらも、滞薬すると耐性ウイルスが発生するため、複数の薬を決められたとおりに飲み続ける必要がある。この薬の内服条件では、メータオ・クリニックのスタッフは後見人として認められなかった。

ソー・ルイン・ナイン先生はメソットにある複数の団体にかけ合い、この子の保護を求めた。結果、協力を申し出た団体は、ひと月三〇〇〇バーツ（約九〇〇〇円）でこの子を保護してくれることを承認した。

私は、もう一度「日本ビルマ救援センター」に連絡し、この状況を報告した。個人に対して継続的な支援を行うことは難しいのでは、と思いながらではあったが、すぐに了承してくださった。迅速な判断が心からありがたかった。

日本の病院では持てるものを全部使って、ただ患者さんが治ることだけを考えればよかった。治療の選択肢は全部、手の届くところにあった。しかしここでは、治療を行うためには、多くのステップを一つひとつ踏まなくてはいけない。

治療を始めて数日後、息苦しさはだいぶ改善した。小さい身体でエイズや結核と闘う彼の治療に光が見えた気がした。好き嫌いはあるものの、食事の量も増えた。子どもから青年に変わっていく数年後を想像するのが楽しいひとときだった。

ふたたびメーホンソンへ

「日曜日からまた具合が悪くなった」

ソー・ルイン・ナイン先生が連絡をくれた。

ジュースを差し入れしに行くと、酸素マスクから勢いよく酸素が流されていた。治療には、抗生剤や抗真菌薬も加えられた。そして点滴台には揚げた魚がぶらさがっていた。

「こんなに暑かったら死んじゃうよ、揚げた魚が食べたいよ、と突然叫びだしたんだ」

ソー・ルイン・ナイン先生は教えてくれた。その子はとても子どもとは思えないような目をして、ただじっと横になっている。ジュースは飲んでくれた。最初のようにそっぽを向くことはせず、すぐに口をつけ、でも小さなパックを飲みきることはなかった。私と目を合わせることはせず、またじっと遠くを見た。私は彼の頭と肩に触れ、心の中で、また明日、と言った。

その夜、彼は亡くなった。暗くなってから、急に「誰も僕の世話をしてくれない」と泣きわめき始めたのだという。メディックの一人がそばに付き添った。彼は、また落ち着きを取り戻し、その数時間後、静かに家族のもとに旅立っていった。

彼の一三年間を思い浮かべる。どんなところで生まれたのだろう。小さすぎて故郷は覚えていなかったかもしれない。彼の両親はどうして国境を越えてメーホンソンに来たのか、一家に何があったのか、いまとなっては誰もわからない。新天地で、子どもを残しエイズで亡くなった両親は、さぞ心残りであっただろう。そして、両親と妹をすべて見送ったこの子はどんなにさみしかっただろう。

体調を崩した時点で、この子は自分の行き先をわかっていたのかもしれない。もうすべて受け入れていたのかもしれない。本当は家族で暮らした場所で治療ができたらどんなによかったか。しかし入院するために、「おじいさん」からも離れ、長い道中を進むしかなかった。

メータオ・クリニックでは患者が亡くなると、ジッパー付きの大きな袋に遺体を入れて紐《ひも》で結び、地域の火葬施設に空きがでるまで倉庫に保管する。タイ人は通常、住民票がある自治体の火葬施設を利用する。メータオ・クリニックがある自治体は、クリニックのせいで明らかにオーバーワークになっていることに不服がないわけがなく、倉庫の遺体の火葬は滞りがちだった。私は最初、遺体が完全に物のように転がされて積まれていくのに戸惑った。しかし次第に、袋に入っているのはただの〝入れもの〟であり、生前のこの人たちは、もうすっかりと違うところにいるような気がするようになった。

翌朝、メータオ・クリニックの庭で小さなお葬式があった。ペイシェントハウス（入院の必要はないが、遠方から来た患者さんが利用する簡易宿泊所）に長く居着いているお坊さんがお経を上げてくれた。メーホンソンから来た子の参列者はソー・ルイン・ナイン先生と私の二人だけ。それから、同じく前日に亡くなった男性の伴侶と二人の子どもがお坊さんを囲んだ。

彼らの遺体は倉庫から出されることはなく、お経も一〇分程度でするりと終わった。後は、いつもと変わらないメータオ・クリニック。子どもたちが水浴びするはしゃぎ声と隣で洗濯する大人たちのおしゃべりが聞こえる。

思ったより早くメーホンソンに帰ったのだ、——私にはそんなふうに思えて仕方がなかった。メーホンソンはどっちだっけ、その方向にあの子がいる気がして見まわした。いつも遠くを見ていた彼の心は、家族で楽しく過ごした思い出の場所に帰っていったのだ。

職業は「父」

ティンティンは朝から落ち着かなかった。

「どうしたの？」

聞いてもニヤニヤと笑うだけ。彼を小突くと、ほかのスタッフが教えてくれた。

「彼のワイフ、夜中から陣痛が始まったんだよ」

ティンティン夫婦はともにカレン州出身。難民キャンプからメータオ・クリニックで働くためにやって来て、ここの研修で出会った。クリニック中にあふれる、メータオ・カップルの一組だ。二人とも小柄で華奢で子どものように見えていたが、妊娠期を通して彼女の身体は二倍にふくれあがった。

「こんなところで仕事をしている場合じゃないじゃない！　早く彼女のところに行きなさいよ」

私はティンティンを押し出そうとする。

「行かなくても大丈夫だよ。それに怖いし……」

気弱な外科メディック、ティンティン。

とはいっても、産科病棟はすぐ隣。何度も様子をうかがいに行っては、まだまだみたい、とつぶやきながら戻るのを繰り返した。

メータオ・クリニックでは年間三千件以上の出産がある。妊婦健診を積極的に行っているが、飛び込みの出産も多い。出産後は当日もしくは翌日に帰宅するが、大部屋は常に妊産婦であふれている。分娩室は三つの分娩台が並べられ、若いメディックが昼夜、お産の介助にあたっている。ティンティンの妻の分娩はなかなか進まず、「男か、女か」とニヤニヤしていたティンティンの顔はだんだん青ざめてきた。

「頸管《けいかん》がなかなか開かないらしい。すっごく痛がっているんだ」

少し前、リスクのない妊婦、しかもメディックの女性が分娩中に子宮破裂で亡くなるという痛ましい出来事があった。産科メディックは、技術も知識も本物の助産師に負けないが、それでも分娩中にはあらゆることが起こりえる。また、ここでは帝王切開ができないため、急変時の対応は遅れることがあった。ティンティンは自他ともに認める小心者だが、この件が生々しく思い出され、居ても立ってもいられなくなったのも不思議はない。

夕方になっても分娩の進行はみられず、メソット市内にあるタイ公立のメソット病院へ転送されることになった。メータオ・クリニックでは、ここで手に負えない患者を、費用はクリニック持ちでタイの公立病院に転送している。病院側は、保険のない外国人患者の受け入れを渋るが、クリニックからの転送の場合、支払いの保証があるため治療に応じてくれる。実はこの転送と治療の費用が、クリニックの最も大きな予算枠の一つになっている。

「こんなにたいへんで苦しんでいるのに、僕は何もできなくて惨めだよ。妻がこんなにたいへんになるんだったら、子どもはいらなかった。一生独身でもよかった」

ティンティンは取り乱し、半泣きになりながら、ずっとしゃべり続けていた。なんとかなだめて、ほかの同僚と一緒にティンティンと妻を送り出す。

待ちわびていたティンティンからの連絡が来たのは夕食後だった。

「男の子が産まれた」

「おめでとう」

喜びでくしゃくしゃの表情が、電話の声から目に浮かぶ。

「結局、帝王切開になったんだけどね。元気に産まれたよ」

「頑張ったね。彼女によろしく言ってね」

翌日、午前の処置が終わった後、メソット病院へお祝いに行った。ティンティンは待合室で横になり、妻は八人部屋のベッドで痛み止めを点滴しながら寝ていた。赤ちゃんは新生児室でこれまたぐっすりと寝ていた。三人とも、本当にお疲れさま。

「嬉しい？　幸せ？」

「嬉しいけどね、僕らは不法滞在者だし、産まれた子には国がない。カレン人だけどカレンを見たことがない。ちゃんと勉強させてあげられるか、不安だよ」

そう言いながらも、ティンティンは満足さと照れくささが混ざった顔で笑った。

メータオ・クリニックでは、産まれた子どもに出生証明書を発行している。いまのところ、両親がミャンマー人の場合、タイで産まれた子どもが自動的にタイ国籍を得られるわけではない。しかし、タイの学校に通う権利を得ることができる。タイの制度は刻々と変わる。期間限定の救済措置もある。出生証明書が将来の国籍に変わる可能性も大いにありえる。

「大きくなったら、息子を日本に行かせるから、日本の学校に通わせてあげてよ」

日本に留学、なんていう日が来たら素敵だなあ。お父さんが心配しすぎて、手放せなさそうだけれど。そうしたら、ティンティン夫婦が、どんな思いで国境を越えてメソットに来て、メータオ・クリニックでまじめに勉強して、一生懸命働いて、不運も不安も乗り越えて、あなたをこの地に生み出したのか、きっと教えてあげよう。

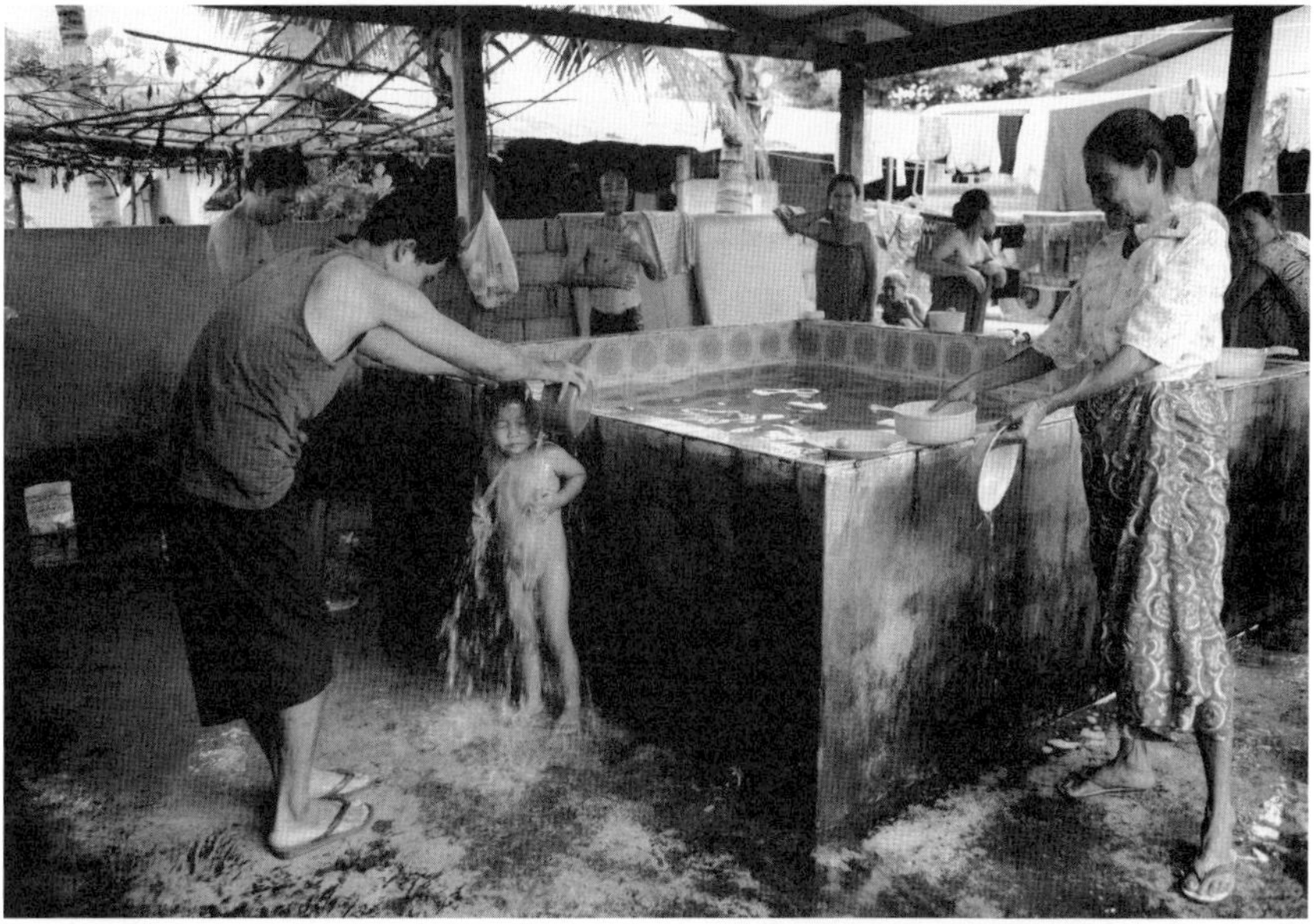

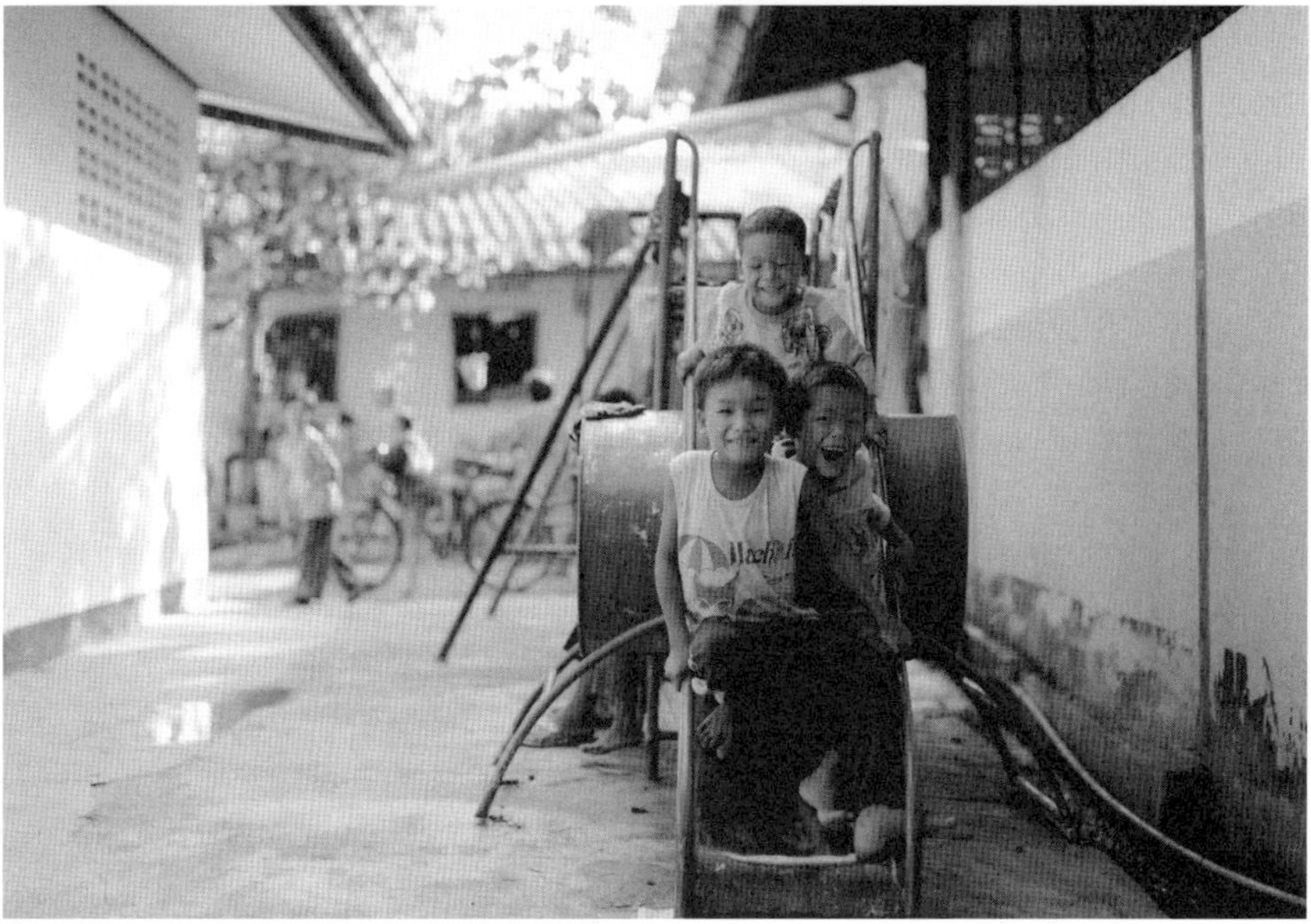

Photo: Atsushi Shibuya

後日、ティンティンが書いていた英語講座の申込書を覗いたときのこと。「名前」と「生年月日」の次の「職業」の欄に、彼は小さな字で「父」と書いていた。思わず、ぷっと吹き出してしまう。

「何？　間違っている？」

「ううん、全然間違ってない」

外科病棟で一番たくさん手術をこなすティンティン。レパートリーは少ないけど、とても丁寧できれいな手技を、私はいつも尊敬していた。でも、いまの彼は、メディックでも外科医でもなく父親なのだ。産まれた子どもはきっと幸せな人生を送るだろう。

警察の検問

メソットでは、街のいたるところで警官が検問を行っている。歩行者も自転車も、ミャンマー人らしいと判断されれば呼び止められる。

メソットはミャンマーとの緩衝地区となっていて、パスポートがなくても身分証明書さえあれば、国境の橋を渡ることができる。そこで一日滞在許可証を渡される。警官はこの滞在許可証の提示を求めるのだ。しかし、メソットにいる多くのミャンマー人は、橋を渡らずにタイヤのボートでやって来ている。また、橋を渡っても一日で帰ることはせず、不法滞在者としてタイ側に留まる。

メソットとその近郊の多くの工場と広大な農地は、ミャンマー人不法就労者によって支えられている。このため、国境警備隊は不法入国者を取り締まることはしないし、警察の検問も実は形式的なものだ。

国境側から市場へ向かうソンテウ（トラックの荷台にベンチを設置した乗り合いバス）に乗っていたところ、警官に止められた。乗客たちはやや表情をこわばらすも、動揺はしない。警官は一人ひとりに滞在許可証の提示を求め、乗客は決まったように一〇〇バーツを渡す。一人が荷台の反対側から飛び降りて逃げた。持ち合わせのない乗客はソンテウから降ろされ、警察の車に乗せられた。彼らは、街の中心にある警察署の外の留置所に数日留め置かれた後、ミャンマー側に送還されるのだ。ミャンマー人たちはその留置所のことを「檻」と呼んでいた。

私はミャンマー人に見えなかったようで、警察はスルーしていった。しぶしぶ一〇〇バーツを取り出す乗客の姿に、自分だけがパスポートを持っている、と申し訳ない気持ちが募る。

一〇〇バーツは見逃し代、いわゆる賄賂だ。日本円にして約三〇〇円。この町に住むミャンマー人労働者の一日の収入は、農場で一〇〇バーツ、工場で一五〇バーツ。売春でさえ二〇〇バーツで行われている実態を考えると、大金である。ひと月一五〇〇バーツ（約四五〇〇円）で生活しているメータオ・クリニックの若いメディックたちにとっても、痛すぎる出費だった。

メディックたちは、クリニックの中か、その周辺に固まって住んでいるが、そのエリアで検問が行われることはない。メータオ・クリニック自体もタイから見れば、無許可、そして無免許で医療を提供している施設。日本の常識から言うとありえない。しかし、メータオ・クリニックがあるから、不法就労者が無料（外国の支援）で治療を受け、また労働に戻ることができる。タイの公立病院が肩代わりできないのは明らかだ。このため、当局はこのような大きな施設さえも黙認し、クリニックの周辺では不法就労者を取り締まることはしなかった。

メディックたちは月の給料とは別に、米、油、塩を現物支給されているが、生活用品を買わなくてはならない。何より、タイの市場に行ってみたい。そのため、非番の日には自然と足は街のほうに向かった。街の中心方向に住む私は、クリニックへ出勤するときによく、街へ出かける彼らとすれ違った。

「セヤマ（先生）、タミンサーピービーラー？（ごはん食べた？）」という挨拶（「元気？」という意味で使われる）に続く言葉は、「警察はいた？」が定番だった。

院内感染予防室のチームリーダーであるサンディ（仮名）が警察の検問に遭った。財布を開いて一〇〇バーツを払ったところ、その警官は、何を思ったか彼女の財布からすべての紙幣、計五〇〇バーツを取り上げた。悔しかったが、黙って見ているしかなかった。しかし、気が強い（本人は認めないが）彼女は、「お金がないからメータオ・クリニックまで送れ」と警官に食ってかかったそうだ。かくして彼女は警察のバイクに乗せられて戻ってきた。

「たいへんだったね」

「本当よ、高いタクシー代だったわ」

「買い物もひやひやしなければ行けないなんて、私ならすぐに参ってしまうと思うよ」

私は正直に言った。

「ミャンマーでは、民主化運動に参加して、捕まったら殺されるかもと思いながら一人でタイに逃げてきたのよ。タイの警察なんてまったく平気よ」

威勢のいい言葉とは裏腹に、サンディはミャンマー女性らしく奥ゆかしげな笑顔を見せた。

離れることと残ること

午後の処置が終わった後、外科病棟の物置にあるパソコンの前で症例数の入力をしていた。外科メディックは、手術や処置は好きだが、こういう事務仕事は大嫌い。「なんで私が……」と言いつつ、日本の外科医もそんなところがあるな、と思い出し、ちょっと笑ってしまう。

ティカウが入ってきた。何も言わず、どかっと腰を下ろす。手には安いタイのウイスキーボトルを握っている。大きなオレンジの水玉シャツがよく似合う、まん丸い顔をしてでっぷり太った男だ。日本人の訪問者が来ると、いつも「アジノモト？」と言って笑わせる。

「ウイスキーにはちょっと早いんじゃない？」

からかい調子で言うが、いつもの反応がない。

「今度、シニアメディックのみんなでごはん食べに行こうよ」

珍しいな、とは思いつつ、「もちろんよ」と答えて顔を覗き込む。

「――家族がアメリカに移住することが決まったんだ……」

二七歳の彼は、二〇歳のとき、難民キャンプからメータオ・クリニックにやって来た。難民キャンプで出会った同じくカレン人の女性と二二歳で結婚し、二人の子どもを授かった。家族は難民キャンプに残して働いていた。

タイに流入してくるミャンマー人に対して、難民キャンプが設営されたのは一九八四年。その後、四半世紀を過ぎても難民の帰還は叶わず、タイ・ミャンマー国境には九つの難民キャンプがあり、一〇万人以上のミャンマー各民族が暮らしている。流入国であるタイは、難民条約に批准していないため、難民の自国への統合は認めていない。たとえ認めたとしても、一国ですべてを受け入れるには数が多すぎる。こうした場合の難民の行き先として、第三国定住という制度がある。すでに三万人以上が、アメリカ、カナダ、オーストラリア、ノルウェー、スウェーデンなどへ移住している。この制度を利用し、ティカウの妻と子どもたちはアメリカへの移住を決めたのだ。

住み慣れた地域を離れ、言葉も文化も違う遠い異国へ移住していくのは簡単ではない。受け入れ国では、就職支援や語学研修が行われ、当座の生活費は支払われる。しかし、それは一定期間で打ち切られる。自立を目指すには相当な努力が必要だ。

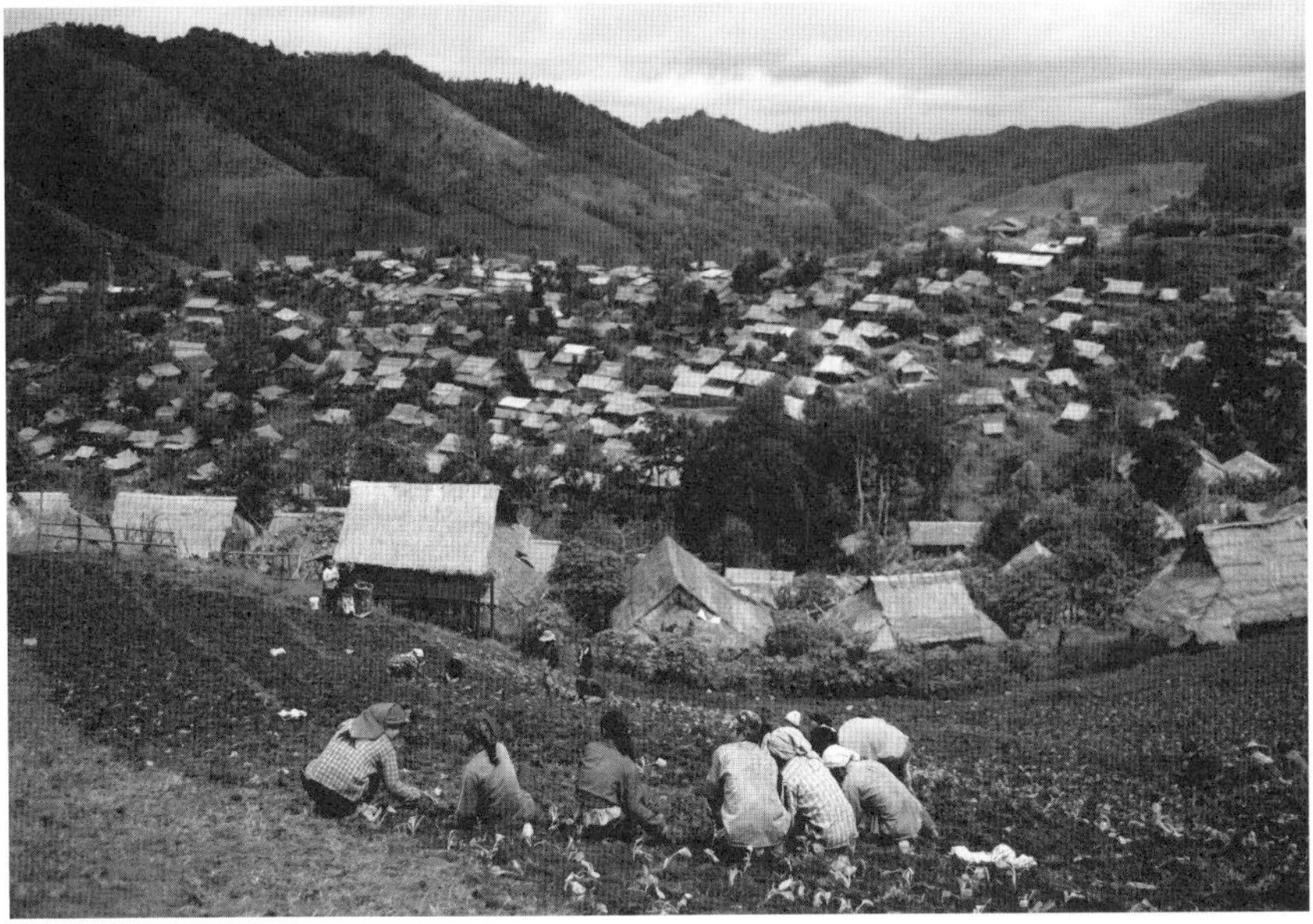

メソット郊外のウンピアム難民キャンプ．住居が所狭しと建ち並ぶ（2008年8月）
Photo: Atsushi Shibuya

そんななかで第三国に出て行く難民たちの一番の目的は、子どもの教育と将来だった。難民キャンプで生まれ育った子どもたち。安全で食べることには困らないが、良い教師は次々と難民キャンプを離れ、授業は滞りがちだ。そして、学校を卒業してもタイでは就労が認められていない。メソット市内では身分証明書がなくてもある程度は働くことができるが、難民キャンプで成人するたくさんの若者を受け入れる就職口があるわけではなく、行き場を失ってしまうのだ。

将来のある子どもをこんな境遇に置きたくない。そういう思いを抱きつつ、親たちは苦労を承知で第三国に移住していく。

「ティカウは一緒に行かないの？」

「俺はここに残るよ。カレンのために働きたくて、だからここに来たんだ。民主カレン軍の友達とも、死んだやつらとも、そう約束したんだ」

「いつまでメータオで働くの？」

「For life（一生）かな……」

ひょうきんな彼の、見たこともないさみしそうな表情に、なんて言っていいのかわからなかった。もう充分にカレンのために働いたから、自分と家族のために生きたらいいよ、なのか。この病院にはあなたが必要だと思う、バラバラでも家族だから、お互いの信念を貫いて、会えたときにその分を取り返したらいい、なのか。

「ずっとこのまま同じがよかったんだ。このままでいいと思っていたんだ」

彼はそう言った。でも妻は、母親となって違う考えを持つようになったのだろう。そして彼自身も、離れることと残ることとの間で、ぐるぐるまわっているのだろう。

ここではたくさんの人が同じ思いを抱えている。離ればなれになる家族もたくさんいる。

檻の中に閉じ込められた人たち

私は久しぶりにメソットのバスターミナルからバンコク行きの夜行バスに乗り込んだ。真っ暗なアジアンハイウェイ。そして二時間ほど続く山道。モエイ川の手軽さに比べると、こちらのほうが本当の国境のように難所を越える感がある。バスの激しい揺れはむしろ心地よく、すぐに眠りに落ちた。

――バタバタと人の歩く音と、威圧的なタイ語が聞こえる。検問だ。メソット市内の検問とは打って変わって、ピリピリとした空気を感じる。身分証のない若い女性が降ろされた。私はなんとなく寝たふりをしていたら、懐中電灯で顔を照らされ、警官はそのまま通り過ぎていった。

バスはまた動きだす。雨が降ってきた。そしてさらに二度目の検問。雨に濡れた警官が入ってきた。同じように一人ひとり懐中電灯で照らしながら顔とＩＤを確認する。

メソット市内では不法入国者を厳しく取り締まることはないが、山に囲まれたメソット周辺の盆地を抜けると、そこは「本当のタイ」であり、厳しい検問を抜けていかねばならない。それでも大勢の人が、より高い賃金を求めて、チェンマイやバンコクを目指す。ここでもブローカーが活躍していた。

数日後に戻ったメソットは、すっかり自分の家のように見えた。お土産のウイスキーをなめながら、ロークワが言う。

「パスポート、見せて」

彼は、私のパスポートを一ページずつ丁寧に眺めて、たくさんのスタンプの国名を一つひとつ尋ねた。英語もタイ語も堪能な彼は、勉強熱心で読書を好み、外科病棟の誰よりも物知りだった。

「たくさんの国に行ったね。タイの次はどこに行く？」

「いまはここが好きで、まだ次は考えてないよ」

私はそう言った。でも、大人なロークワの軽いなじりを感じていた。ここに来て、いまは一緒のような顔をしているけど、時が来たらまた違うところに行くんだろう、と。

「パスポートはどこで取ったの？」

「東京だよ。自分の住んでいる県で申請するんだよ。ミャンマーは？」

「ネピドー（ミャンマーの首都）に行かないといけない」

「……遠いね」

「身分証明書がないとカレン州から出られないから、どうせ行けないよ。まあ、行ったらすぐにテロリストだって逮捕されちゃうから行くわけないけどね」

「テロリストじゃないでしょう。立派な外科医だよ？」

「ビルマ人にとったらさ、カレン人なんて人間ですらない」

ロークワはカレン女性機構（Karen Women Organization）の幹部を妻に持つ。一見温厚な彼自身もアクティブな活動家だ。時にビルマ人への憎悪を見せることがある。難民キャンプやメータオ・クリニックの人材育成研修のなかで、平和構築のためのワークショップを繰り返し受けている彼は、対外的にどのように振る舞うべきかを心得ている。「民族の平等」や「対話」といった言葉を訪問者にはよく使う。そして、「俺、うまく話しているだろう？」という顔で振り向き、にやっと笑う。

「僕は生まれた場所からは何十キロか、せいぜい一〇〇キロしか動いていない。でも、ここでは

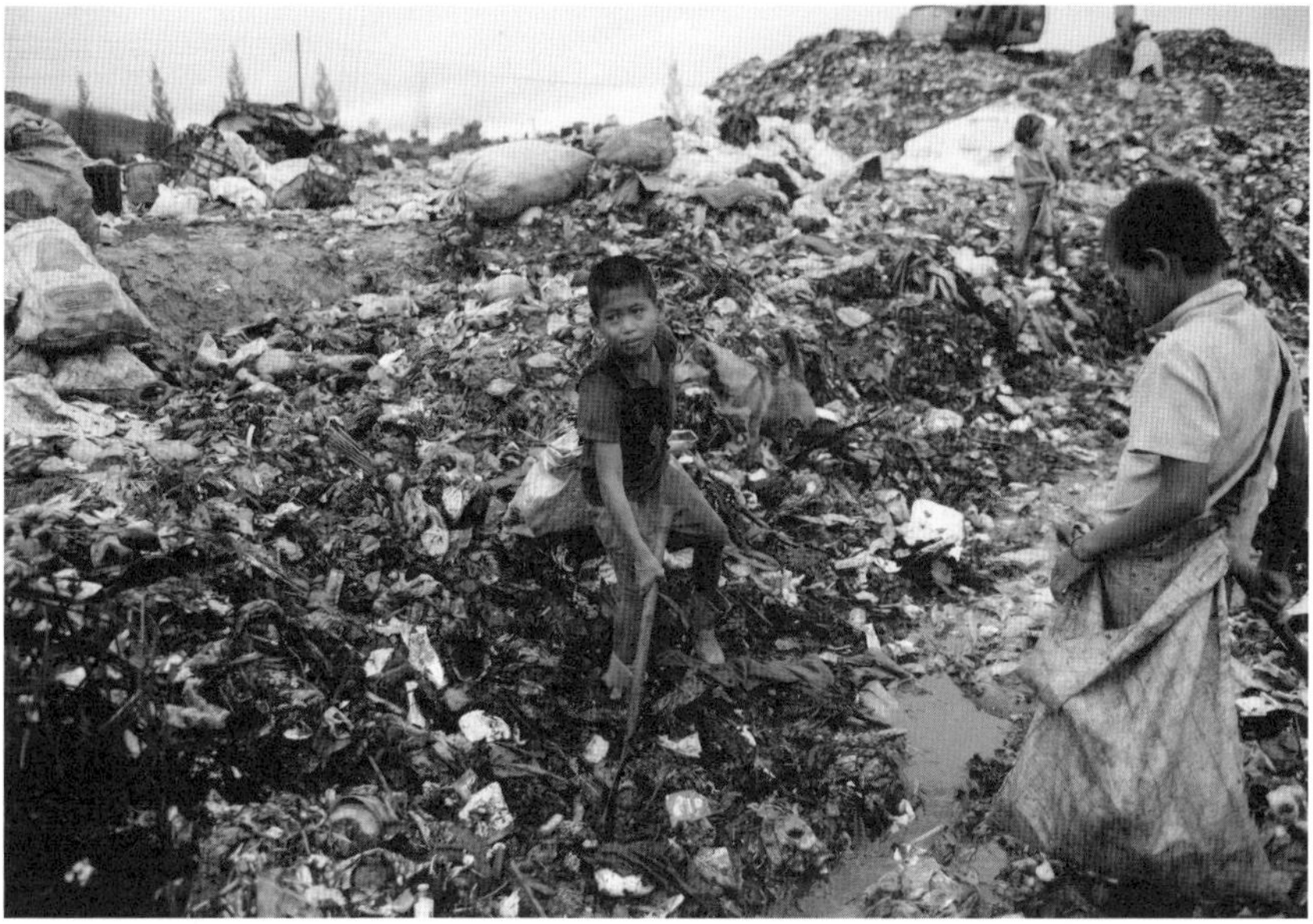

メソット郊外のゴミ山で働く子どもたち（2008年8月）
Photo: Atsushi Shibuya

僕はイリーガル（非合法）。これ以上どこにも行けない。ここにはたくさんの外国人が来る。貧しい人を救いたいと言う。見たこともない検査機器や夢のような治療の話をする。来ては帰って来ては帰って……。僕らってさ、動物園の動物みたいだろう？　檻の中に閉じ込められて、どこにも行けない。生まれた場所にも帰れない。毎日毎日、見物客が来る。消費期限切れの薬や医療資材を持ってきて、得意な顔をしている。僕らにはお古で充分っていうように。それでも、ここでは使えないようなものもたくさんある。……勉強しても、ここではできることはほんの少しさ」

「海外に移住して外科医になりたい？」

「いまから外科医にはなれないよ。ヘルスワーカー、つまりなんの資格もないということ。これから歳をとって単純労働者になるのはつらいね。でも、子どものためには……」

メータオ・クリニックでできる治療はごく限られている。最も古株の彼にとって、新しい学びは少ないだろう。ここでできる範囲のことは、もういやというほど経験を積んでいるのだ。これ以上のことを患者にしたいと思っても、それは叶わない。教育のため、治療は若手に任せて、彼自身は「ここでできることはない」という説明に終始する日々。そこへ外国人の若い医療者がしたり顔でやって来ては、ここのやり方を否定したり、最新の治療について語ったりする。彼の苦々しい気持ちが身にしみて、自分が恥ずかしくてたまらなかった。

彼がここ以外のどこかで生まれていたら、と想像する。たとえ貧しい環境だったとしても、どんなに辺境だったとしても、自分の力で教育と資格と専門的な仕事をつかみ取っていただろう。そして彼の世界はどんどん広がっていただろう。でも、彼はその能力にもかかわらず、この狭い地域に閉じ込められた。紛争と国籍という、どうしようもない理由によって。

前にも後ろにも、彼が安心して生活し、能力を発揮できる場所はない。そして刻々と時間は過ぎている。いま彼は、自分の人生ではなく、娘の人生のために、動こうとしている。

女子飲み

ジュニアメディックの女の子二人と上腕《じょうわん》の脂肪腫摘出術を行った。

「私はお手伝いだから二人で頑張ってね。局所麻酔の手術なので、患者さんを安心させるようにしないとダメだよ」

彼女たちは真剣に聞いてくれた。患者さんに対する配慮は、ここの職場で欠けていると常々思っていたことだ。処置中でも不用意な発言で患者さんを怖がらせたり、陰部の処置でも複数で覗き込んだり、ひどいときは周りで騒いだりゲームをしたりする。と、偉そうに言う私自身も以前、患者さんが麻酔で眠らされていない手術中に、思わぬ出血を見て驚いた声をあげ、先輩に叱られたことを思い出す。

彼女たちは初めての手術をきちんとやり遂げた。縫合はものすごく時間がかかったし、汗びっしょりだったけれど、眉間に皺《しわ》を寄せながら、最後まできちんと縫い上げた。

「一緒に飲みに行こう」

終わった後、そう誘われた。小柄で子どものように見えていたので、ちょっと驚いたけれど、キンティ（仮名）は二五歳、エリ（仮名）は二二歳、立派な大人だ。

「もちろん！　何時に行く？」

「一七時に」

早いな、と思ったけれど承諾し、クリニックの前で待ち合わせた。シフトが終わった彼女たちは一度帰って着替え、いつもより心持ちおしゃれだった。

「どこに行くの？」

「公園」

だから、一七時なのか……。冷蔵庫から出してすぐのビールを飲みたかった私は、よく一人で行く、ミャンマー人が経営する居酒屋に二人を連れ出した。

市場の向かいにあり、蛍光灯の裸電球がまぶしいその店は、今夜もカラオケビデオが大音量でかかっている。

私が好きなおつまみは、ラペットゥッという発酵したお茶の葉っぱのサラダ、ジンットゥッという細切りの生姜《しょうが》をきな粉で和えたサラダ、軟骨の唐揚げ、ピータン。そして、レオという一番安いビールに氷をたっぷり入れて飲む。キンティとエリはＳＰＹワインクーラーという、赤いかき氷シロップに似たお酒を頼んだ。

「最初はおいしかったんだけど、最近甘すぎるって思うんだよね」

と言って、二人で一本頼んだビールでＳＰＹを少し割る。

「いや、このビール自体、けっこう甘いよ」

私はちょっと引いたが、二人はおいしそうに、その不思議なビールカクテルをちびちびと飲む。

「あの先輩、ちょっとセクハラじゃない？」

「カレン語ばっかり話していてわからないよ」（キンティはビルマ人、エリはカチン人）

など、職場の愚痴から始まり、恋愛の話に移行。女の子が集まるとどこも一緒だなあと苦笑する。エリには彼氏がいたが、第三国定住でアメリカに行ってしまい、連絡がとれない。

「それは彼氏ではないよ、幼なじみっていうんだよ」

とキンティは言う。

「彼氏だったんだよ！　じゃあ、どうだったら友達で、どうなったら彼氏なの？」

エリは、私に助けを求めるが、答えに窮して笑ってごまかした。それって男女の普遍のテーマなのか。

「キンティは、自分がちょっと先に行っているからって、いつも私を馬鹿にするんだよ」

キンティには、メータオ・クリニックで出会った少し年上の彼氏がいる。彼は二年間の研修を終え、受付と患者の搬送部門で仕事を始めた。しかし、お酒が大好きで朝の出勤に遅れる日々が続き、部門長から「もう来なくていい」と言われてしまった。しばらくはクリニックの友人の家に泊まっていたが、いまはミャンマーの実家に帰って生活している。カレン州の中でもやや街のほうの出身で、政府軍と停戦しているエリアだ。

「キンティの彼はちょっと不良なんだよね」

エリは自分のことのようにキンティの彼について説明し、とても楽しそうだ。

「でも好きなのね」

私は聞いてみた。

「わからない。けんかばっかり。でも結婚する」

「結婚はまだ決めなくてもいいいんじゃないの？」

私が言うと、キンティはなんとも言えない顔で黙って、エリがまた横からしたり顔で入ってくる。

「キンティには秘密があるんだよ」

「秘密？　何？」「秘密だから、教えない」

「教えて」「教えない」

しばらく問答を繰り返した後に聞き出したところによると、キンティと彼はすでに男女の仲にある。古い言葉でいうと婚前交渉をした、ということらしい。

「すごいでしょう？　勇気あるでしょう？」

エリはしきりに言うが、何がすごいのか私にはさっぱりわからない。

「いや、それはあまり気にしなくていいんじゃない？」

私は言う。

「悪いとは思っていないよ」

「もちろん悪くないし、その人と結婚しなくてはというほどではない」

私はそう言いながら思った。それはそれとして、なんだかんだいってもキンティは彼のことが好きなんだな、と。

「外で飲んでるって言ったら、お父さんとお母さん怒るなぁ」

「そうなの？」

と言って見まわすと、たしかに店は男性客ばかり。何度も来ているけれど、ほかに女性客がいないことすら気がつかなかった。

お気に入りの歌手「ＭＹＯ　ＧＹＩ」の二枚組ライブアルバムをかけてもらい、たっぷり二枚目が終わるまで飲み、語る。

「研修が終わっても、ここで働くの？」

「数年は働こうと思ってる。その後、チン州に帰って、看護師の免許を取りたいんだ」

エリは言う。

「どうしてまずメータオに来たの？」

「チンの看護学校より実践的だし、ちゃんと教えてくれるって噂だったから。それに、勉強しながら人の役に立てればって思ったんだ」

「えらいね」

「働きたいし、勉強もしたいけど、結婚もしたいよね」と、キンティ。

「早く子どもを産まないとお産がたいへんになるって言われるんだよ」

「あ〜、どうしよう……」

結局、店で一番たくさん、ビールとＳＰＹを空けた私たち。店員さんともすっかり親しくなった。育った場所も環境も違うけれど、そのためか、ちょっと保守的に見えるところもあるけれど、悩み、喜び、一生懸命生きる、そんな彼女たちがたまらなく愛おしく思えた。

難民キャンプの点呼

「マイシスター、難民キャンプに戻るからしばらく留守にするよ。ロークワも僕も。よろしく」

医長のエタムイからの朝一番の電話で目が覚めた。何が「よろしく」なのか、よくわからない。

「行ってらっしゃい。おばあさんといい時間を過ごしてね」

おばあさんを難民キャンプに残していることを知っていた私は、とりあえずそう声をかけた。欠勤するのなら、昨日のうちに教えてくれていればよかったのに、とぶつぶつ言いながら起き上がる。

クリニックに出勤して、驚いた。〝外科ギャング〟といわれる、クセのある外科病棟のシニアメディックが激減している。

「みんなどうしちゃったの？」

「難民キャンプで点呼があるんだよ」

エイティンが説明するのを聞いて、やっと状況がわかった。

タイ・ミャンマー国境の九つの難民キャンプには、一〇万人を超える人（二〇〇九年時点）が生活しているといわれるが、実際、メータオ・クリニックの同僚のように難民キャンプを抜け出して仕事をする者も少なくない。難民キャンプ側は、正確な居住者数を知り、必要な食材などを準備するために、抜き打ちで点呼を行うのだ。抜き打ちといっても、難民キャンプ当局の協力なし

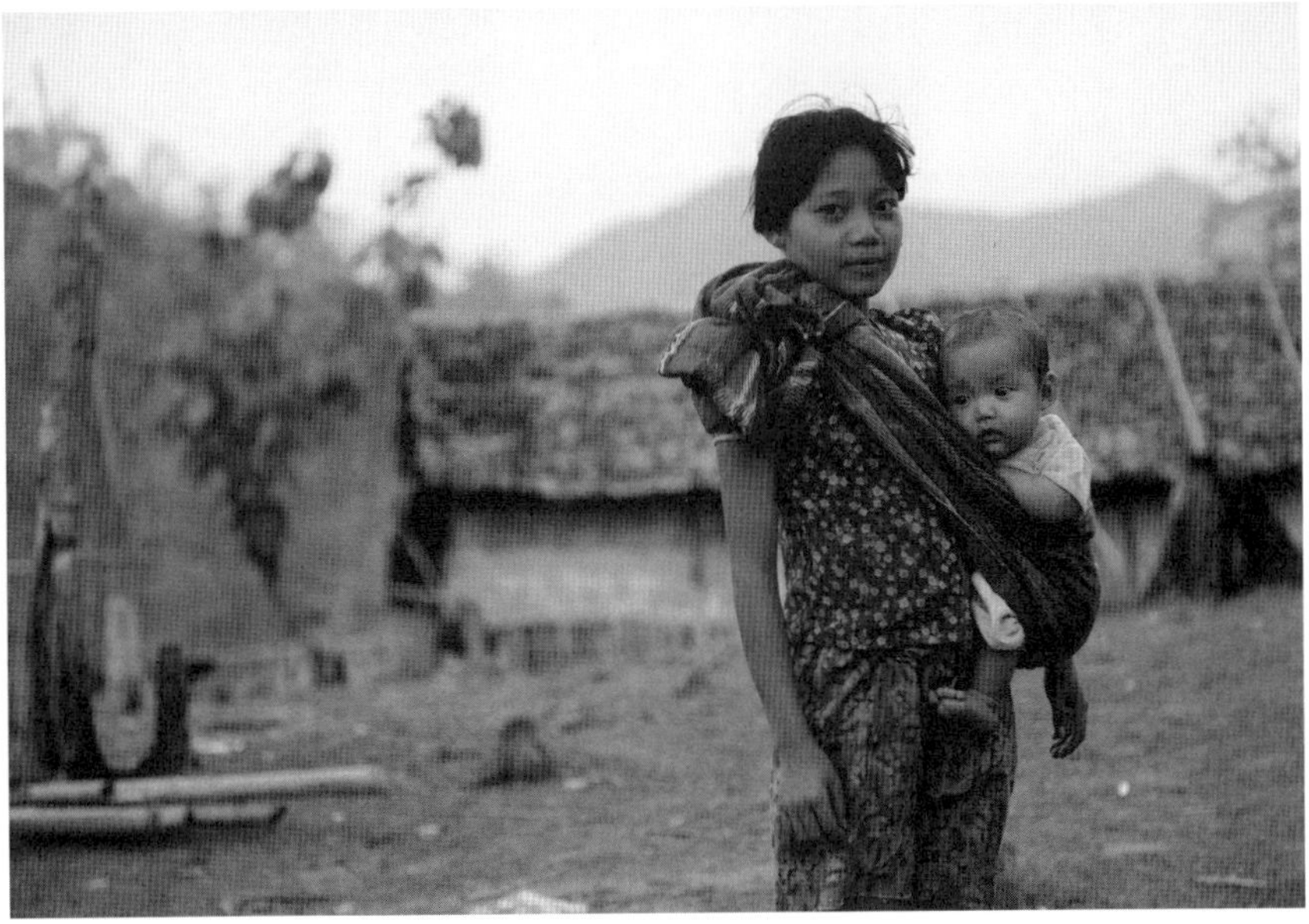

Photo: Atsushi Shibuya

に、一か所で最高三万人におよぶ難民キャンプの住人の人数は数えられない。このため、当局にはあらかじめ知らされることになるのだが、この情報はいつの間にか知れわたり、メソットの街に流出している難民キャンプの住人たちは大挙して戻っていくのだ。

難民キャンプでは、高床式の簡易住居が与えられ、無償の診療所があり、初等教育の学校がある。油、米、塩、唐辛子、アジアンミックスと呼ばれる大豆粉を混ぜて栄養価を高めた小麦粉が配られる。たくさんの個人商店があり、生活雑貨を売っている。軽食を出す食堂もある。キャンプ内では基本的に賃金労働は禁じられているはずだが、そこには商業活動が存在するのだ。開設から二五年を数えるここのキャンプには、もはや難民キャンプとは言えないくらい定住した人の暮らしがある。キャンプを抜けて教育を受けたり、メソットの工場で働く者もいる。ときどき自分の家と畑を見にミャンマーへ帰る者もいる。

「難民」という言葉を定義し、また私たちが思い浮かべるとき、それは戦乱や政治弾圧に巻き込まれて国を追われた人だったり、極端に貧しく弱った人だったりする。しかし、一〇万人を超える難民には、それぞれの事情がある。人間なので、したたかに闘ってきた歴史とそれによって得たものがある。あるときは戦乱に巻き込まれ、またあるときは経済的な必要に駆られて、国境を行ったり来たりしながら、この場所で生きている人たちだ。それを、難民なのか、経済移民なのか、支援の対象とすべきか、第三国定住の対象とすべきかなどと、決定することの難しさを感じる。人の人生は、難民のモデルケースになるような単純なものではないのだ。

〝外科ギャング〟たちも、そうした複雑な状況をより賢く生き延びるために戻って行った。点呼は噂だけで実際にはなかったり、連絡があってもずっと待たされたりもするらしい。みんな事情がわかっているので何も言わない。

「えーっ、いつ帰ってくるの？」

思わず聞いてしまった自分自身がとても滑稽に思えた。外科メディックの多くが住む、ヌポー難民キャンプを思い浮かべる。山奥にあり、携帯電話は通じない。それを知っていて道中に連絡をくれたんだろう。彼らがいない間、一生懸命働こう。無事に点呼を受けられますように。

移民学校「HOPE校」

移民学校へ机の寄付を届ける。三人用の長机を四〇台、地元の技術学校に頼んで作ってもらい、トラックにその真新しい机を載せた。メータオ・クリニック学校保健チームのリーダー、ターウィンとともに移民学校へ向かう。メソットの小さな街を少し抜けると、広大な農地がどこまでも続く丘陵地帯となる。唐辛子やとうもろこしの青々とした苗が美しい。

私たちが向かっているHOPE校は、今年（二〇〇九年）の生徒数が一二三名になった。竹の皮などで高床式の家をつくり、それを校舎にしていたが、子どもが増えたために重さに耐えられなくなった。そこで昨年、コンクリート製の床を整備した。建物はずいぶん丈夫になったが、床で物書きをするのは姿勢や目に悪い。ということで、机も購入することとなった。

トラックは何もない丘の上で突然停まる。左側の坂を見下ろすと小さな小川があり、竹製の小橋が架かっている。その向こうは泥んこ道。かすかに子どもの声が聞こえる。最近ちょっと太り気味なターウィンは二台、私はとりあえず一台の机を持って、恐る恐る小橋を渡り、滑らないようにゆっくりと泥んこ道を進む。群生した竹の向こうに校舎が見えてきた。この地域の竹は、日本の竹林のように間をあけて生えていない。数十本がまるで一本の木のように群生している。そんな竹コロニーが散在する、うっそうとした校庭だ。

ひと部屋だけのプレハブ小屋のような校舎を覗き込むと、たくさんの子どもたちが、仕切りもないままに四グループに分かれて勉強している。みんなで音読というのがこちらの学校の基本スタイルのようで、あまりの声の大きさにそれぞれの先生の声が聞こえるか心配になる。

「ミンガラバー（こんにちは）」

授業の邪魔はしたくなかったので控えめに言ったつもりだったが、珍しいお客の登場に一〇〇人以上の子どもたちが一斉にもぞもぞとこちらに寄ってくる。そして机を見て、キラキラの目をさらに輝かせた。

メソットの周囲には六一校の移民学校があり、九八〇〇人が在籍している（二〇〇九年当時）。正式な学校ではなく、「ラーニングセンター（learning centre）」と呼ばれる。卒業してもタイやミャンマーでの卒業資格が得られるわけではない。基本的にミャンマーのカリキュラムを踏襲しているが、タイでの生活を考え、タイ語を教える学校も多い。

メータオ・クリニックの学校保健チームは、二〇〇三年から移民学校の子どもたちに対して眼科検診や歯科検診の実施、ビタミンAや駆虫薬の配布などの保健サポートを行っている。

「初めは一三校で一五〇〇人くらいだったんだよね」

ターウィンがつぶやく。子どもの数はうなぎのぼりだ。

移民学校に通う子どもたちは、農地や工場で出稼ぎをしている不法移民労働者の子どもが多い。しかし、寄宿舎で家族と離れて暮らす子どもも二千人を数える。両親はミャンマー側に留まり、農地を守りながらも、子どもの身の安全を考えてタイ側の寄宿学校に入れるのだ。徴兵を逃れる目的もある。一年前、停戦調停と引きかえに、ミャンマー政府軍が国境警備隊を強化した。そのため、国境周辺の村から大規模な徴兵を行った。抵抗勢力の兵士候補を奪っていく狙いもあったといわれている。カレン側も競って徴兵を実施した。停戦とは名ばかりで、次の戦いを見すえた軍事力強化合戦が続いた。その後、移民学校宿舎に住む子どもは急増した。急な児童数の増加に追いつかず、かといって少年兵にされるとわかっていて追い返すわけにもいかず、結果、寄宿舎はどこも定員オーバーで、子どもたちが健康に暮らせる環境とは言いがたい。

しかし、学校に通える子はまだ恵まれていて、さらに一万五千人から二万人の子どもたちが学校の外にいるといわれている。こうした子どもたちは、児童労働に従事したり、ストリートチルドレンとして物ごいをしたり、時には人身売買の標的になることもある。さらにミャンマー側には、タイまでたどり着けずに国内で避難している住民もいる。こうした国内避難民エリアは、外国の目が届かないだけに、どれだけの子どもたちが学校に通えずにいるのか、どんな生活をしているのか、情報が少ない。ミャンマー国内には少なくとも八万人の少年兵がいるといわれている。

学校保健チームのリーダー、ターウィンは自らも少年兵だった経歴を持つ。ぶっきらぼうに自分のペースで話をする。しかし子どもたちを見る目はとても温かく、おどけてみせるときはかわいらしくもある。いまは小さな二人の娘に翻弄されながら、メータオ・クリニックの職員が多く住む集合住宅の裏庭で夕方から仲間と飲み交わすのが何よりの楽しみだ。

「一人が卒業すると、二人が待っていて、さらに三人がやって来る」

ＨＯＰＥ校の子どもたちの元気な声に顔をほころばせていた彼も、昨年に比べて急増した児童の数に驚いたようだ。

「外国のプロジェクトで一時的に学校を増やしても、そのプロジェクトは数年で終わるだろ？その後はどうしたらいいのかと思うよ。ミャンマー人は子どもを大切にする。でも、その気持ちはあっても、出稼ぎ労働者は学校にお金を払えない」

ターウィンは珍しく少し険しい顔で話し続ける。

「ミャンマー人はここで土地を買えないから、学校はタイ人の土地に建てる。学校は援助で建っても、借地料は支払い続けないといけない。プロジェクトが終わったからって学校をたたむことはできないんだよ。最近、外国の援助は一つのプロジェクトの期間が短くなっている。終了後に現地の人間だけで運営できるサステイナブル（持続可能）なプランを示せと言ってくる。こんなに移民がどんどん流れてくる地域で、サステイナブルなプランなんて立てようがないよね」

私は相変わらず、何も言うことができず、じっと聞くしかなかった。

「しょっちゅう新しいプロジェクトの提案があるけれど、いまはすでにあるものを維持するだけで精一杯だよ。学校をつくってもつくっても、子どもは増えていくんだから」

「そうだね。根本的な解決にはならないね……」

机を運んで行って喜んでいる自分がちょっと恥ずかしかった。

「そうだよ。子どもがこれ以上増えないよう、安心して住み慣れたところで学校に通えるよう、

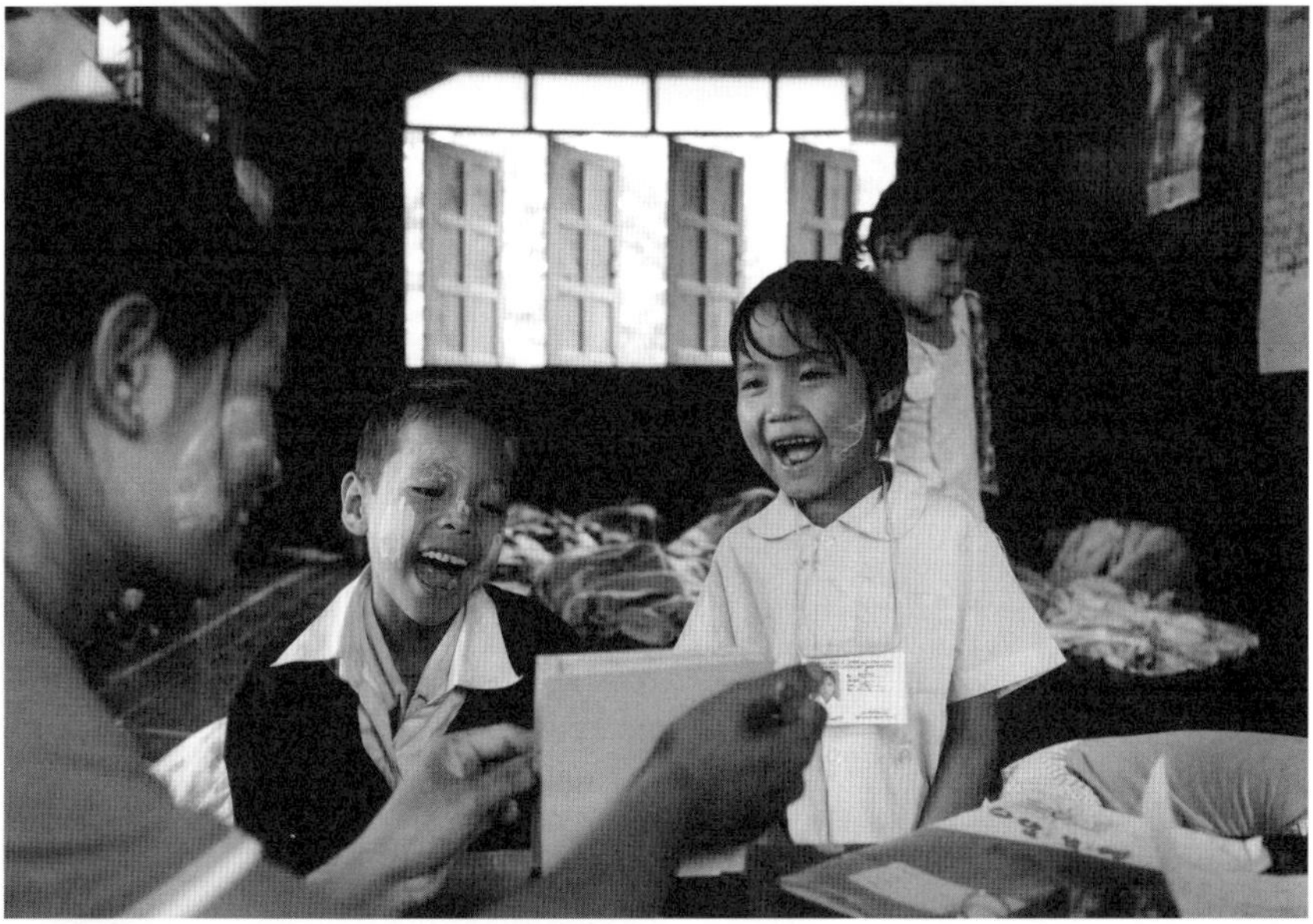

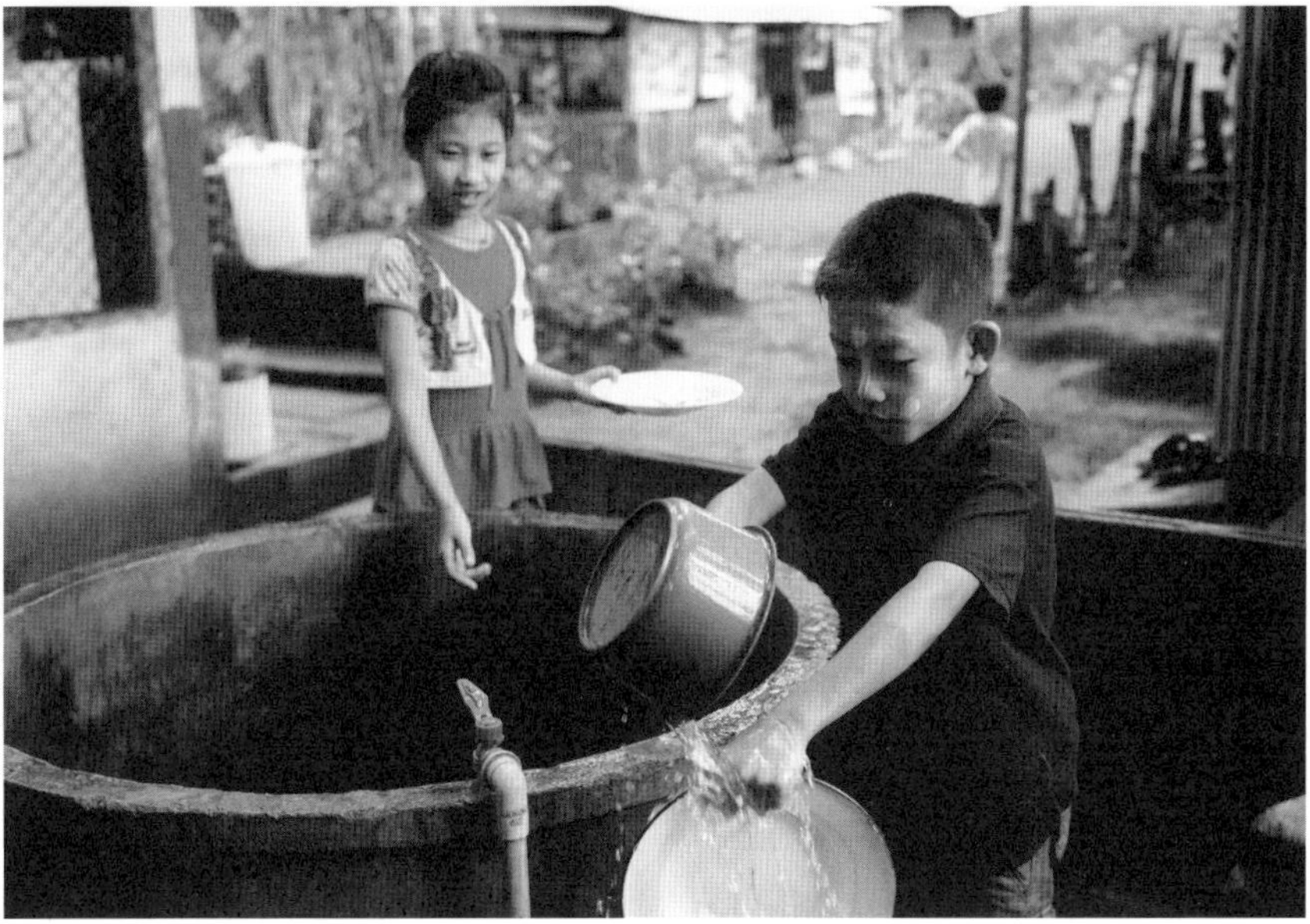

Photo: Atsushi Shibuya

なんとかしてもらいたいよ。日本は何十年も軍事政権に投資してきて支えているだろう？　その結果がこれなんだよ。ここに見に来てほしいよ」

学校の先生とともに机を運び終えた。四〇台の机は小さな校舎に並べきれず、残りは隅に積み上げげた。机で書き物をしている子どもたちもいるし、相変わらず床にノートを置いて絵を描いている子どももいる。申し訳ない気持ちになった。

「子どもの数はどんどん変わるし、支援で得られる物も当てにできないので、ある物からどんどん使わせる。みんなに行き渡らなくてもしょうがない」

と先生は言う。神経質なほど平等に与えられた私の育った環境とは大違いだ。

帰る前に子どもたちは歌を歌ってくれた。小さな校舎が壊れるほどの大声だ。

途上国を旅した人が、たとえ貧しくても子どもたちの元気で無邪気な笑顔に心を打たれた、と言うのをよく聞く。子どもたちはとにかくエネルギーを補給して使うのが宿命なんだろう。しかし、だから良かった、ではない。無邪気な笑顔は簡単に失われる。笑顔を向けられたということは、その笑顔を守る責任を託されたのだと思った。子どもたちが元気なら元気なほど、それを守る大人の責任は重い。

学校からの帰り、同じ歌ばかりが繰り返しかかるカーオーディオを聴いたり聴かなかったりしながら、そんなことを考えた。

責められたこと

すでに二二時をまわっていたときのこと、ティカウが私の電話を鳴らしてきた。何を言っているのか不明瞭ではあるが、話があるから病院に来いということらしい。私は、野犬をにらみつけながら、メソットの街を抜けて国境側に向かう一本道を自転車で急いだ。

夜の外科病棟は就寝時間にもかかわらず蛍光灯が煌々《こうこう》と灯っていて、当直のスタッフもたくさんいる。ティカウは酒に酔って真っ赤な顔をしている。ふらつきながら、私のところに近づいてきた。

「あの切断の患者をどう思う？」

五二歳の女性の患者さんは、二か月前にメータオ・クリニックに来た。ひどい糖尿病性の足の壊疽《えそ》があり、悪臭を放っていた。毎日、壊死《えし》部を切り取って新しい皮膚の再生を待つも、壊疽部は広がるばかり。壊疽部が感染し、熱も出てきていた。息子と娘の二人が毎日献身的に介護をしていた。外科病棟のボスのロークワは、「糖尿病の患者は、切断しても創部《そうぶ》がまた壊疽になり、助からないから、動けるうちに帰ったほうがいい」と言った。しかし家族は、それでも手術をしてほしいと言う。スタッフの間で何度も話し合いが持たれた。

意見を求められたとき、私が言うことは決まっている。最後は患者さんが決めるべきだ。医療者は、良いことも悪いことも、できるかぎり漏れなく情報を提示して、患者さんが後悔しない決断をできるよう、サポートする役だ。でも、患者さんに代わって決めてあげることはできない。

どんなに説明しても、患者が正しい判断をできるわけがない。


「こちらがやらないと言えば患者は帰るしかないんだから。でも、そのほうが幸せなんだ」

ロークワをはじめ、手術に反対するスタッフはそう言った。経験の長いスタッフほど、手術に反対のようだった。私はやはり、患者さんの判断に従うと言った。

結局、家族との最後の話し合いの結果、三週間前に切断術を行ったのだった。ティカウと私ともう一人のシニアメディックが執刀した。しかし、その手術で患者さんは体力を失い、傷口もみるみる化膿していった。身体にまわった菌による感染が抑えられなくなり、高熱が続いていた。


「あの切断の患者をどう思う?」

ティカウはまた言って、私を鋭い目でにらんだ。お酒のせいか、呂律《ろれつ》がまわらないが、私を責めているのはよくわかる。私のせいであの患者は苦しみ死んでいくと言いたいのだ。ティカウは私の答えを待たず、患者さんのベッドの脇に行った。

「こんなに苦しんでいるのは見ていられない!」

彼はそう言って、患者の酸素カヌラと点滴を外した。医療スタッフのすることにはいっさい何も言わない患者も家族も、この異様な様子に驚いた顔をしている。私は、怒りで目の前がくらくらするのを感じたけれど、必死でこらえてカヌラと点滴を戻す。患者さんの前で取り乱してはいけない、そればかりを自分に言い聞かせた。

ティカウの腕をつかんで病室の隣の処置室に入ると同時に、涙がぼろぼろ出た。

「あの患者さんにはチャンスが少ないのをみんな知っていた。だからみんなで話し合って、そのチャンスに懸けることになったのでしょう。いま私を責めるのはフェアじゃない」

その患者さんがもう長くないことは、誰の目にも明らかで、この手で命を縮めてしまったことをつらく思わない人はいない。でも、それも含めて仕事なんだ、耐えるしかない。

ティカウは弱い人間だ。私を責めることで自分のつらさを癒そうとしているんだ。怒りと悲しさで、彼を責める言葉が次から次へと思い浮かんだ。そこへ当直の若いメディックから連絡を受けたシニアメディックがやって来た。

「こいつは最近、飲みすぎでわけがわからなくなっているから、気にしなくていいよ。向こうへ連れて行って寝かせるよ」

ティカウはうなだれたまま、仲間に連れて行かれて寝てしまった。私は眠れなかった。

翌朝、ティカウは私に電話をかけてきた。

「ソーリー」

彼はそう言ったけれど、私は受け入れられなかった。お酒のせいであっても、言ったこと、やったことは戻らない。

その患者さんは、その日の昼頃、二人の子どもに見守られて亡くなった。

ティカウが倒れた

ティカウと夜の病棟で派手な言い合いをした翌週、出勤早々にシニアメディックに呼び止められた。

「ティカウが起こしても起きないんだ。様子もおかしい。ちょっと来てくれる?」

私はあの日以来、ティカウと会っていなかった。あの後、ロークワと医長のエタムイにこっぴどく叱られ、さらにお酒を飲み、夜だけ病棟に顔を出していると聞いていた。まだ彼に会う気になれなかった私は、夕方仕事が終わったらすぐに帰宅するようにしていた。何度か電話もあったが、出なかった。そんな状況だったので、彼を起こしに行くのは気が進まなかった。しぶしぶと当直室へ足を向ける。

しかし彼を見た瞬間、頭にどっと血が集まる気がした。下顎《かがく》を使い呼吸をし、異常ないびきが響いている。

「メソット病院の神経科にかかれるかな？」

メータオ・クリニックは、大金をはたいて彼をメソット病院へ転送してＣＴを撮ることになった。

大きな脳出血。人工呼吸器で、呼吸のアシストが始まった。

後から来たロークワがＣＴの画像を見て絶望的な顔をしたあと、

「カルテにも〝ティカウ〟って書いてある」

と言ってクスッと笑った。

「ティカウって名前じゃないの？」

「ティカウっていうのはカレン語でカエルって意味のあだ名だよ」

そうだったんだ。本当の名前だと思っていた。ティカウ、ティカウ、かわいらしい響きだとは思っていたが、カエルだなんて、ぴったりだ。丸顔と少し半開きの大きな目を見た。器械でむりやり呼吸させられている身体は、すでに彼のものではないように見えた。

ティカウは一般病棟にいて、周りは静かだった。とくにこれ以上の治療はせず、見送る方針なんだという予想がついた。日本人が来るたびに「アジノモト？」と言って笑わせていた姿が思い出される。自慢のバイクで一緒によく買い出しに行った。処置や手術も一緒にした。けれども最後の患者さんの手術をしてから、ずっとわだかまりがあった。その患者さんが亡くなってから一週間、仲直りをする機会はたくさんあった。私はどうして許せなかったんだろう。

許せなかった？　本当はそんな格好いいものではなかったことを、私は自分でよくわかっていた。ティカウを怒ったのは、自分も手術の判断は失敗だったと思っていて、それを目の前に突きつけられたことがつらかったからだ。やっぱり、こちらからはっきりと「手術は無理」と言うべきだったのかもしれない。悪くなる可能性を充分に話しても、たとえ一パーセントでも望みがあるなら、患者はそれに懸けようとするだろう。結果的に、患者に期待を持たせる判断をさせることになる。「患者さんに決めてもらう」というのは耳ざわりは良いが、責任を持たないということだったのかもしれない。ましてや私は、ずっと部外者の意識があった。

ティカウを一週間避けてきたのも、彼と話して、自分のそういう態度の末に患者の命を失った事実に向き合うのが怖かったんだ。ティカウも、執刀することになった者として罪悪感を持っていた。しかも、私に対して悪いことをしたという気持ちも上乗せしたまま、彼はこのままいなくなろうとしている。ちゃんと話して、二人で反省して、次につなげていくことができたら、少しだけでも気持ちを軽くできたのに……。自分が情けなく、取り返しのつかないことをしたこの気持ちを、どこに持っていっていいのかわからなかった。

「最後の当直」

翌朝、ティカウは遺体になってメータオ・クリニックに帰ってきた。大きなゴルフバックのような袋に入れられている。

「仲間だからちゃんと弔ってあげたいんだ」

そう口々に言う外科スタッフの手で、ティカウは遺体倉庫に運ばれ、勢いよく吹き出すホースの水がかけられた。男性スタッフがブラシで洗浄し、女性スタッフがパウダーをはたく。青土色のティカウの身体に臆することなく、外科スタッフはどんどん作業する。

きれいになったティカウは講義室に運ばれ、注射器に詰められたホルマリンの液体を、腹部を中心にブスブスと注入される。私は完全に〝引いて〟いた。正直なところ、悲しみよりも目の前の作業に驚いている。これは私の知るエンゼルケア（死後処置）ではなく、ゾウでも扱うような豪快さだ。

「明日、ホーム（家）に帰すから、傷まないように薬を入れるんだよ」

ロワセ（仮名）は何事もないようにそう言って、またホルマリンを吸う。

ミャンマーに？　と一瞬思ったが、ホームとはヌポー難民キャンプのことだった。ティカウが子ども時代を過ごし、お母さんが住んでいる難民キャンプだ。彼はその短い一生で、ついに難民キャンプとクリニックのスタッフ寮以外にホームを持つことはなかったのだ。その事実が、儚《はかな》い一生をさらに儚く思わせた。

でっぷりとふくらんだお腹にたっぷりとホルマリンを注入されて、ティカウは棺に入れられた。質素な花が、変わり果てたティカウの顔の周りに飾られる。棺の後ろには、誰が用意したのか額入りの生前の写真が掛けられた。ようやくお通夜の雰囲気が出てきて、私は少しほっとした。

ところが、それもつかの間、

「マイシスター、写真を撮ってよ」

エタムイの頼みに、耳を疑う。――〈えっ？　誰の写真を撮るの？〉

聞くより前に、棺桶に入れられたティカウの顔を一斉に「写メ」し始めたスタッフに気がつく。青黒く固まっているその顔を、アップで撮影している。結婚式でもやっているみたいに、ティカウの顔の横に自分の顔を出して「セルフィー（自分撮り）」をしてみたり、シャッターを人に任せて並んでピースサインをしてみたり……。私がピクリとも動かないのにしびれを切らし、エタムイが私のカメラでティカウを撮り始めた。

「これをアルバムにして、取っておくんだ」

亡くなった人を写真に残す習慣のない私には、デジカメの写真を見返したときに出てくるティカウの死に顔は不気味でしかなかった。後日現像した後、すぐに削除したのは言うまでもない。けれども、亡くなった人をどんよりと取り囲むのではなく、ピースサインをしながら最後まで写真に収めようとする仲間たちの姿は、病棟でティカウと一緒に騒いでいたときと変わらない。きっと彼も喜んでいるだろうと思えた。

ティカウを一人にするのはかわいそうだからと、その日は外科スタッフの何人かが講義室に泊まり込んだ。大音量のカラオケをかけ、ボードゲームに興じ、いつもの当直室のままだった。ティカウは、日勤はいそがしすぎるからと当直を好んだ。夜のメータオ・クリニックでだらだらと仲間と過ごすのが好きだった。この日が、彼の最後の当直となった。

国境が中心になる日

雨季が終わり、風が少しさわやかになってきた満月の夜、モエイ川は「ロイクラトン（灯籠流し）」で賑わっている。ロイクラトンは、自然を汚した自分の罪を戒め、自らを清め、同時に自然への感謝の気持ちを込めて灯籠を川に流すタイの祭りだ。——と、聞こえは神妙だが、タイの祭りらしいどんちゃん騒ぎが夜中まで続く。

メータオ・クリニックの前でエリとキンティと待ち合わせ、アジアンハイウェイを国境に向けて歩く。車両は通行止めで、大勢の人が国境に向けて歩いている。ハイウェイの両側の家々からは、焼き鳥を焼くにおいと盛大な煙が立ちのぼり、お祭りには必ず登場するカラオケが響いている。ときどき爆竹の爆発音に驚かされる。その後に続く悲鳴のような笑い声にさらに驚かされる。

国境に近づくにつれて人通りは増し、七輪でタイ風ソーセージを焼く屋台や、おもちゃを売る屋台が道の中心に並び始める。踊りや楽器を披露するパレードも始まり、アジアンハイウェイは大盛り上がりだ。

普段は川岸に降りることができない、——ということに表向きはなっている国境のモエイ川だが、今日は灯籠流しのために公然と足場が設けられている。川の周りには灯籠が山のように売られている。発泡スチロールを土台にしてバナナの葉と花で飾り付け、真ん中にロウソクを灯して渡してくれる。エリとキンティと私、それぞれ一台ずつの灯籠を持って、友好の橋の灯りが映るモエイ川に進んだ。暗い川の中をたくさんの子どもたちが泳いでいる。彼らは流れてきた灯籠を回収し、お店に戻す役割だ。「あまり近くで回収するな」と、ときどき大人に怒鳴られるが、彼らも争奪戦らしく、だんだんと流し場に近づいてきて、私たちが灯籠を流すのを今かいまかと待ち構えている。なかなかエキサイティングな灯籠流しだ。

「何をお願いするの?」

私は二人に聞く。

「願い事じゃなくて悪い精霊を追い払うんだよ」

そうか、そうだったっけ? なんとなくこういうところではお願い事をしてしまいたくなる。川に流したはずの灯籠が、水しぶきを上げた激しい争奪戦の末に回収されていくのを笑いながら見た後、土手に登り、後から後から人がやって来ては灯籠を流していくのを眺めた。向こう側の岸でも同じように人びとが祈りを捧げている。向こう岸ではシンプルな花を流しているのが見えた。

ロワセが私たちを見つけ、近づいてきた。光るチューブを空に投げ、子どものように得意げに遊んでいる。メータオ・クリニックのスタッフたちがだんだん集まってきて、誰かがギターを弾

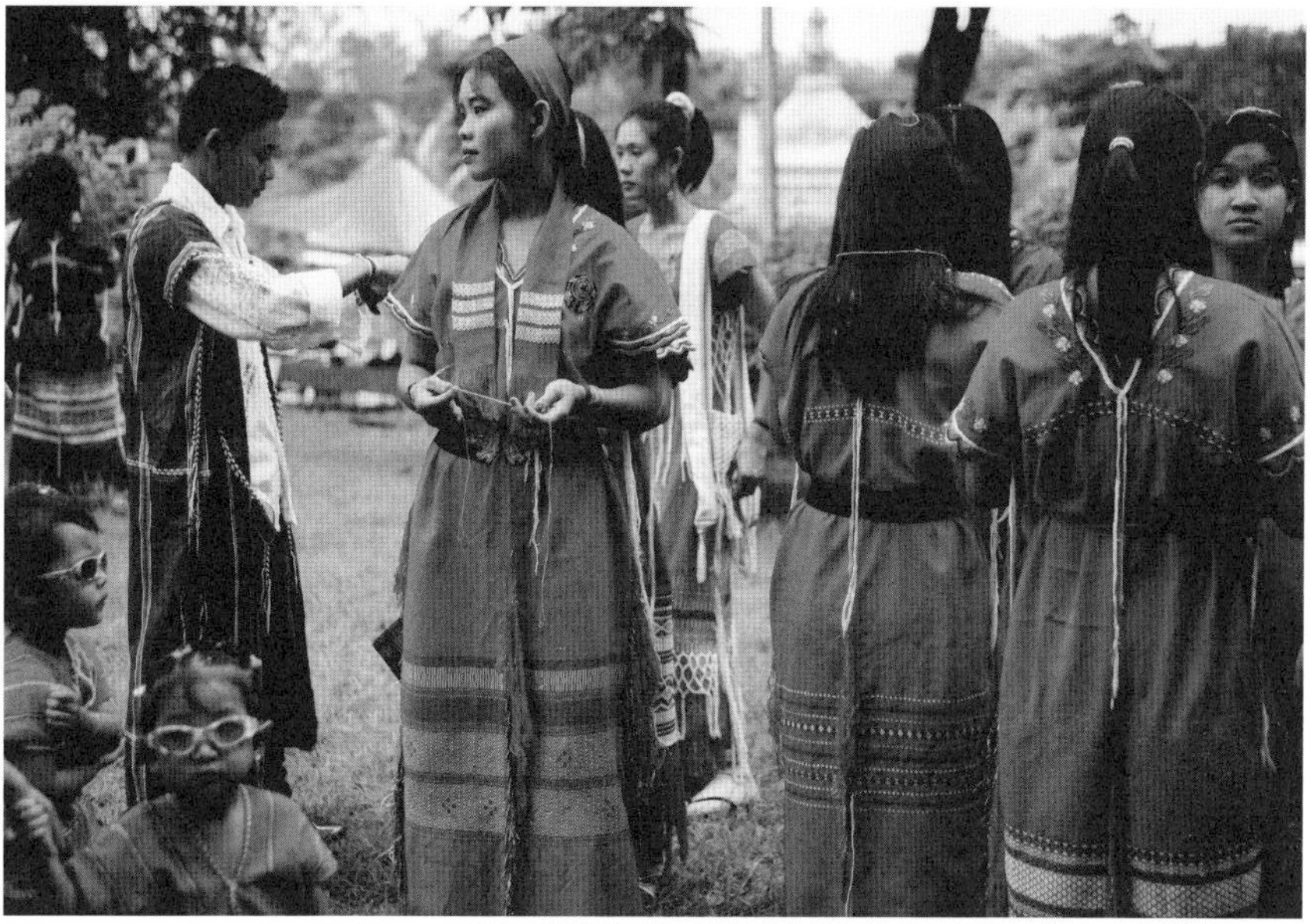

カレン民族のお祭り（2008年8月）
Photo: Atsushi Shibuya

きながら歌を歌いだした。若いスタッフが集まって、早口のビルマ語で話しだすと、もうまったくついていけない。でも、なんだか心地が良かった。

国と国とを分けているが、ここで生活する人たちにとって、この川はまぎれもない生活の中心なのだ。この「ゆるい」国境と平和な人の営みが、未来の国境の姿であってほしいと思った。世界中の国境もこんな姿だったらいいのに、と。ミャンマーでの紛争と政情不安が終われば、ミャンマーとタイという豊かな二つの国が活発に、そして平等に行き来する未来型の国境になるだろう。もともと国境にまたがって住んでいる民族もいる。彼らは、国は違えど言葉も風習もとても近い。これがこの国境の本来あるかたちなのかもしれない。

今日は祈りの日。モエイ川は祈りの中心になって、たくさんの人たちを清めながら、変わらず流れている。

選択のつらさ

長い長い包帯交換の行列をこなして、のんびり昼寝タイムが始まった夕方の外科病棟。外来を担当しているメディックに呼ばれた。

「足が腫れて痛いと言ってヤンゴンから来た患者がいるんだけど……」

足が痛くて、はるばるヤンゴン（ミャンマーの旧首都、旧名ラングーン）から？　まったく意味がわからないまま、外来に行ってみる。そこには異常に痩せて顔色の悪い一八歳の青年が、疲れた顔で座っていた。二〇歳の小柄なお姉さんが隣に立っている。

「一か月前からすねがこぶのように腫れて、痛みで足を引きずっているんだって」

外来担当のジースリー（仮名）が言う。

「どうしてヤンゴンからわざわざここまで来たの？」

「ヤンゴンの病院に行ったけれど、治せないと言われたから」

患部を診ると、前面に大きなふくらみがある。触ってみると波動を触れる（柔らかい感触がある）。

「膿瘍《のうよう》かな？　切ってみようか？」

ジースリーは言う。

「膿瘍にしては発赤《ほっせき》がないし、熱も持っていないね」

私は、彼があまりにも痩せて血色が悪いことが気になった。身体のほかの部分を診てみる。両肘《ひじ》も変形して可動域の制限がある。

「怪我をすると血が止まらないことはあった？　お母さんの家族に同じ症状のある人はいる？」

できる男、ジースリーはピンと来た顔をしている。

「ヤンゴンの病院では、何の病気と言われたの？」

「……血の病気だと言われました」

押し黙ったままの青年に代わってお姉さんが答えた。

「血友病だと言われたのね」

「多分、それです」

「どうするの？」

ジースリーは不安げな顔をしている。

「明日、オフィスで相談してみるよ」

きっと何もできないだろう……。暗澹たる気持ちになりながら、その日は姉弟にペイシェントハウスに泊まってもらうことにした。はるばるヤンゴンから痛い足を引きずってやって来た苦労を思うと、その場で帰れとは言えなかった。

血友病は、血液を凝固させる成分の一つが欠損しているか、活性が低くて、血が止まりにくくなる病気だ。内臓や関節、筋肉内など深部の出血を起こしやすい。日本では凝固因子を定期的または出血時に速やかに補充することで、日常に支障のない生活を送ることができる。また医療費の助成制度があるので、ほぼ無料で治療を受けられる。しかし、高価な凝固製剤を自分で長期的に購入し、注射するのは現実的ではない。

翌日、オフィスのスタッフに、メソット病院に転送してもらえないかと聞いてみた。また、メータオ・クリニックのパートナー団体「ビルマ子ども医療基金（ＢＣＭＦ：Burma Children Medical Fund）」にも相談した。この基金は、クリニックで治療できない子どもたちを、主に欧米からの寄付を集めてチェンマイの病院に送り、治療を受けさせている。これを使って心臓病の治療を受ける子どもが多い。不安げにバスに乗ってチェンマイに向かう子どもたちが、大きな手術を乗り越え、クリニックに戻ってくるのを見るのは本当に感動的だ。しかし思ったとおり、クリニックも「ビルマ子ども医療基金」も難色を示した。一回の治療で完治できるならいいが、今後ずっと治療薬を買い続けることはできない、というのがその理由だ。

「もう大人なので、定期的な薬の補充は必要ないかもしれない。今回みたいに出血したときだけ使えば……」

駄々っ子のようにそう言いかけて、

「そうですね、いつもありがとう」

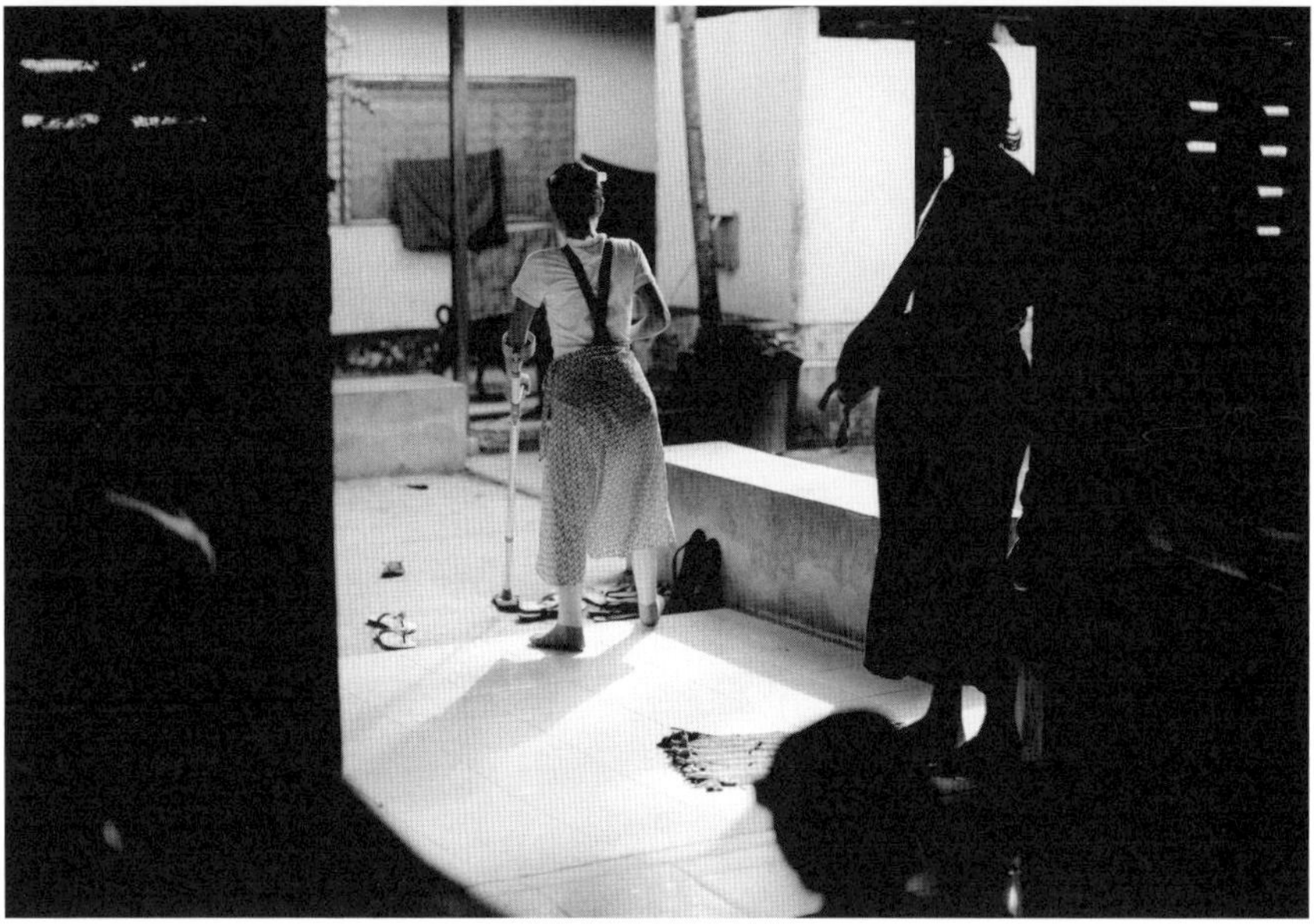

Photo: Atsushi Shibuya

と言うしかなかった。

寄付で運営する以上、長期的な治療の約束はできない。それでなくとも、メータオ・クリニックの患者転送サービスにも、「ビルマ子ども医療基金」にも、たくさんの患者さんを助けてもらっている。助ける患者を選択しなければならないつらさは皆、同じ。無理を言うことで、そのつらさを煽ってしまうと、とくに先進国からのボランティアは燃え尽きてしまう。日頃から、1型糖尿病や重い喘息《ぜんそく》の子どもなど、定期使用するべき薬が買えないために、残念な結果になった例をたくさん経験しているのだ。

数日後、その姉弟は、ヤンゴンに帰っていった。望みをかけてメータオ・クリニックまでたどり着いたにもかかわらず、何も得られずに帰るつらさを思う。家で心配して待っているであろう家族にも申し訳なく思う。クリニックのスタッフは、こういう思いを何度も何度も、何年も何年も繰り返している。

「肝臓がかゆい」

私のビルマ語は、いつまで経っても初心者レベルだが、表現の面白さに魅せられている。きっかけは処置の前の麻酔注射。「ちょっと痛いですよ」と言う私の英語を通訳して伝えてくれたスタッフに聞いたときのこと。

「なんて言ったの？」

「蟻《あり》さんが嚙みますよ、って言ったのよ」

「かわいい！」

大喜びした私を、「いや、普通そう言うでしょ」という顔で不思議そうに見る彼女。同じ意味であっても表現方法は言語によって変わる。「直訳するとどういう意味？」と突っ込むと、新鮮な表現が転がっている。

私がとくに気に入ったのは「肝臓」の大活躍ぶりだ。

マーラー（仮名）の失恋話を聞いていたあるとき、ふと思った。失恋って、ビルマ語でなんて言うのだろう？

「アテー（肝臓）クエデー（壊れる）だよ」

英語では「ハート（心臓）ブレイク（壊れる）」と言うけれど、日本語でも「心」と書いて「こころ」と読むので、あまり新鮮味はない。胸に手を当てると拍動している心臓。緊張すると鼓動が激しくなったりする。心は心臓にある、と思っても不思議はない。しかし、もの言わぬ肝臓で感じる感性は、静かだけれど実は情熱的なミャンマー人のイメージにぴったりだ。

失恋を乗り越えて新しい恋。大好きな恋人をなんと呼ぶか？　英語では「スウィートハート」というところ、ビルマ語では「甘い肝臓」と呼ぶ。なんとなく不健康そうだが、きわめて健康的な愛の表現だ。

大笑いしている私を、

「じゃあ、日本語ではなんて言うのよ？」

と責める。

「うーん、〝あなた〟かな……」

「それ、どういう意味？」

「いや、だから、恋人とか親しい人の場合には〝Ｙｏｕ〟をなんて呼ぶのよ？」

「Ｙｏｕ」

「普段、あなたってあんまり言わないから、あえて呼びかけに使うと近しい感じ」

「あなたって言葉を使わなくてどうやって話すの？」

「名前を言う。もしくは言わなくても目の前にいれば相手のことを話しているとわかる」

マーラーは、話が通じないな、という表情をする。ああ、説明が難しい。

交際がうまくいって結婚する。甘い表現から一転、ビルマ語では結婚のことを「家の牢屋」と呼ぶ。日本でも、

「結婚は人生の墓場っすよ」

「そうは言っても、おまえもそろそろ年貢の納め時じゃないのか？」

といった、きらりと光る表現があるけれど、ビルマ語にはそうした揶揄する意味はなさそう。幸せいっぱいに、家庭の牢屋生活について語っている。

そして、かわいい女の子に恵まれる。女の子の多くがそうであるように、やたらとパパに似ている。これはパパをメロメロにさせる戦略に違いない。

「パパのかわいい肝臓ちゃんはど～こだ？」

と聞くと、その子は、

「ここ！　ここ！」

と言って自分を指さす。そんな娘がかわいくてかわいくて、もう食べてしまいたい。パパは、

「肝臓がかゆいよー」

と言いながら娘のおしりをペチペチと叩く。

「なぜ肝臓なの？　面白すぎる！」

私は大絶賛。マーラーは、

「言われてみれば、肝臓ね。でも、何がそんなに面白いの？」

とケロッとしていた。なぜこの面白さをわかってくれないの？　うまく伝えられないのが歯がゆい……。

そうそう、「肝臓がかゆい」という表現はこんな歯がゆいときにも使う。日本語では「歯」がかゆく、ビルマ語では「肝臓」がかゆい。なんとも言えず、やきもきした感覚を「かゆい」と表現するところなんて、ちょっと似たセンスを持ち合わせているのかもしれない。

クリニックでの民族摩擦

各診療科長の間で争いが勃発している。きっかけは些末なことだが、クリニックは何か揉《も》め事が起きると、民族間の争いにこじれていく。クリニックのスタッフは約半数がカレン人で、残りはビルマ人とそのほかの民族だ。設立メンバーにはカレン人が多かったため、二〇以上ある各診療科と部門のトップは三つを除いてすべてカレン人が占めている。このため、「カレン人でないと偉くなれない」と嘆くスタッフも多い。とくに外科病棟のシニアスタッフはほとんどがカレン人で、カレン語で話す。このため、ローテーションでまわってきた研修生の学ぶ機会が奪われるという不満もある。

そういう事情を知らずに働き始めた当初、病棟で時間のあるときにビルマ語の教科書を広げていると、「僕にビルマ語で話しかけられてもカレン語で答えるよ」とロークワにはねのけられた。

一方、ビルマ人のほうにも、「カレン人は田舎の野蛮な人」という偏見がある。ビルマ人にとってミャンマーという国は、自分たち仏教徒の国という意識が強い。ミャンマー西部に住むイスラーム教徒に対しては、その差別意識はさらに強くなる。数世代以上にわたりミャンマーで暮らしていても、イスラーム系住民は「ベンガル地方からの移民」とみなされてしまい、ミャンマー人ではないとされる。こうした民族間の争いが、軍事政権との戦いを複雑なものにしている。「ミャンマーを民主化したい」というかけ声は共通しているが、それぞれの所属コミュニティによってその意味は少しずつ異なり、互いに結束することはない。結果として、軍政はたくさんの小勢力を相手にすることで、その戦いを有利にしているのだ。

シンシア医師がメータオ・クリニックをここまで軌道にのせてこられたのには、理由がある。対外的には、政治活動ではなく医療、教育など、人道支援を中心としたこと。キリスト教徒かつ女性であり、とくに欧米の人権活動家の支持を集めやすかったこと。また対内的には、ビルマ人コミュニティで育ったカレン人という背景から、中立的な立場をとりやすかったこと。クリニックには彼女にしか仲裁できない火種が各所に転がっていて、気が休まることがない。

シンシア医師の好きな言葉は、「Unity in diversity（多様性の共存）」だ。一方でコミュニティの強化を繰り返し訴える。家族、血縁、村、部族。カレン人はそうしたコミュニティの連帯が強い。大家族で暮らし、行事には親戚すべてが集まる。入院時には基本的に家族が身のまわりの世話をするが、親戚や同じ村の住人が付き添うこともある。産後のケアや新生児のお世話のために、血縁のある若い女性がしばらく同居するのが普通だ。不慮の事故や病気で収入が途絶えたとき、こうしたコミュニティはセーフティネットとして働く。彼らにとって、一人で生活するという事態は不安を伴うのだ。私がここで一人で暮らしていると伝えると、驚愕の次に哀れみの表情を向けられることが何度もあった。

私のこれまで住んでいた世界は、セーフティネットを社会が用意することで、コミュニティの義務や窮屈さから解放され、個人で生きる自由を多くの人が享受する社会だった。自由であるがゆえに、コミュニティ所属欲求をどう満たすのかを模索しなくてはならない、という難しさはあったけれど。

シンシア医師は、こうしたコミュニティ内の強い結束を重要と考え、外国の支援団体には既存のコミュニティをベースとしたプロジェクトを組むよう要請していた。そして、対内的には、民族や言語を超えたコミュニティ同士の連携と共存を強く訴えた。それが、他民族の環境で育ち、隣国で難民として生きてきた経験から得た理想のかたちなんだろうと思う。

しかし、メータオ・クリニックという小さなレベルでも、タイ・ミャンマー国境、またミャンマー国という大きなレベルでも、実現にはまだまだ超えなければいけない壁がたくさんありそうに思える。

キンティの結婚

「キンティの彼が、プロポーズをしにやって来た！」

そんなハッピーな情報をいち早く伝えてくれたのは、仲良しのエリだった。もちろんキンティは即ＯＫをし、明日〝入籍〟をするとのこと。キンティはビルマ人、キンティの彼はカレン人。当然のようにお互いの両親には反対され、友達だけで〝入籍〟を済ませる予定だから、一緒に来いと言う。医長のエタムイに事情を伝えると、一も二もなく午後の休みを了承してくれた。

戸籍も身分証明書も持たないメソットの移民たち。〝入籍〟はどうするのだろう。

私たちが向かった先は「ビルマ法律家協会（Burma Lawyer's Council）」という、街の北にある小さなオフィス。これはミャンマーの体制に反対し国内で迫害された法律家たちが、同じ志を持つ活動家を法的に支援するために結成した組織だ。

「ここで書類の提出もできるのね。ミャンマーの役所に登録してもらえるの？」

「署名を預かってくれるだけだよ。ここに提出する人が多いけれど、署名を預けるのは、神父さんでもお坊さんでも、民族同盟の偉い人でも、誰でもいいんだよ」

キンティはそう言う。結婚というと、公的に登録するイメージが強いが、本人たちと周りが夫婦だと言えば夫婦なんだ。彼らにとって、祖国の役所に登録することは大きな意味を持たないのかもしれない。

エリと私ともう一組の友人カップル、計四人が見守るなか、キンティと彼は初々しい夫婦らしく少し緊張した面持ちで四枚の証明書にサインをした。書類は夫婦にそれぞれ一枚ずつ、ビルマ法律家協会保管用に一枚、友人代表に一枚、それぞれ手渡された。

「おめでとう」

コンクリートの建物の二階の、事務机が並ぶオフィスの小さなカウンターの周りで、四人の友人と、小柄だが存在感のある法律家のおじさんが二人に声をかけた。そうやって、〝入籍〟はすんなりと終わった。

私たちは、行き慣れたミャンマー居酒屋に移動し、お祝いのビールを開けた。おなじみのおつまみが並ぶささやかな結婚パーティだ。

照れながら互いを呼び合う二人を見ながら、外野は「肝臓がかゆい！」と叫ぶ。

「二人はこれからどこに住むの？」

女子寮暮らしのキンティに尋ねた。

「旦那がメソットで仕事を見つけたら、アパートを借りたいと思うんだけど、とりあえずは彼の家に住むつもり」

キンティの旦那さんは現在、クリニックで働く友人の家に居候中。その家はクリニックの借り上げアパートで、四畳ほどの部屋が二つにトイレがあり、キッチンは外、というういたってシンプルな造り。そこに四人のスタッフが暮らしている。旦那さんを入れると五人、そこにさらにキンティ……。新婚生活どころか合宿生活だ。

せっかくの日なのでと、お祝い代わりに街のゲストハウスの部屋をとってあげることにした。すっかり暗くなったメソットの道を、野犬を追い払いながら六人で自転車を漕ぐ。途中で警察官を見つけ急旋回。私が先まわりして警官がいなくなったのを確認し、一行はゲストハウスにたどり着いた。

キンティの旦那さんは、キンティをお姫様抱っこでベッドに乗せて笑いをとる。そんな二人をこれ以上邪魔しないように私たちは満足気分で部屋を出た。

「おーあうん　めーあうん　ばうん　ないんばーぜー（末永くお幸せに）」

政治囚

私の住むアパートのすぐ近所に、「政治囚支援協会（ＡＡＰＰ：Assistant Association for Political Prisoners）」のオフィスと展示室がある。軍事政権によって拘束された政治囚を支援する組織だ。ミャンマーでは、いまだ二一七七人が政治活動をした罪で拘束されている（二〇一〇年当時）。元政治囚が、彼らやその家族を助け、政府に対して釈放に向けた働きかけを行い、また、世界に向けてミャンマー政府の人権侵害の罪を訴えている。

ＡＡＰＰは、私がいつもお願いしている洗濯屋さんの隣にある。洗濯物を預けた後、木がうっそうと生えた木造の一軒屋を覗いてみる。二階のテラスに元政治囚のおじさんがのんびり座っているのが見えた。

「タミンサーピービーラー？（ごはん食べた？）」（「元気ですか？」の意味）

挨拶をすると、にっと笑ってうなずいた。

「展示を新しくしたから見ていったら？」

小さな展示室には、政治活動をしたことで捕らえられた人たちの顔写真が所狭しと並んでいる。若い人たちが多い。女性もたくさんいる。一九八八年の「8888民主化運動」と、二〇〇七年の反政府デモ「サフラン革命」の惨状を伝えるポスター。いずれも、民主化を求める決死の抵抗が軍政によって弾圧され、多くの逮捕者を生んだ。

ミャンマー国内の刑務所の地図。足かせの模型。動物が使うような刑務所の食器……。

展示室の隅には、独房を再現した小さな部屋がある。こんな小さな部屋の中に、国を思う若い声が閉じ込められたのだ。独房の外にはビニールの小さなカバンがかかっている。レジ袋を細く裂いて糸にして編んだカバンだ。

「どうしてこんなものを？」

私は初めてここに入ったとき、元政治囚のティハ（仮名）に聞いた。

「とくに目的はないんだ。何かをしていないと気が変になってしまう。だからなんでもいいからやることを見つけて取り組んだ……」

ティハは昨年まで一七年間、刑務所に収容されていた。軍の関係者だった父親はティハを厳しく育てた。父親はティハが軍人となることを望んでいた。しかしティハは大学で歴史を専攻し、教師になることを希望した。そんなときに起こった一九八八年の民主化運動。若かった彼は、理不尽なことが起これば起こるほど活動に力を注いだ。そして一九九〇年に逮捕される。裁判と言えるかどうか、短時間の問答の後、刑務所に収容された。刑期も言い渡されなかった。同年の総選挙でアウンサンスーチーが率いる国民民主連盟（ＮＬＤ：National League for Democracy）が大勝したことを、彼は獄中で知った。ついにこの国が変わる。囚人たちは沸き返っていた。ところが、軍政は政権の座を受け渡すことを拒絶。その後二〇年間、軍はそのまま政権を掌握し続けている。二度と選挙も行われていない。

逮捕されたとき、ティハにはまだ三か月の娘がいた。子どもは面会を許されなかったけれど、学生結婚をした妻が娘の写真を持ってきてくれた。何度も何度も娘と遊ぶ夢を見た。しかし、その妻も死亡。死因はわからない。義理の両親のもとに引き取られた娘宛てに何度も手紙を書いたが、返事は一度も来なかった。

昨年、突然釈放された。二一歳だった彼は、もう三八歳になっていた。娘に会いに行ったティハは、彼女が妻によく似ているのに驚く。一七歳、大学生。ちょうど妻に会ったときの年齢にまで成長していた。しかし義理の両親は、娘の安全のために二度と会わないでほしいと訴えた。娘も妻のような笑顔をティハに向けることはなかった。

「義理の両親は僕を恨んでいるんだ」

ティハは悲しそうに目を伏せる。娘の写真を一枚だけもらい、もう会わないと約束した。美しいロンジー(巻きスカート)を身にまとい、少し斜めに立ってこちらを見ている写真。私には、娘さんはティハによく似て見える。

彼はその後、親戚の雑貨店を手伝った。だが、当局からの監視者が頻繁に訪れ、店の前をうろついたことで、親戚からも疎まれた。同時期に釈放された元囚人と手分けして、まだ獄中にいる囚人の家族に無事を伝えるために訪問していたところ、元囚人の仲間が理由なく再逮捕されたという連絡があった。ティハは国外への脱出を決意。ほとんど何も持たずに東へ逃げた。

最初は難民キャンプに入った。しかし、カレン難民の多くは、ビルマ人であるティハに警戒心を隠さなかった。カレン語しか話さない人は、ビルマ語を聞くだけで嫌悪を表した。ティハの境遇を理解してくれた人もいる。けれども、「政府に反対運動をして(自分の意思で)国を追い出されたんだろう。僕らは何もしていないのに一方的に村を焼かれて殺されかけたんだ」となじられもした。彼は難民キャンプも離れ、半年前からメソットのミャンマー人教会で暮らし、AAPPで仕事を手伝っている。

社交的で英語の上手な彼は、メソットでたくさんの友人を得た。欧米のジャーナリストや人権活動家は彼の話を繰り返し取材した。だが、ときどき落ち着く場所を探すように曖昧な目をする。

私はビールをおごる代わりに、彼にビルマ語の先生を頼んだ。上機嫌で教え始めた彼。ところが、私が「セヤ（先生）」と呼んだとたん、目がぐっと凝縮するのを感じた。

「刑務所でほかの囚人に頼まれて英語を教えていたんだ。そうしたら看守にセヤ、セヤと冷やかされた。その言葉は嫌い」

私はすぐに「アコ（お兄さん）」と言い直し、彼の失われた時間の重さに思いを巡らせた。

ＡＡＰＰの展示室の前には新しいポスターが貼られていた。中心にいるのは、ウーウィンティン。ＮＬＤの主要人物で、一九八九年から一九年間獄中で暮らしながら、不屈の精神を発信し続けた人物だ。そしてティハを含むミャンマー内外の政治囚たちが、その手にまだ拘束されている同胞の名前を書いてカメラの前に立った。

"Even though I am free, I am not."

自由になったけれどもまだ自由ではない。二一七七人が釈放される日まで、彼らの身体の一部は囚われたままだ。

正義のズレの狭間で

午後から夕方にかけてゆっくりとした時間が流れる外科病棟。処置やヘルニアなどの比較的大きな手術が終了した後に、決まって行われる手術がある。「陰茎再建術」。メータオ・クリニックの外科スタッフがあみ出した、おそらくここでしか行われていない手術だ。

国境周辺には職を求めてやって来るミャンマー人があふれていて、その安い労働力をあてにしたたくさんの工場が乱立している。彼らが稼ぐなけなしの日当を目当てに、売春宿が軒を連ね、麻薬の売買が行われているのも事実だ。タイとミャンマー、経済力に格差がある二つの国のひずみが顕著に現れる国境にはこのような暗い部分がある。

こうした場所に出入りする工場労働者の間で、陰茎へのココナッツオイルの注入という行為が広がっている。この地域では、注射器などの医療用品は市内の薬局ですぐに購入できる。それにココナッツオイルなど手近な溶液を詰めて陰茎の皮下に注入するのだ。もちろん、このようなことをして被害がないわけがない。早期には局所の感染、後々には、皮膚の硬化、癒着、壊死《えし》などを起こし、見るも無惨な状態になる。彼らは、勃起するたびに強烈な痛みを訴えてメータオ・クリニックを受診するのだ。

こうした被害をなくすために、メータオ・クリニックは写真付きのパンフレットを作成し、この行為の危険性を訴えている。当初はミャンマー人労働者が勤務する工場で配布することを検討したが、不法滞在ミャンマー人を暗黙の了解で雇うタイの工場は、ミャンマー人への啓蒙活動にあまり積極的ではなかった。パンフレットを患者に渡して、周囲の人に配ってもらったり労働者の簡易宿泊所に置いてもらったりといった地道な手段しか取れていないのが現状だ。いずれにしても、新しい労働者が来ては、ミャンマーに帰ったり、バンコクなどさらに稼ぎのいい場所へ移動していく国境地帯のメソットでは、住民を相手にした啓蒙活動は奏功しないことが多かった。そして、同様の患者は後から後からやって来る。

　手術では、まず陰茎の根元に麻酔薬を注入する。いちおうブロック麻酔だが、痛みがどれだけ軽減できているかは疑問だ。外科スタッフの中には脊椎《せきつい》麻酔（下半身麻酔）に長けた者もいるが、なぜかこの手術で行われることはない。次に、肥厚《ひこう》し癒着した陰茎の皮膚を、全周性に少しずつはがしていく。切り込みすぎると出血が多いので注意が必要だ。患者は痛みに耐えてぐっしょりと汗をかく。ミャンマー人は我慢強い。ロンジー（巻きスカート）を顔にかけ、小さな舌打ちを繰り返しながら痛みに耐える。切り取った表皮が、どさっと処置台に落とされると、オイルの注入で皮膚はこんなにも厚く硬くなってしまうのかと驚く。術者は、質の悪いガーゼが赤く丸裸になった陰茎にくっつくのを防ぐために、流動パラフィン（ホワイトオイル）をたっぷりとしみ込ませて患部に巻く。それでも固まった血液が包帯を患部に貼りつける。ここから毎日続く包帯交換は患者にとって新たな苦痛の日々だ。

　およそ二週間、毎日包帯交換を続けると、出血も止まり患部の腫れも落ち着いてくる。そうすると治療は次の段階に入る。大腿部に皮下麻酔をし、カンナによく似た採皮器で同部の皮膚を薄く削り取る。これをパラフィンでしめらせたまな板の上に置いて、カミソリで七夕の紙細工のように網状の切り込みを入れる。植皮片《しょくひへん》が患部を充分に覆うくらい広がるようになったところで陰茎の周りに着せて、数か所を保持のために縫いつける。この分層網状植皮が成功すれば、治療は終了。運悪く植皮片が正着せずに壊死してしまえば、これを取り除き、採皮からやり直すことになる。

この手術は、明らかにほかの治療と区別されていた。無償診療を謳うメータオ・クリニックだが、この手術は一〇〇〇バーツ（約三〇〇〇円）を患者に請求していた。それは外科病棟費として使われており、クリニック側もとくに咎めることはなかった。しかし、シニアスタッフの中には、この治療には関わりたくないと言っている者もいた。

あるとき、オランダ人のジャーナリストが外科病棟を取材し、この手術に興味を持った。この手術を得意としているメディックは誇らしげに手術工程を説明する。ジャーナリストは感心した様子で熱心に話を聞き、何枚も写真を撮っていった。

後日、ある国際ジャーナルに載ったクリニック外科病棟の陰茎再建術の記事は、センセーショナルかつ、クリニックに批判的な内容だった。寄付で運営しているメータオ・クリニックは、こうしたネガティブな記事が減収に直結する。報道対策のミーティングが行われた。

クリニックに対する批判内容はいくつかあった。陰部の処置であるにもかかわらず、処置室は自由に人が行き来し、患者のプライバシーが守られていない。疼痛《とうつう》対策が不充分。無償診療所と謳いながら、この手術にだけ患者に治療費を課している。これは、陰茎にココナッツオイルを注入した患者に対する差別と、罰を科す意識にほかならない。しかし、患者の多くは教育を受けていない低賃金労働者だ。無知は罪ではない。このような虐待が許されていいのだろうか。——記事はそう訴えていた。

一部のスタッフのプライバシー意識の低さや患者に対する横柄《おうへい》な態度など、私もかねてから問題と思っていた点に関しては、正直なところ共感する部分もあった。けれども、先進国の人間の価値観やものの見方を一方的に押しつけられたような、納得できない気持ちもあった。

この処置にかぎらず、「痛みは取らなくてはならないもの」という意識が、ここでは医療者も患者も低い。日本では母親がパニックになるような処置でも、ミャンマーのお母さんはしっかりと子どもを押さえ、我慢させる。そのように育てられているので、患者も医療者も治療は痛くて仕方がないものと思っているのだ。

私自身、どのように病気や怪我をしたかで、その患者を差別してはいけないと教えられた。食事がコントロールできなくて糖尿病を悪化させてしまう患者さんも、自傷行為で何度も病院に運ばれる患者さんも、そうした行動からが治療対象なのだと。そういう患者さんが〝自己責任〟だからと保険治療の対象外になることはない。だが、それでも日本は自己責任意識の強い国だ。たとえば人工妊娠中絶などは、自己責任の範疇とみなされて自費で行われる。一方、人権意識のより強い西欧人が、この治療だけを区別しお金を請求することに批判的な意識を持つのもわからないわけではない。しかし、クリニックのスタッフは、なぜ自分たちが批判されなければならないのかを理解するのは難しいだろう。たいていのスタッフたちは、倫理的な問題ではなく、「無償診療のクリニックなのに金儲けをしている」という文脈での批判だと解釈していた。

「ミャンマーではもちろんこんな治療はできないし、タイの病院の形成外科に行ったら何倍ものお金がかかる。患者はみんな本当に感謝しているんだ。この手術には物品も労力もかかる。自分のやったことの結果だから治療するな、と言う人もいるけど、放っておけなくて僕らは治療しているのに、なんでこんなふうに書かれなければいけないのか……」

ロワセは悔しそうにそう言った。彼らは彼らなりの正義感で闘っているのだ。私はさんざん考えたが、二者の間に見えた正義のズレをうまく説明する言葉が見つからなかった。

国境のいびつさ

「ルームメイトの買春が許せなくて引っ越すことにしたよ」

難民キャンプで活動する国際NGOに勤めるタイ人の友人と食事をしていたときのこと、彼女はため息交じりにこう言った。その友人はチェンマイの大学を出た後、人道活動に興味を持ってNGOに入職した。そこで同僚となったタイ人スタッフ数人で家を借りて、メソット市内に住んでいた。タイで活動する国際NGOは多く、タイの一般的な企業より給料が高いことも多い。そこに勤めるタイ人スタッフは、モチベーションが高いだけでなく、学歴等も含めて優秀な部類だ。私の友人はもちろんのこと、その同僚たちも皆、優秀で感じの良い若者たちだった。

彼女によると、ルームメイトの男性は、明らかに十代のミャンマー人の少女を頻繁に家に連れてきては買春行為をしているらしい。個人的な趣味にとやかく言うつもりはないが、難民キャンプで支援活動をしている立場上、そういうことをするのは許せない、と彼女は心底あきれたように言い、またため息をついた。

私はまず、買春がそんなにカジュアルに行われていることに驚いた。何にでも寛容なタイの文化的背景もあるかもしれない。しかし、初任給をもらっている彼にとっては金銭的な問題もあるだろう。私が正直に言うと、彼女は、

「ミャンマー人の売春の相場っていくらくらいだと思う？」

と聞く。まったく想像がつかない。

「一回二〇〇バーツ（約六〇〇円）だって」

安いなぁ、と言いかけて、メソットのミャンマー人工場労働者の一日の賃金が五〇〜一〇〇バーツだったことを思い出す。彼女たちは一回の売春で労働者の二〜四日分のお金を稼ぐ計算になる。

売春も含めて、職業で人を差別する気はない。しかし、売春を行う女性を想像するとき、女性として、「ほかにもっと良い（リスクの少ない）選択肢はないものか」と思ってしまうのは、正直なところだ。もし、その「身体を売る」という選択が、無知や情報の少なさ、あるいは「ほかに選択肢がないから」という追いつめられた理由で選ばれたのであればなおさらだ。

さらに、国境にはいつも、タイ人と不法滞在のミャンマー人という大きな立場の差が存在している。それを背景にした出来事だからこそ、暗い気持ちになって仕方がなかった。同じ人間なのに、国境のこちら側に生まれたか、向こう側に生まれたかだけで、圧倒的な力関係が存在する。国籍の問題は、「富める者」「貧しい者」とは比べものにならないくらい、迫力をもって人を区別する。島国で育った私には理不尽ともとれるようないびつさが、ここにはあるのだ。

日本へ初めての第三国定住

メソットの郊外にあるメラ難民キャンプから、日本への第三国定住受け入れの事業が始まった。日本から外務省の職員などが難民キャンプを訪れ、説明会、募集、選考を行う。

第三国定住とは、すでに難民となっている人たちが本国（ミャンマー）への帰還が叶わず、庇護国（タイ）へ定着できない場合、別の国が難民保護のために受け入れをする制度である。これまで、タイ・ミャンマー国境のミャンマー難民は、アメリカ、カナダ、オーストラリア、ニュージーランド、スウェーデン、ノルウェーなどに三万人以上が移民した。しかし、難民の数はいっこうに減らないばかりかむしろ増えている。こうした国々へ行けることが、新たな難民流出の誘因になっているのではないかという批判もある。最大受け入れ国のアメリカは二〇〇五年をもって、ミャンマー難民受け入れの終了を宣言し、アジアの経済国である日本に受け入れを要請した。

こうして日本は第三国定住受け入れという、初めての事業を行うことになったのである。

日本は二〇一〇年から二〇一二年の三年間で毎年三〇人、合計九〇人の難民受け入れを表明した。数百人から数千人規模で受け入れている他の国に比べると格段に少ない。受け入れ条件は以下のとおりだ。

・カレン人であること
・メラ難民キャンプに難民登録されていること（ほかの難民キャンプは不可）
・二十代または三十代の夫婦
・子どもは二人まで
・独身者は不可
・夫婦の両親の帯同は不可

日本が定住者受け入れを行うというニュースは、難民キャンプに籍を置く者が多いクリニックでは興味をそそる話題で、「日本に住むってどうよ?」という質問をあちこちから受けることになった。

「外国人に対して差別がないか」
「お金がなくても子どもに良い教育を受けさせることができるか」

「日本語はできないが、仕事を探すことができるか」

私はこうした質問の答えに窮した。カレン難民に日本に来てほしい、自分の隣人になってほしい。心からそう思うものの、彼らにとって日本ははたして生きやすい場所なのだろうか。彼らが移住を希望する最大の動機である「良い教育を子どもに受けさせたい」という願いは叶うのだろうか。

外務省の定住受け入れ事業の担当者やさらに上層部の予想に反して、日本への定住は人気がないようだ。私の同僚たちに話を聞くと、何よりも、これまでカレン人が移民として渡っていない土地にたった三〇人で行くということの恐怖が大きいという。大家族で暮らすのが当たり前な民族が、両親を連れて行けないという厳しい条件、閉鎖的な国のイメージ、こういったことが日本行きを選択しない理由になっている。また新規事業であるためか、語学研修や生活の保障、学費について、いつまで補助を受けられるのか、明確な表明がないことも彼らを遠ざけている。短期的にはそこが最大の関心事だ。

難民や移民を受け入れる目的は、国によって違う。たとえばアメリカは、優秀な人材を集め、教育し、将来ミャンマーの体制が崩れたとき、アメリカで学んだ移民たちが本国に戻って親米的な政治を行ってくれることを期待する。そのほか、労働力を求めたり、人道的な理由だったりとさまざまだが、目的自体は受け入れ国が決めてよいと私は思う。

ただ、日本の場合は政治的な意味合いが強いと思う。それ自体は悪いことではない。しかしどんな目的であれ、人の人生が懸かっている。だから失敗は許されないし、人を扱う以上、その人たちがどんな習慣や文化を持っているのかを考慮せずにこちらの都合を押しつけることはできない。経済が発展した日本に住めば、それだけで満足だろう、という横柄な態度ではうまくはいかない。

インターネットを通じて、移民後の様子は難民キャンプにいる友人や家族にいくらでも伝えられる時代になったいま、最初の九〇人が日本での生活に満足すれば、その後は移民希望者が増加するだろうし、日本社会に順応できなければ、その後は誰も希望しなくなるだろう。第三国定住という制度を利用する一人ひとりの顔を知ったいま、受け入れる責任の重さを感じている。日本を選んでよかったと思ってもらえるパイロットケースになるように、と切に願う。

＊ 日本政府は二〇一二年、当初三年間のパイロット期間としていた第三国定住受け入れを二年間延長し、ほかの難民キャンプにも対象を広げることを決定。また、二〇一五年からは年間三〇人の受け入れを継続することを決定した。二〇一七年までに、タイおよびマレーシアの難民キャンプよりミャンマー難民三九家族、一五二人を受け入れている。しかし、希望者が定員に満たない、来日した人たちも日本の生活になじめない、長時間労働のため就労が続かないなど、さまざまな問題が指摘されている。難民の増加が世界的な問題になっている現在、難民条約に批准している日本がどのように人道的な国家として歩んでいくのか、今後も向き合っていかなければならない課題である。

バックパック・ヘルスワーカー

メータオ・クリニックと連携している「バックパック・ヘルスワーカー」という組織がある。紛争や搾取、貧困などの理由でミャンマーからタイ側に移り住んでいる人たちを、難民または移民と言うが、タイ側に来ることなくミャンマー国内で避難生活を送っている人たちを国内避難民と呼ぶ。ミャンマー国内であるため実態はつかみにくいが、五〇万人以上いるといわれている。彼らは普段、自分の村で暮らしているが、軍が移動するといった情報が入ると、ジャングルに逃げてしばらく避難生活を送る。家や村を焼かれた人たちのために難民キャンプも存在するが、タイ側の難民キャンプに比べて支援は届いていない。

こうした国内避難民を診療しているのが、バックパック・ヘルスワーカーだ。文字どおりバックパックに薬品や医療器具を入れて、ジャングルの避難民を訪れる。一チーム二～五人で八〇チーム。彼らは年に一～二回、メソットを訪れて薬の補給や研修などを受ける。

一〇年以上の経験を積む二四人のベテラン・ヘルスワーカーたちが、三か月をかけて行われるブラッシュアップセミナーのためにメソット入りした。講義のほとんどは「国際救済委員会(International Rescue Committee)」が担当するが、メータオ・クリニックのスタッフによる講義やクリニックでの実習もある。

開校式に出席し、受講者を見まわすと、屈強な男性が目立つ。

「どこから来たんですか？」

「第二旅団です」

「……………」

無知な私は、それ以上話を発展させることができなかった。ヘルスワーカーといっても、彼らは部隊に属する衛生兵なのだ。過去一〇年で一一人のヘルスワーカーが戦闘に巻き込まれて死亡している。「ドクター・シンシアのクリニックは、人道目的で得た支援をカレン軍に流している」という批判もある。しかし、土地勘も実践力もある彼らでなくては行けない場所や救えない人たちがいる。

そんな経験豊富なヘルスワーカーの前で、一日講義を担当することになった。頼まれたお題は骨折と脱臼とやけど。どう考えても戦場で私以上の経験を積んでいるはずの彼らに、教えることなどあるのだろうか？　と頭を悩ませながら挑んだ。

まず、骨折や脱臼に遭遇した経験と、そのときどのように対応したかを、何人かに話してもらった。夜間の進攻時に尾根から滑落した、戦車に轢《ひ》かれたなど、血みどろの怪我が次々に発表される。

彼らは、たとえば肩の脱臼の整復は何度もやっているし、大きく転位した骨折は整復して副子《ふくし》で固定するなど、基本的なことは充分理解している。私よりはるかに上手にできると思う。しかし、手術をするわけではないので、解剖については知らないし、学ぶ機会もあまりなかったよう

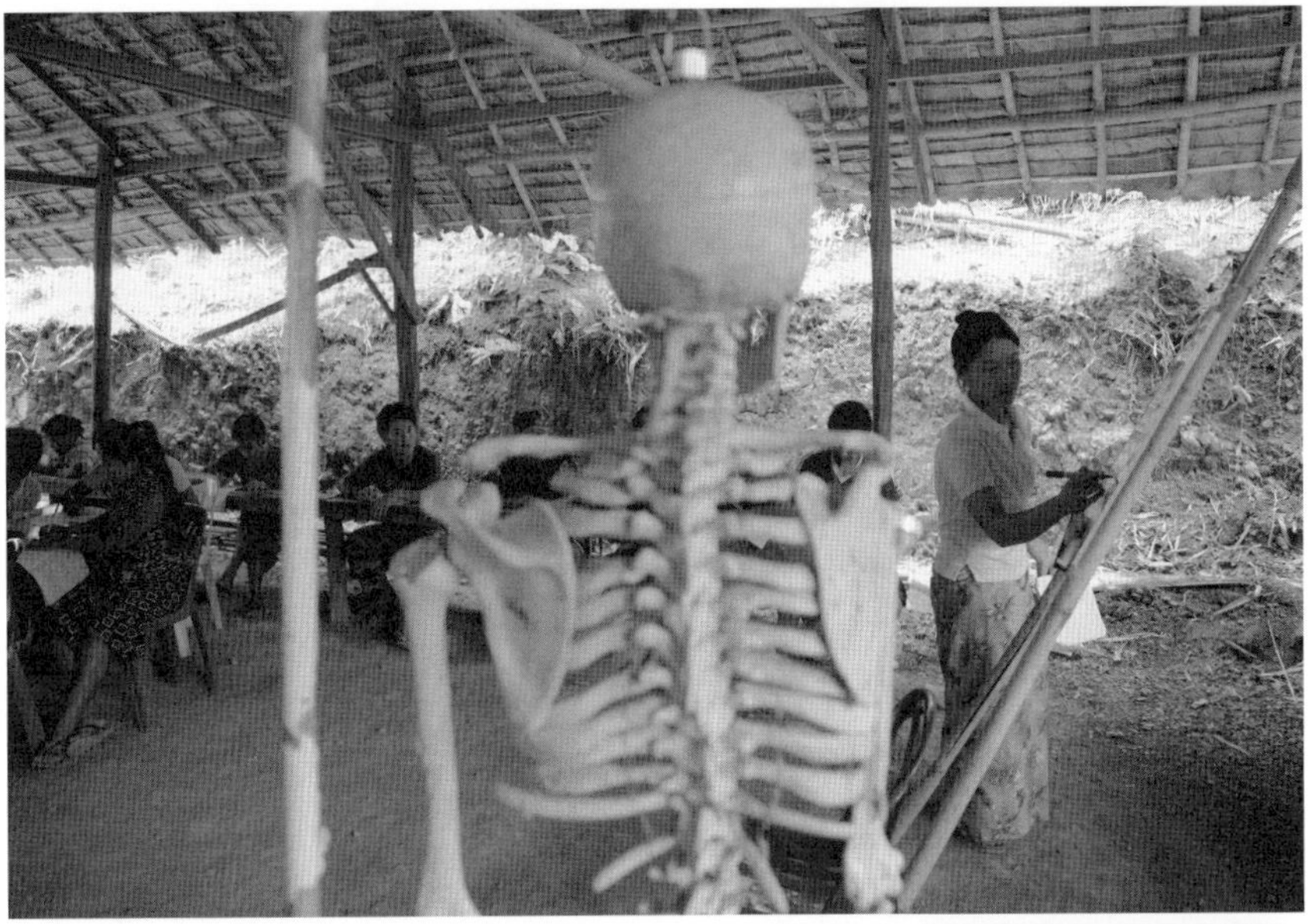

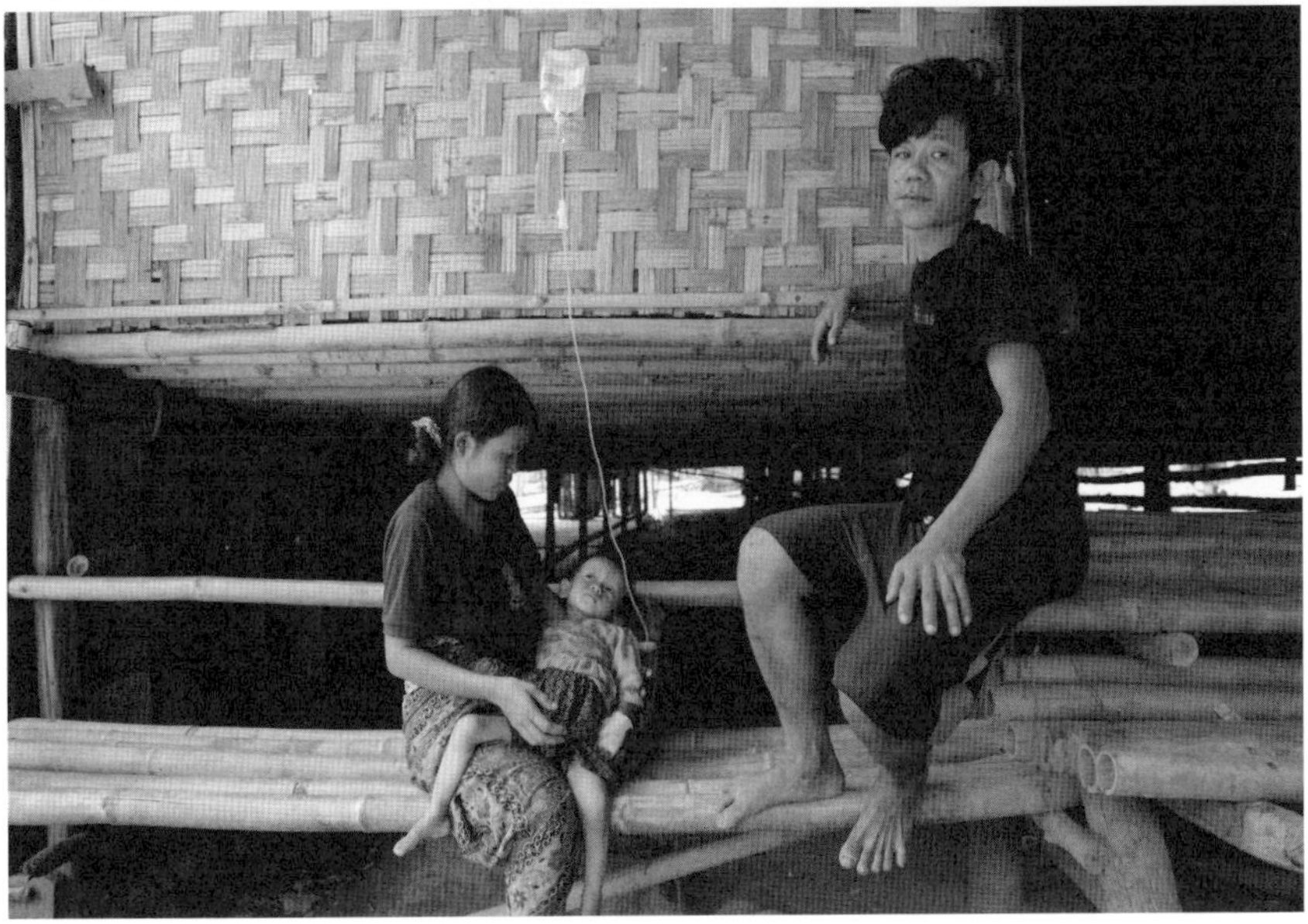

ミャンマー側（カレン州）の難民キャンプにて（2010年6月）
Photo: Atsushi Shibuya

だ。レントゲンもほとんど見たことがないので、骨が実際にどうなっているのかがわからない。解剖の図を見せて、こういうふうに脱臼しているからこういうふうに引っ張ると整復できる、こういうふうに筋肉がついているから骨折するとこんなふうに転位しやすい、だからこういうふうに力をかけると良い位置に整復される、という話をとくに興味を持って聞いてくれた。経験があるだけに合点がいったようだ。

さすが大人の集団で、酷暑の屋外の教室で誰一人居眠りもせず、昼食後にはきっかり集合。休み時間には質問をしつつ、プロジェクターで映した絵を写しに来るという熱心ぶり。講義が終わった後もたくさんの話をしてくれて、私のほうが数倍勉強させてもらった。

国内避難民は、避難生活を一二か月送ると、子どもの死亡率は二倍、栄養失調児の発生率は三倍になるそうだ。自分の村では穏やかに暮らせていたはずの住民が、戦闘によってジャングルに逃げることで、どれだけ追いつめられるのかを端的に表している。

モチベーションの高いバックパック・ヘルスワーカーたちの身の安全が、まず第一に守られますように。そして避難民の人たちの状況が少しでも改善されますように。

元同僚に会いにカレン州へ

お休みをもらって、メータオ・クリニックを退職してカレン州の故郷で診療所を営む外科病棟の元同僚に会いに行くことにした。カレン州の美しさを耳にタコができるくらいに聞いていて、手前味噌だと半分思いながらも、見ずにはいられなくなっていた。そして、クリニックのスタッフが〝卒業後〟どんなふうに働いているのか、何が必要でどんなことに困っているのか、聞いてみたかった。

彼は、自身が尊敬する僧侶の名前をとって「タンピョー」と呼ばれていた。小児科病棟に恋人が働いている。タンピョーに会いに行くと彼女に伝えたら、自分の写真を渡してくれと頼まれた。

カレン州はメソットの西の山を越え、たった一〇〇キロの距離ではあるけれど、外国人はモエイ側の対岸のミャワディの町の中までしか渡航が許されておらず、それも橋のたもとの検問所でパスポートを預けて一日以内に戻らなくてはならない。このため私は、一度バンコクに出て、ヤンゴンからミャンマーに入ることにした。

ヤンゴンからモン州の州都モーラミャイン行きの列車に乗る。ロンジー（巻きスカート）を着た私は、見た目からかシャン人に何度も間違えられた。始発にもかかわらず二時間遅れで出発した列車は、満員のお客を乗せてのどかな田園風景の中を走る。田植え後の素晴らしい景色への視点も定まらないほどに、ゆ、揺れる……。お尻が浮くくらいの激しい揺れに、これは脱線したに違いないと焦ったが、周りの乗客はあたふたする私を見て大笑いする余裕ぶりだった。そんな列車に一日中揺られて夕方モーラミャインに着いたときには、周りの乗客とすっかり打ち解けていた。

翌日、モーラミャインからバスでカレン州の州都パアンへ。バス内では検問が行われ、パアンの街では、政府軍の戦車をちらほら見かけた。しかしほんの少し街を出ると、風光明媚で広々とした景色が広がっていた。

乾季の終わりであっても豊かな水をたたえたサルウィン川、地面の一部が突然盛り上がったようなズワカビン山のユニークで美しい山肌。

本当にきれいなところだ……。素直にそう思った。ふるさとだから三倍増しに見えるのだろうと、お国自慢を疑っていた自分が恥ずかしくなった。

タンピョーが暮らすのは、パアンからさらに一時間ほどバスで入ったタマニャ山という仏教の聖地の麓。ここには二〇〇三年までタマニャという高名な僧侶が住んでいて、彼の説法を聞くために巡礼者がひっきりなしに訪れていた。紛争が長く続くこの地で、避難民の安全地帯のような役割を果たしていたようだ。自宅軟禁されていたアウンサンスーチーも、解放後真っ先にここを訪れている。ただし、タマニャ僧侶の死後、たくさんいた後継者が実権と影響力を分散させるかたちとなり、聖地としての役割も陰っているとも聞く。

一九八八年、ミャンマー国軍の追跡を逃れて東へ東へと向かっていたシンシア医師一行も、タマニャ山に匿《かくま》われた。そこで彼女たちを世話したのがタンピョー僧侶で、彼もタマニャ僧侶の後継者の一人だった。

私の元同僚のタンピョーは高校卒業後、これからどうやって生きていくべきかを、尊敬するこの僧侶に相談した。タンピョー僧侶は、メータオ・クリニックで医学を学び、村の人たちを助け

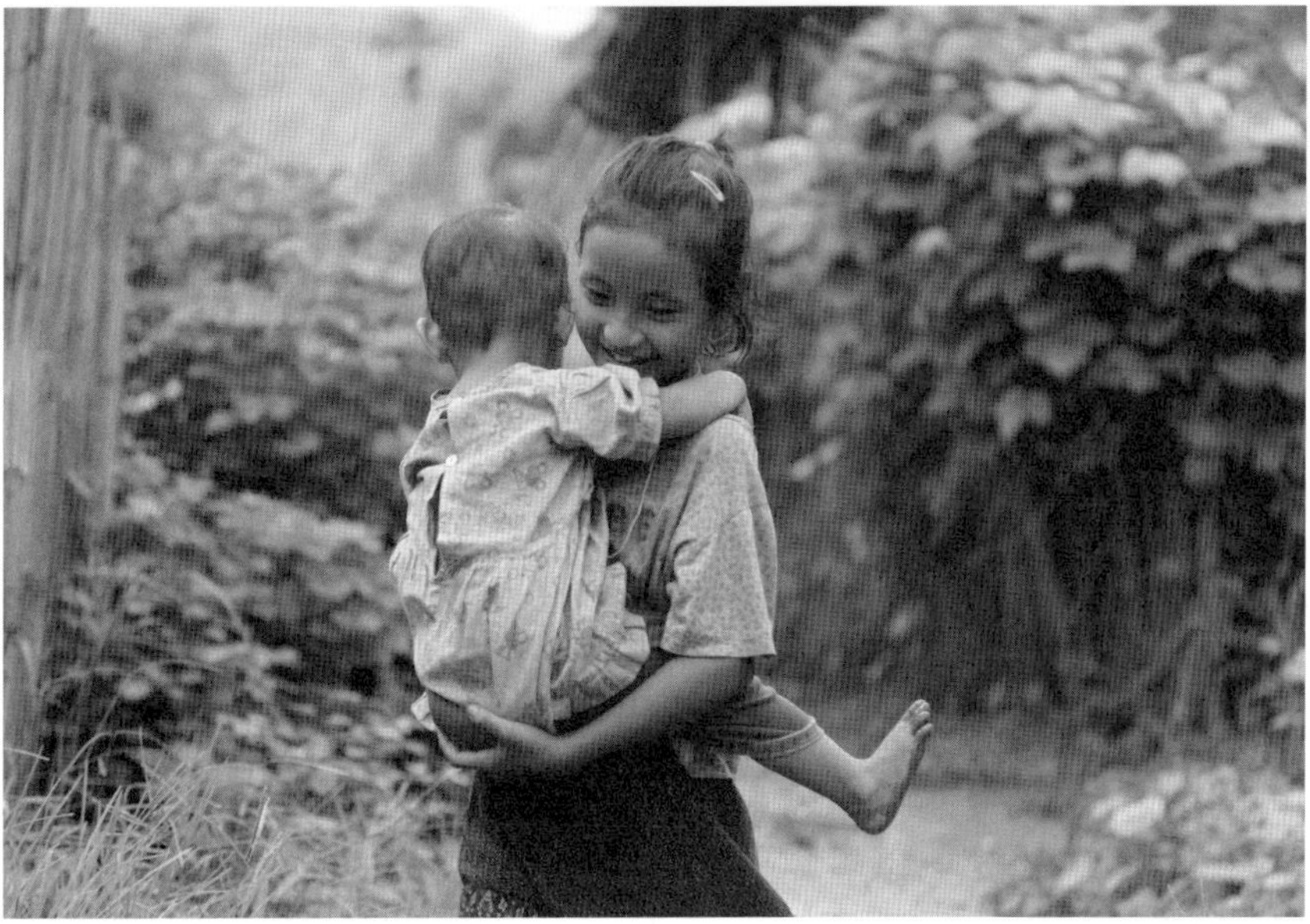

Photo: Atsushi Shibuya

るようにと説いた。

　しかしタマニャ僧侶が亡くなり、政府軍の支配地域が拡大してきたことで、生粋のカレン人であるタンピョー僧侶は失脚した。いま、力を持つ僧侶はカレン人ではあるが、ビルマ人の多いイラワジ管区で育ち、カレン語よりもビルマ語をよりよく話すらしい。

　無医村だった村にも、カレン州外から多くのモノが入ってくるようになった。そして、薬局もできた。ミャンマー国内では反政府組織といわれているメータオ・クリニックで学んだタンピョーを、政府軍の力が強くなった村の住人は敬遠した。

　タンピョーは母親と二人で、大きな木造の建物にがらんと暮らしていた。一階の一室を診療所にして、メータオ・クリニックから送られた診療器具や薬剤を並べてあったが、患者さんの姿はなかった。タンピョーはタマニャ山の寺院をゆっくりゆっくり案内してくれた。

「あそこの薬局はね、風邪でもなんでもどんどん注射を打つんだよ。風邪なんか自然に治るのに、村の人たちはそれで治してもらってると思っているんだ」

「日本でもそういう先生はいっぱいいるよ。患者さんは、注射や薬のおまじないに弱いものよね。自分で治る病気には無理に医療行為をせず、患者さんに説明して安心させてあげるのが本物の医者なのにね」

そんな話をしながら二人で寺院を散歩した。思いどおりにいかないいろいろなことに、どうしていったらいいのか思い悩んでいるようだったが、彼はあまり多くを話さなかった。私もあまり言葉をかけてあげられなかった。しかし、タンピョーは若くて賢い青年だ。きっと自分の道を切りひらいていくのだろう。

彼の恋人から預かった写真を渡した。にっこりと笑う彼女の写真をしばらく見つめ、「実物のほうがいいね」と、はにかんで笑った。

写真の裏には「お兄さんへ（カレン語）／いつも思い出しています（ビルマ語）」と書いてあった。

民主化の兆し

二〇一〇年一一月七日、二〇年ぶりにミャンマー総選挙が行われることが決定した。一九九〇年に行われた前回の総選挙では、アウンサンスーチー率いる国民民主連盟（NLD）が全議席の八割を獲得して圧勝したものの、結局、議会が招集されることはなかった。アウンサンスーチーの自宅軟禁も続いている。NLDはこれを不服とし、選挙のボイコットを宣言した。NLDから分派した国民民主勢力（NDF）も、多くの候補者を立てられる見通しはなく、民主化勢力が勝利するという構図は見込めない。また、議席の四分の一はもともと軍に割り振られている。しかし、長く続いた軍政が終わり、いちおう「民政移管」になるということ、一九九二年から軍事政権のトップとして独裁政治を続けてきた国家元首のタンシュエが引退を表明していることなどから、ミャンマーが変わっていく最初の一歩になるのではないかという希望を感じている。また、カレン州での内戦も停戦調停が近いといわれている。これまでも何度も停戦調停がなされては覆されてきた経験はあるが、今回は違うのでは、という期待の声も聞かれる。

民政移管を見越して、シンシア医師やメータオ・クリニックに対するミャンマー政府の態度も軟化してきた。これまでは反政府活動家として犯罪者のような扱いだったが、世界からかなり遅れたとはいえその功績を認め、クリニックをミャンマー国内に移す提案も出ているそうだ。

故郷に帰ることが、シンシア医師とクリニックのスタッフの長年の願いだったとはいえ、いまとなっては難しいことは誰の目にも明らかだ。二〇年の間にそれぞれの家族はタイ側に生活の基盤をつくっている。スタッフのほとんどが正式な医療者の資格を持たない。ミャンマー側に移ってこれまでどおりの仕事が許されるのだろうか。

一方でタイ側に残ることになっても、これまでのような診療は許されないだろう。「一時的な避難生活」が長く続いているというスタイルだったからこそ、寄付にもとづいた無償診療も、不法滞在者や同胞を診療するという行為も、タイ政府は黙認していたのだ。いずれにせよ、クリニックは変わっていかざるをえないだろう。

中央の変化が、国境地帯という末端に伝わるには時間がかかる。戦争が終わっても、地雷を取り除き、家を建て、学校を建て、病院を建て、暮らしを取り戻すまでにはまだ多くの時間がかかるだろう。しかし、戦争が続くかぎり、メータオ・クリニックがいくら患者を診ようとも、問題解決への進歩はゼロだ。この二〇年間、ずっとゼロだったのだ。民政移管と何度目かの停戦調停が、半歩でも〇・一歩でも前に進める変化となってくれれば、と心から思う。

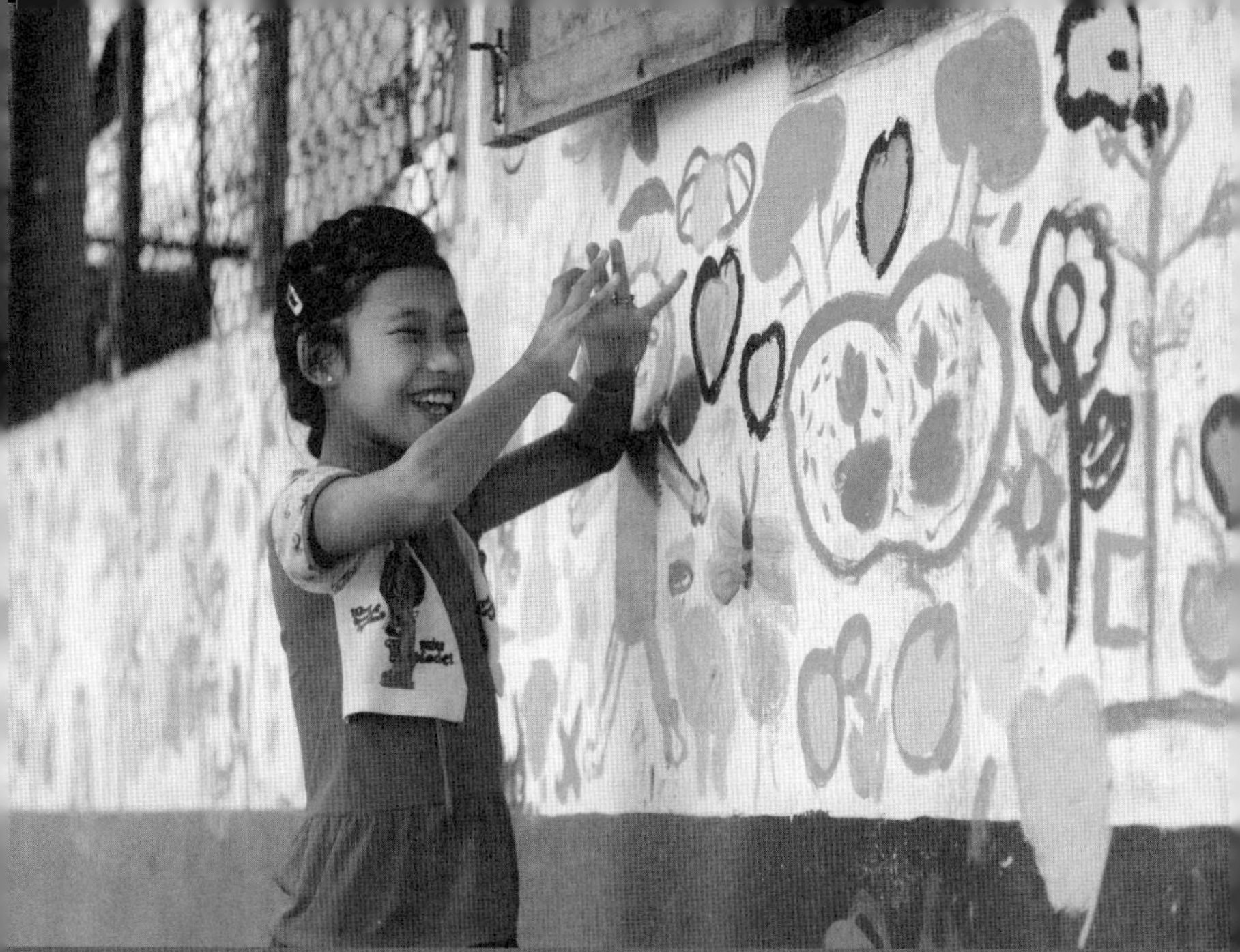

移民学校「HOPE校」の壁に絵を描こう（2013 年 8 月）
Photo: Atsushi Shibuya

II

国境の医療者たち

～なんでも屋，ときどき看護師～

2011.8－2013.9

国境の医療者たちの強さと優しさ

前川由佳 *Yuka Maekawa*
（第三代派遣員／看護師・保健師）

ローカルスタッフと釜の飯

お昼過ぎになると、スタッフたちはそれぞれ昼食をとりに行く。いったん家に帰って食事をする者、スチール製のレトロな弁当箱を広げて病棟で昼食をとる者、そして昼食をとらずに病棟で働き続ける者もいる。

外科病棟で勤務を始めて数日が経った頃、まだ一人で昼食に出る勇気がなく、昼食をとらないスタッフとともに病棟に居続けることが多かった。そうこうしているうちに、よく一緒に手術に入る二人組のスタッフが昼食に誘ってくれた。

色黒で体格の良いスゴーカレンの彼と、色白で小さなポーカレンの彼。同じカレン人でもだいぶ違う雰囲気を持つ二人だった。後から知ったことだが、スゴーカレンは海の近くに住んでいる人が多く、「海カレン」と呼ばれている。体格が大きく、はっきりとした顔立ちの人が多いらしい。一方、ポーカレンは「山カレン」と呼ばれ、体格は小さめで、かわいい雰囲気を持つ。メータオ・クリニックは内陸にあることから、ポーカレンのスタッフのほうが多いが、海と山の二人はクリニックの裏手にある寮に暮らしていて、兄弟のように毎日一緒に行動していた。

昼食は彼らの寮でいただくことになった。寮の入口に置かれている石造りのテーブルに座ると、奥にあるキッチンから次々とおかずが出てきた。炒めものや揚げた魚、スープなど、どれもおいしそうなものばかり。定番のてんこ盛りごはんとンガピ（魚ペースト）も一緒だ。二人はいつも、自分が食べるよりも先に、私におかずを取り分けてくれる。

塩っけの多いおかずは、どれも白飯に合う。おかずのおいしさとスタッフと一緒に食べる楽しさで、ごはんがすすむ。どちらかというと大食漢な私。てんこ盛りのひと皿を完食するまでは余裕だ。その皿が終わりに近づくと、二人は必ず「おかわりいる？」と聞いてくれる。

「じゃあ、もう少し……」

お皿を差し出すと、一杯目と同じ量のてんこ盛りごはんが出てきた。さすがに多いよ、と思いながら、日本人のもったいない精神が完食へと後押しする。

それからは毎日、彼らと一緒に昼食をとり、豪華なおかずと二杯のてんこ盛りごはんを食べた。

ある日ふと、疑問が湧いた。

「どうして一度にこんなにたくさんのごはんを食べるの？」

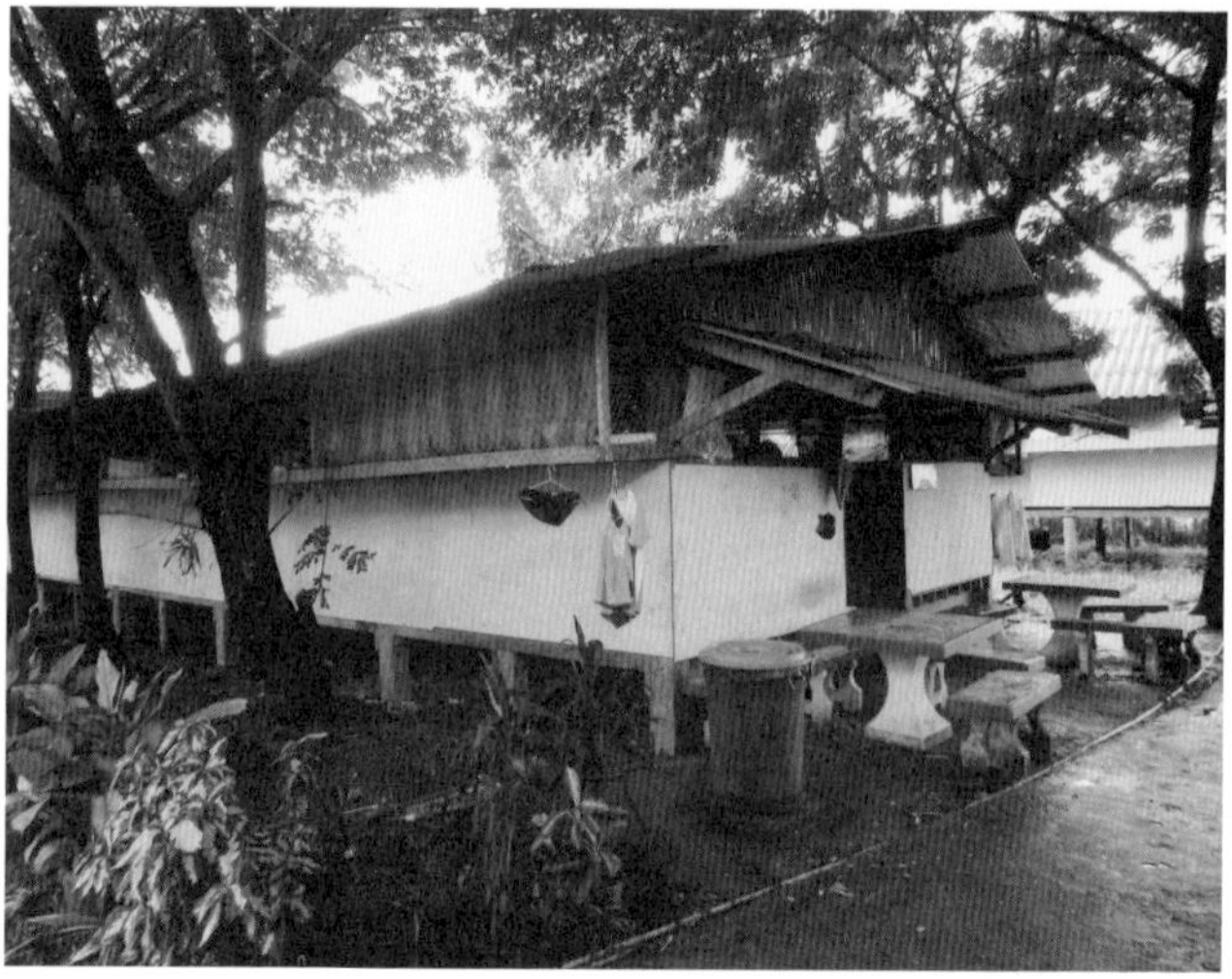

男性スタッフ寮（2012年7月）

「僕らは一日に二食しか食べないし」

「あー、そうね」

「それに、ジャングルだと次にいつ食べられるかわからないんだよ。食べられるときに食べておかなくちゃね！」

「……そうなんだ」

思ってもみなかった答えだった。木洩れ日の下、オープンテラスで気持ちよく昼食をとっていた私は、一気に戦時中のジャングルに連れて行かれたような気分になった。

そうか……。向こうでの生活はそうだったんだ。いや、いまもそうかもしれない。次の食事の保証はないんだ。彼らの生活には、この感覚がどれだけ染みついているのだろうと思うと切なくなった。

だから、知っている顔を見れば彼らは聞く。

「タミンサーピービーラー？（ごはん食べたかい？）」

「マサーピーデブー（まだだよ）」と言えば、お腹が空いているだろうとごはんをくれる。「サーピービー（食べたよ）」と言っても、ごはん時であれば、「せっかくだから、おいしいのあるよ」とごはんをくれる。

挨拶に使われるこの言葉は、ごはんが食べられることは当たり前ではない、そんな彼らの環境から自然と生まれたものだった。その背景を知り、切なさと言葉に込められた思いやりの深さを感じた。

クリニックのスタッフたちは、体格のいい男もかわいらしい女も、みんなてんこ盛りのごはんを食べる。そしていつも自分が食べるよりも先に、私のお皿におかずを盛ってくれる。その一杯にどれほどの思いやりが詰まっていたのかと思うと、彼らの優しさに胸がいっぱいになる。

余談だが、思いやりの詰まったてんこ盛りごはん二杯を食べ続けた私の体重は、三か月で五キロも増えた。優しさでできた五キロは、いまも私の一部となっている。

「飲みにケーション」ビルマ語講座

赴任して数日、先代の派遣員から聞いたひとことが頭から離れずにいた。

「この建物の裏で、スタッフがよく飲み会をしてるんだよね」

私の父は大工の棟梁で、自宅の居間を会社のオフィスにしていた。そこには月に数回、父の仲間が集まり、仕事の話をしながら楽しそうにお酒を飲んでいた。そんな環境で育ったからか、私もお酒、とくにお酒の席が好きだった。大学から沖縄に移り住み、お酒を飲む機会が増えた。お酒で深まる時間のなかで、かけがえのない友人や家族のような仲間もできた。だからこそ、あの言葉が気になってしょうがなかった。いつ飲み会をするんだろう。どんな人が集まるんだろう。参加したい。

とある日、メータオ・クリニック支援の会（ＪＡＭ）の設立当初から一緒に活動してきたクリニックのスタッフが、「飲みに行くか」と誘ってくれた。着いた先は、あの建物の裏。先代から聞いていた噂の飲み会会場だった。商店のある長屋の横を入って行くと、その奥に広いスペースがあり、石造りのテーブルと椅子が置かれていた。薄暗く、決してきれいとは言えないが、秘密基地のように見えてワクワクした。

席に座り、飲み始めると、一人また一人と集まってきた。知っている顔のスタッフもいれば、初めての顔もある。共通点は、みんなメソットに長く暮らすミャンマー移民ということだ。いつもの時間に自然と集まるメソットの移民たち。

英語が話せるのは私を連れてきたスタッフだけで、会話のほとんどがビルマ語の飲み会だった。お酒がすすめば、会話もしたくなる。みんなが何を話しているのか知りたくなった。多少のビルマ語は勉強していたので、飛び交う会話の中からわかる言葉を拾って想像する。

「ダー、ダー、バマーサガーバピョーマーレー？（これ、これ、ビルマ語でなんて言うの？）」

「ナウッタカー　ピョー　バー（もう一回言って）」

「ゆか、ナーレーラ？（ゆか、わかるかい？）」

「ネッネーナーデー（ちょっとわかるよ）」「ナーマレーブー！（わかんないよ！）」

そんな会話を何十回と繰り返しながら、私のビルマ語は少しずつ上達していった。同じ時間を費やして、家でビルマ語の教科書を使って勉強するほうが正しいビルマ語を習得できたかもしれない。でも、ここで習ったビルマ語は誰かと楽しく会話するには充分だったし、それ以上にメソットに暮らす友人がたくさんできた。

二年間の任期が終わる頃、後任の田畑派遣員がみんなを集めて送別会を開いてくれた。会の最後にスピーチの時間をもらった。いろいろな思い出と感謝を伝えたい。英語の原稿を準備していた。しかし酔っぱらった勢いか、気がついたらビルマ語で話し始めていた。

「ナニッ　アロウ　アトゥートゥー　ロウデー（二年間、一緒に仕事をしてすごく楽しかった）。アヤンピョーデー（すごく幸せだった）。アヤン　ワンターバーデー（とても嬉しいです）。アヤン　ルアンデー　ンゴーデー（とても寂しくて涙が出ます）。アヤン　チェズディバレ（本当にありがとうございました）」

「飲みにケーション」ビルマ語講座の集大成のように、ビルマ語の師匠たちに彼らから習った言葉で想いを伝えられたことは、英語のどんな素晴らしいスピーチをするよりも気持ちがよかった。友人たちを見ると笑顔で拍手をしていた。なんだか合格点をもらったようだった。

ボスからのことば

いつもの飲み会、お酒を飲みながら誰かの失敗談やふざけた話をして、みんな楽しそうにしている。一方、仕事のうえで難民や移民の困難について考えている私は、ここでは楽しそうに時間を過ごしているみんながどうやってここに来たのか気になっていた。

そんなことを考えていたとき、飲み会の席にいた私のボスが突然聞いてきた。

「どうして僕らがこの国境に来たのかわかる？」

「軍事政権に迫害されて、内戦も起こっているし、村に食べるものもないし、仕事もないから逃げてきたんだよね」

「そうだね。自分や家族の命を守るために来たんだ。でも、とくに知ってほしいことは、あなたと同じ年代の若者たちのこと。彼らにとっても命を守るための選択肢はこれしかなかったということ。そういう若者たちがたくさんいることを覚えておいてね」

クリニックには私と同年代のスタッフも多い。ここで飲んでいる仲間だって、同年代かちょっと年下だ。移民学校に行けば、たくさんの若者たちがいる。好きなことをしたいとか夢を叶えるためとかではなく、選べる道は一つだけ。命を守るために国境を渡ること。

大きくなるにつれて、世界が広がり、若者は希望や夢を抱く。好きなこと、得意なことはなんだろうと自分を振り返り、なりたい自分を選び、なれるように挑戦し努力する。そんなことは当

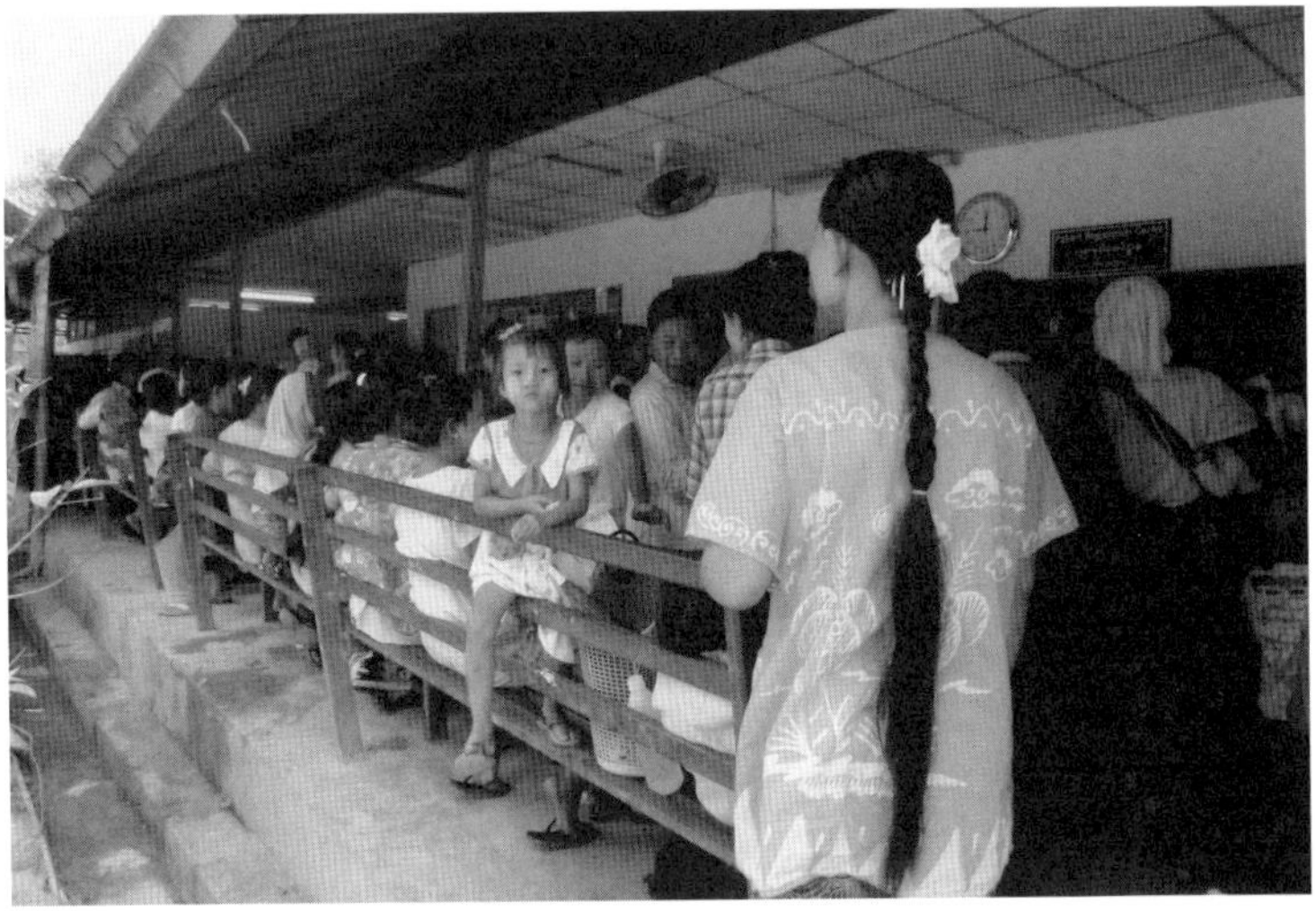

いつも混雑しているクリニックの受付（2012年）

たり前だと無意識のうちに思っていた。

選択肢が一つしかなかった彼らと、好きなことを選んでここにいる私。なんて不公平なんだろう……。ボスの言葉が頭から離れなかった。

自分がいることで彼らの選択肢が一つでも増えれば――。この夜からこれが私の目標になった。

足を切断したおじいちゃん

日本の病院で手術室看護師として三年間働いていたため、私の配属は外科病棟になった。外科病棟には小さな手術室があり、局所麻酔や下半身麻酔でできる手術を行っている。だいたい毎日、鼠径《そけい》ヘルニアの手術を数件、たまに地雷被害や糖尿病による下肢《かし》切断も行っていた。

今日は、右足の先が黒く固くなったおじいいちゃんがやって来た。足の甲にできた腫瘍のせいでその先の血流が滞り、組織が死んでしまったようだ。もう組織が回復する見込みはないため、右足の膝下から切断するという。

日本で切断手術といえば、とりわけ衛生管理に気を配る手術だ。手術室看護師としても、細心の注意を払い、手術に立ち会う。ところが、それをたまに虫が飛び交っているようなこの小さな手術室で行うという。しかし、ここ以上に手術環境の整っている場所はないし、手術ができるスタッフもここにしかいない。

手術は下半身麻酔で行われた。整形外科特有のノコギリやノミといった器具が行き交う。衛生面でみれば危なっかしいことばかりだったが、新任の私はためらい、口を出さずにいた。外科スタッフは慣れた手つきで手術を進めていき、骨の切断、血管の処理を終え、手術も終盤にさしかかってきた。手術箇所を縫い合わせるために、皮膚の断面を寄せていく。

足りない――。切断された骨の突起を覆うには、残された皮膚が足りないように見えた。どうにか皮膚を伸ばして縫い合わせるが、先端の皮膚はパツパツで、なんとか縫い合わせた皮膚に骨が浮き上がって見える。これで大丈夫なのかな……、おじいちゃん高齢だし、感染とかしないかな。不安がよぎった。

病棟に戻ると、付き添いのおばあちゃんが心配そうにベッドに腰かけていた。スタッフに担がれながら無事に戻ってきたおじいちゃんを見て、おばあちゃんはほっと安心した表情を浮かべた。

スタッフから説明を受ける。

「感染がなく傷が良くなったら退院できますよ」

それから毎日、おじいちゃんのガーゼ交換を行った。今日の傷口の様子はどうだろう。良くなっていく様子を見たくて、期待とともにガーゼをめくる。しかし、そう簡単に治ってはくれなかった。数日経つと傷口から黄色い膿が出てきた。縫い合わせた部分も赤く変色し、感染の兆候を示していた。抗生剤を投与し、洗浄を続けて様子を見ることになった。

一か月が過ぎ、二か月が過ぎる。

「おじいちゃんはいつ退院できるの？」

外科スタッフに尋ねる。

「もうすぐ退院できるよ」

「……えっ？」

傷口の感染がまだ落ち着いていないし、来たときよりも明らかに痩せていることが気になっていた。頬はこけ、手足は骨を感じるほど細くなっていた。こんな状態で本当に帰れるのだろうか……。

帰ってから生活できるのかな。とても退院できる状態とは思えなかった。しかしその数日後、おじいちゃんは退院していった。

それからずっと、頭の中におじいちゃんがいた。元気にしているかな。あの手術をしてよかったのかな。しないほうが長く元気に過ごせたんじゃないか……。感染を予防するために自分にできることがあったはずなのに。

動けなかった自分への苛立ちと申し訳ない気持ちを何度も思い起こした。私は何のためにここにいるんだろう。同じことを繰り返さないために私ができることを考えていた。

滅菌ガーゼの行方

クリニックで使用する滅菌ガーゼは中央滅菌室という部署で作られている。メータオ・クリニック支援の会（ＪＡＭ）は長年、この中央滅菌室と付き合いながら、院内感染対策事業を進めてきた。ＪＡＭが寄付したオートクレーブと呼ばれる高圧蒸気滅菌機も、毎日頑張って働いている。このオートクレーブを使って無菌状態となったガーゼたちは、紙に包まれ滅菌を保ちながら患者さんのもとに運ばれ、使われているはずである。

滅菌ガーゼがどんなふうに使われているかを確認するため、外科病棟へ行ってみた。スタッフたちが床に座り、ゴソゴソと作業をしている。何かの包みを開けて、白い塊を取り出し、その白い塊をポイポイッと衣装ケースの中に放り込んでいた。

「滅菌ガーゼじゃん！」

衣装ケースの中には白く輝くガーゼたちがゴロゴロと群がっていた。でも、私には見える。私の脳内の映像では、スタッフたちが触れただろう表面に、衣装ケースに触れたその部分に、ちょこんと乗っかる菌たちが見える。もはや滅菌ガーゼではない。

滅菌されたものは、滅菌されていないものに触れた時点で滅菌物ではなくなる。つまり外科病棟で使われていた滅菌ガーゼは、わざわざ滅菌されていない衣装ケースに放り込まれて滅菌物ではなくなった後に、患者に使われていたのだ。

「ばい菌が入らないように、傷口の処置には滅菌ガーゼを使わないといけないよね」

スタッフは滅菌鑷子《せっし》（ピンセット）を使い、衣装ケースから滅菌（されているように見える）ガーゼを慎重に取り出し、患者のところに運び、切開や洗浄用のガーゼとして使う。

滅菌ガーゼが必要なことと、気を配って慎重に扱わなければいけないことはわかっている。でもね、ちょっとだけ間違っているところがあるんだよ。

スタッフたちがわかっているところと、わかっていないところ。それを見つけ出し、指導、改善するのが私たち海外ボランティアの役目だ。せっかく滅菌したものを、わざわざ不潔にして、創部《そうぶ》に使う。この流れをどうにか改善するために、新しい滅菌ガーゼセットを作り、足りない部分の指導を行うことにした。

滅菌セット革命

滅菌物に関して気になっていたのはガーゼだけではない。滅菌道具の扱い方も惜しいところがたくさんあった。

鉗子《かんし》、鑷子《せっし》、ハサミ、メスの柄などの小さな道具類は、分類こそされてはいるものの、何十本もまとめて滅菌コンテナに入れられ、スタッフは患者ごとに必要な物を取り出して使っていた。

滅菌コンテナには蓋《ふた》がついているが、一日に何度も開け閉めがされる。道具を取り出すたびに、ガチャガチャと音を立てながら必要な道具を探すスタッフたち。滅菌ガーゼと同じように慎重に取り出された道具は、患者の横に置かれたプラスチックシートの上にポンっと置かれて患者の処置に使われる。このプラスチックシートは滅菌されていない。つまり、この段階でこの小さな道具たちは滅菌物ではなくなっているのだ。

いい機会なので、滅菌ガーゼセットを作るついでに、滅菌道具セットも作り直すことにした。日本では使い捨ての袋を使い、処置に必要な道具ごとにパック詰めをして、滅菌していた。そんな資材も機械もここにはない。どうするか。使い捨てはコストがかかりすぎるので、使いまわせるかたちでできるだけ滅菌を保ちやすくする方法を考えた。

試作品を作ってみる。処置のタイプごとにセットを作ることで、そのセットを開けるだけで必要な道具が準備できるようにした。道具の準備を簡素化することで、道具が外界と触れる機会を減らし、滅菌が保ちやすくなる。セットは小さめの滅菌コンテナで作り、布で包むことで、繰り返し滅菌できるようにした。

これをどう運用するか――。「いまのやり方じゃダメ！」「こっちのほうが良いからこれを使って！」と言っても、聞いてはくれないだろう。国際保健の先輩から何度も聞いていた。「新しいことをするために大切なことは、まず現地の人とそのやり方に敬意を払うこと。そして一緒に考え、解決策を見いだすこと。彼らは長年、そのやり方でやってきたんだ。そこに海外から突然来た人が、あれはダメ、これはダメと言っても嫌な気分になるだろう」

ちょうど、反面教師のような海外ボランティアスタッフがいた。彼女はいくつかの部署のトップとして雇われた海外ボランティアナース。院内感染対策も受け持つベテラン看護師だった。その立場上、そうしなければならなかったのかもしれないが、中央滅菌室や外科病棟にやって来ては、苦い顔でダメ出しをしていく。流暢な英語でダメ出しを続ける彼女を、避けるように働くスタッフたち。スタッフからは「あの人、嫌だ」と不満があがり、彼女からは「スタッフたちが言うことを聞かない」と愚痴を聞いた。私も彼女の洗礼を受けて嫌な気分になることも多かったが、どちらの気持ちもわかるので、間を取り持つような立場で関わっていくことにしていた。

すでに充分な時間をメータオ・クリニックで過ごしていたこともあり、信頼関係はあるはずだ。あとはともに考えることが必要。そこで、中央滅菌室、外科病棟のスタッフを集めて、現状の問題点を共有し、改善策を考える時間を持つことにした。せっかくなので、そこにあの彼女も呼ぶことにした。

当日は、中央滅菌室、外科病棟のシニアスタッフたちが集まってくれた。現状と改善策を説明し、あの試作品を紹介した。外科スタッフを患者役にして、デモンストレーションをしながら使

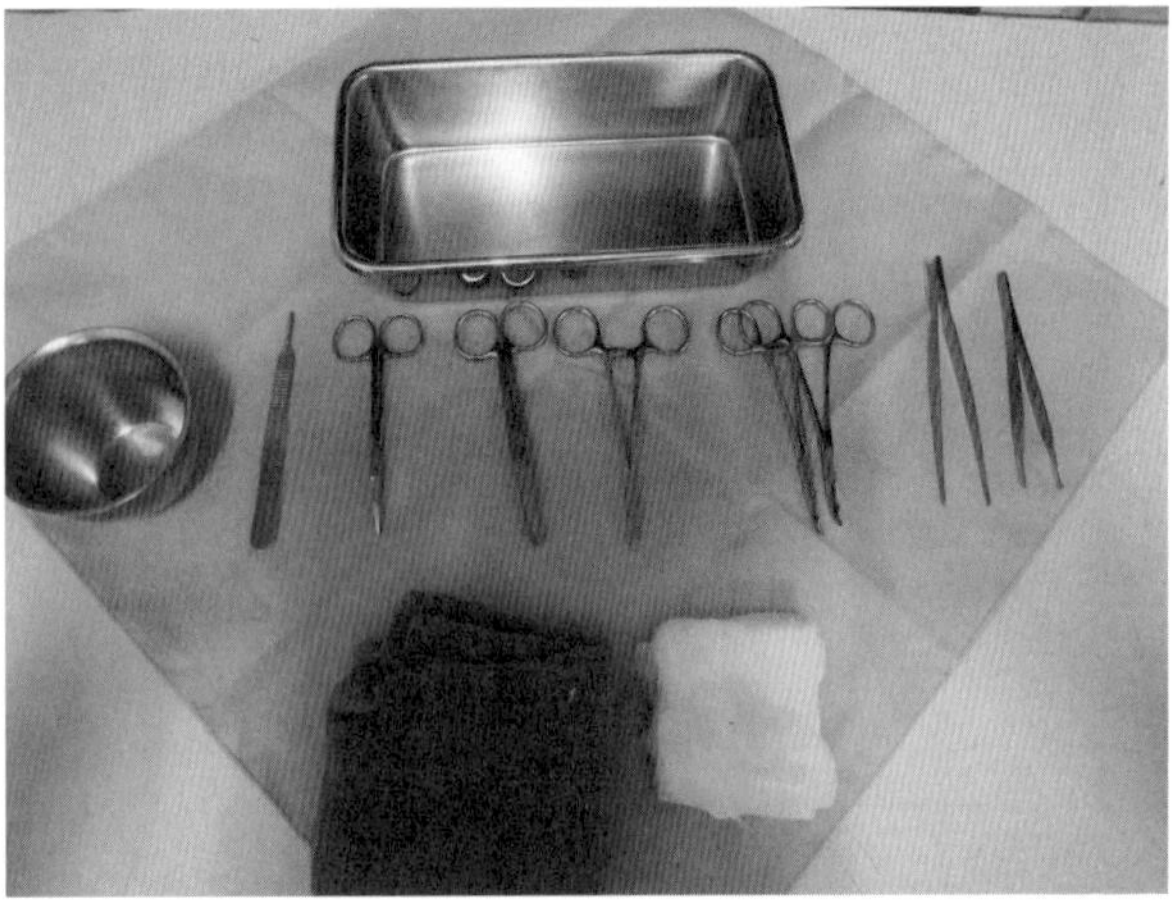
完成した滅菌道具セット（2013年6月）

用法と留意点を説明する。常にスタッフたちに声をかけ、意見を聞きながら進めた。

「こんな感じで使えるかな？　ほかに入っていたほうがいい道具とかある？」

「こんな患者も来るからね。あと、あれとあれ、入っていたほうがいいね」

「ここを消毒した後はこの手順のほうがスムーズじゃないかな」

「このセットを作ると洗い物が増えるよね。物干し台が足りないかも」などなど。

次々にたくさんの意見が挙がる。とくにシニアスタッフたちの表情は真剣で、現場に合うような意見を出してくれる。嫌々変えられるのではなく、スタッフたちはいきいきとしていた。

「じゃあ、これで使ってみようか。まずは一週間、何か問題があれば声をかけてね」

みんなの意見を入れた新滅菌セットが出来上がった。その後、実際に使ってみて、細かな問題も出てきたが、まずは使ってくれていることにひと安心。あとは彼らの報告に対して、一つひとつ解決していけば、定着するはずだ。

元手術室看護師としてずっと気になっていた滅菌物の取り扱い。改善の糸口が見えただけでも達成感があったが、あのダメ出し彼女に、スタッフたちは理由もなく嫌な顔をしているわけではないこと、ともに考える場があれば真剣に向き合ってくれることを知ってもらえたことで、彼らへの誤解が解けたような気がして嬉しかった。

信頼関係を築き、寄り添い、ともに考えることが大切なんだよね。

院内に散らばる赤い液体

クリニック内を歩いていると、ドキッとする光景に出くわした。地面に広がる赤いしるし。地面、排水溝、木の根元、ゴミ箱まわり、壁の隅、ずいぶんいろんなところに飛び散っている。誰かが血を吐いているのか？　重篤な患者さんがいるのかもしれない。そういえば、口の周りを赤くしていた患者さんがいたな……。

その正体は「噛みタバコ（betel nut）」。噛み続けると出てくる赤い液を飲み込むと、胃が痛くなるらしい。だから口の中に溜まれば吐き出す。その赤い液は、まるで血のように見えた。

なんだ、血じゃなかったのか。大事じゃなくてよかった。でも、衛生面からみてどうなのか。クリニックという場で、血らしきものが散らばっているだけでもよろしくないが、唾液も体液の一部であり、院内感染を広める危険性がある。

誰が吐いているのか、しばらく観察することにした。クリニックを訪れた患者にその家族、さらにはスタッフさえもが悪びれることなく、どこにでも赤い液を吐き出していた。きっと村では長年そうしてきたのだろう。そういう文化、習慣なのだとは理解する。しかし、ここは病院だよ……。

院内感染管理の会議の議題に挙げてみる。

「どうにかして、あの噛みタバコの吐き出しをやめさせたいのだけど」

スタッフも良くないとは思っていたらしい。みんなでアイデアを出し合う。

「これは患者やスタッフに直接訴えかける必要があるよ」

「〝噛みタバコを吐き出さないで（Don't spit betel nut）〟のポスターを作って院内に貼り出そう」

「貼るだけだと目立たないからイベントもやってみようよ」

「ほかに何をする？」

ということで、院内感染対策のメンバーと動きだすことになった。

環境改善キャンペーン実施中！

やっぱりきれいな環境で働きたいし過ごしたいのはみんな同じ。院内に散らばる赤いしるしをきっかけに、チームの中で環境改善への関心が高まり、ほかにもいろいろと気になることが挙げられた。

外来で待ちながらタバコを吸う患者さん、血のついたガーゼをポイっと捨てる患者さん、勤務中に噛みタバコの液を窓から吐き出すスタッフ、どれもクリニックでのいつもの光景。

クリニックを見渡すと、禁煙やゴミ捨て禁止のポスターが貼られているけれど、破れたり古ぼけたりして見にくいものばかり。もっとみんなに見てもらいやすい表示やメッセージが必要だと、新たなポスターを作ることにした。早速、スタッフとともに作成に乗り出す。

ポスターを作るだけなのに、これが案外難しい。

「簡潔で伝わりやすいメッセージってどんなもの?」

「文字が読めない患者さんもいるから、絵も入れたほうがいいよね」

みんなの意見を盛り込んで試作品を作り、試し刷りをしては何度もスタッフや患者さんに感想を聞いた。ポスターデザインを決めるだけで二か月もかかってしまったが、ひとまず完成した。

「じゃあ、これを貼り出そうか」

「気づいたら貼られていた、となってはメッセージ性が低いから、キャンペーンをやってみようよ」

スタッフのアイデアにみんな賛同した。その名も、「環境改善キャンペーン! ～ポスター大作戦&ゴミ分けプロジェクト～」。

多くの患者さんが集まる外来受付と食堂で、新しく作ったポスターを使って環境教育とゴミ分別ゲームを開催することになった。ゲームを通して楽しみながら、なぜ院内をきれいに保たないといけないのか、そのためにはどうしたらよいかを学んでもらうことが狙いのイベントだ。

同時に、どうしたらよいかを具体的に提示する必要性があった。噛みタバコにいたっては、いくら「吐かないようにしましょう」と言ったところで、身近に吐き出す場所がなければ、またそのへんに吐き出すだろう。

街中でよく見る光景を思い出した。バスの車内で男性が噛みタバコをかんでいる。さすがにバスの中に吐き出せないので、空いたペットボトルを取り出し、その中にペッペッと吐き出していた。そうだ、これだ。患者もスタッフもみんなだいたい、水やジュースの空きペットボトルを持っている。それを利用したらいいんだ。

ゲームの参加者には、参加賞としてオレンジジュースをプレゼントすることにした。そのボトルには、「飲み終わったペットボトルは噛みタバコの液を捨てる容器として使ってください」というメッセージを書いた。大人も子どももスタッフも、キャッキャッと言いながら、もらったオレンジジュースに書かれたメッセージを珍しそうに見ていた。「わかったよ」と言わんばかりに、吐き出す真似をする参加者もいた。これはダメ、あれはダメ、と小言に聞こえてしまいがちな院内感染対策だが、文化や習慣を理解しつつ、そこの人たちに合ったやり方を模索していくことの大切さを実感した。

クリニックを訪れる人がみんな気持ちよく過ごせるように。きれいなクリニックを目指して地道な活動を続けていこう。

なんでも屋、ときどき看護師

クリニックでの仕事は、「看護師だから」とは言っていられないことも多かった。学校保健活動では移民学校の校舎を建てることもある。しかも限られた予算で、丈夫で長く使ってもらえる校舎をつくらなければならない。図面を片手にホームセンターに出入りする日々もあった。

ある日、クリニックでとんでもない話を耳にした。

「ご遺体安置所の扉が壊れていて、安置されていたご遺体が犬にいじられたんだって。ご遺体も腐敗していて、近くに行くとすごいにおいだよ」

なんだって！　とんでもない！　亡くなった方に申し訳ないと思う人としての感情と、その犬の行く先が気になるという院内感染対策に関わる看護師としての考えが、同時に頭をよぎった。血液を含む体液や浸出液は感染を広げる源となる。もし、その犬が体液のついた遺体の一部を咥《くわ》えてうろうろしていたら……。病院としては決してあってはならない事態だった。

早速、院内感染対策チームのメンバーとともに、ご遺体安置所の現場を見に行った。それまで遺体安置所のことはよく知らず、このとき初めて足を踏み入れた。

〈これは犬も近づくだろうな……〉

そう納得するほど、室内には強いにおいが漂っていた。マスクをしても抑えきれない強烈なにおいに、何度も外に出ては深呼吸を繰り返した。

室内の両脇には、コンクリートで作られたベンチのようなものがあった。亡くなった方はプラスチックシートに巻かれてこのコンクリートの台の上に安置される。かつては温度管理もされていなかったが、蒸し暑い熱帯の地では腐敗が早く、管理できていない状況を見るに見かねた海外ボランティアが、簡易的な遺体安置ボックスを寄付してくれた。

外面は金やカラフルな色で装飾された遺体安置ボックス。安置所の扉を開けると、目を引くほどに輝いていた。お葬式の際に、短時間だけご遺体を保管しておくボックスらしい。おそらく、信仰的にはとても和らぐ環境だとは思う。しかし問題は、簡易的な温度管理しかできないため、これを使っても引き取られる前に腐敗がだいぶ進んでしまうことだった。さらには一台しかないので、同じ日に亡くなった方が数名いる場合は、以前と同じように温度管理なしでコンクリートの台の上に安置しなければならない。今回はそんなふうに安置されていたご遺体が荒らされてしまったのだ。

これは早急になんとかしないと！　院内感染対策チーム、そしてＪＡＭの日本スタッフと話し合い、遺体安置所の改善に取り組むことにした。しかし、いくら看護師といえども、ご遺体の管理なんて考えたことも、したこともない。私は急性期をみる手術室看護師だったし、ご遺体管理っていったいどうやるの？　その方法を調べることから始まった。

腐敗の進行を遅らせるためには、腹部の冷却が重要らしい。では、どうやって？　氷で腹部を冷やすか、冷却材を使うか。

この頃はそのための予算がなかったため、できるだけ安価にできる方法を模索していた。しかしどれも、実行するには現実味がなかった。日々、亡くなる人がいる。そのつど、その場しのぎのやり方ではダメかもしれない。

やはりその必要性から、しっかりした安置用の大きな冷却庫を設置することにした。支援要請をまとめ、心当たりのあるＪＡＭを支援してくれている団体に相談してみる。ありがたいことに、現地が必要ならと快諾し、支援をしてくれることになった。

次のステップはどこで作るかだ。葬儀用の簡易的なものは街中でも売っているが、大きな冷却庫なんてどこを探しても売っていない。どこかに特注するしかなかった。なんとかどこかにつなげてもらいたい。知っていそうないろんなスタッフに相談し、情報を集めた。近くにあるお肉の冷蔵業者がそういうものを作れるかもしれない、と連絡先をもらった。行ってみよう。

冷蔵業者の倉庫には巨大な冷蔵庫があって、天井まで冷凍のお肉が敷き詰められていた。こんなところで作ってもらえるのだろうか……。だいぶ不安になりながらも聞いてみると、意外なことに、前にも作ったことがあるという。やった！

デザインと予算を持ってきてくれと言われ、メータオ・クリニックに戻るとすぐに調べた。ど

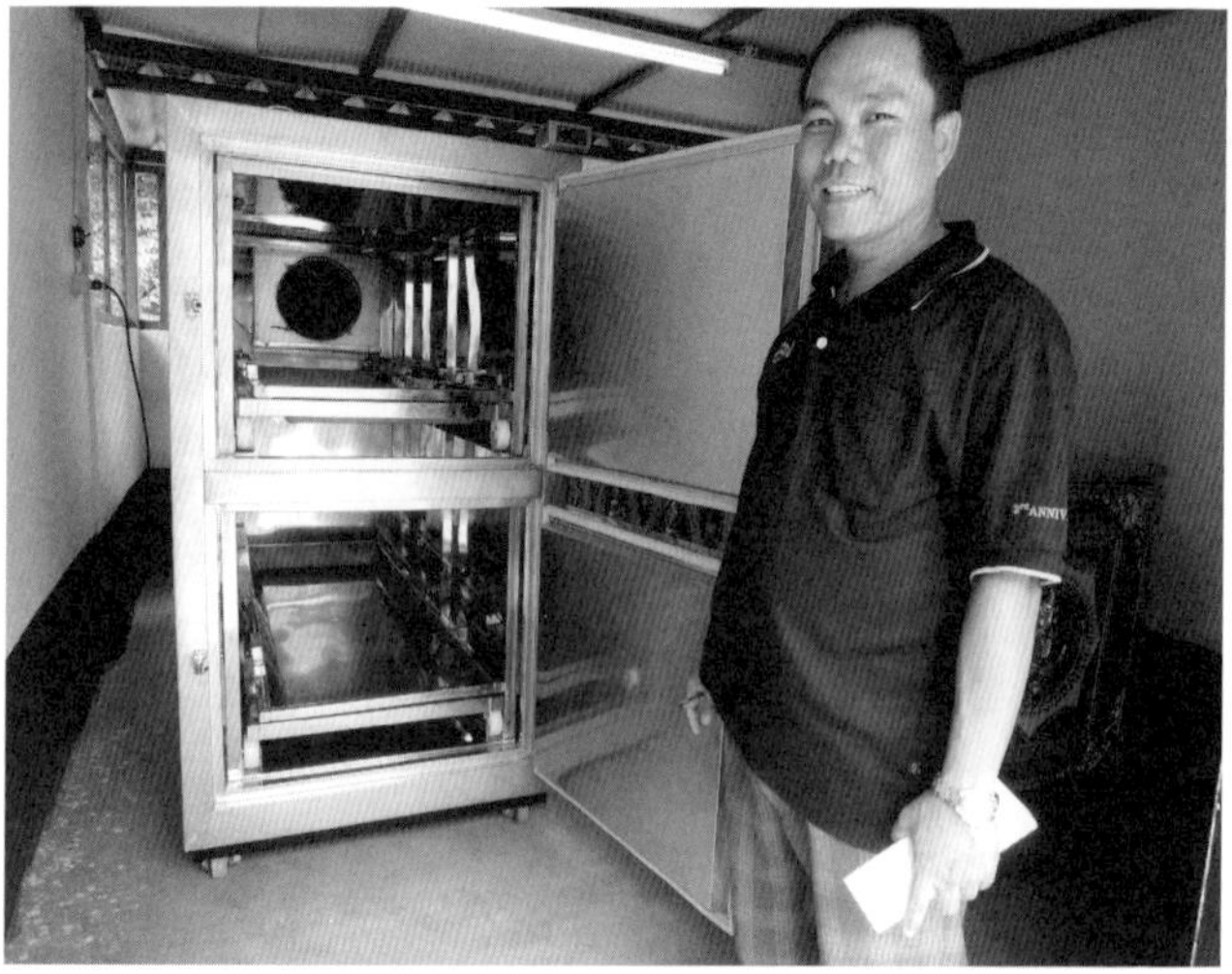

完成した保管庫（2013年8月）

んな形が使いやすいか、写真を見ながら感染対策チームのスタッフとあれこれ選ぶ。縦型に二体を保管できるスタイルに決めた。これなら予算内に収まりそうだ。業者に発注した。二週間で完成する予定と言ったが、だいぶ時間が過ぎてから連絡が来た。まあ、よくあることだ。

「とりあえずだいたい出来たよ。見においで」

ワクワクしながら工場に行った。そこには立派でピカピカしたご遺体安置ボックスが置かれていた。

「全部手づくりだからね」

業者の人はなんだか誇らしげだった。

中まで頭を突っ込み、引き出しレールは問題ないか、冷却システムはちゃんと動くか点検した。外装も機能も、期待以上の出来栄えに合格点だった。早速クリニックに搬入し、ＪＡＭのステッカーを貼った。

これで亡くなった方が安息できて、クリニックの管理上も問題のない環境が整えられる。構想から三か月が経っていた。

持っている知識、技術を生かすのも海外ボランティアの強みだが、足りない知識を補いながら臨機応変に対応する力も、海外で働くうえでは必要な能力だと思う。知らない、やったことがないからできない、という判断ではなく、どうやったらできるかを模索してみることがまず大切で、そうこうしているうちに新しい知識や技術が自分の身についていく。こういう挑戦とやり遂げた達成感が何よりの楽しみだったりする。

去っていくスタッフたち──クリニックの資金難①

二〇一二年六月、スタッフから噂を聞いた。メータオ・クリニックはいままでにない規模の資金難に直面していて、すでに全スタッフの給料が二〇パーセント減らされることが決まっており、一二月までに一五〇〜二〇〇人の希望退職者を募るという。国際社会は、ミャンマーで二〇一一年に発足した軍政出身のテインセイン政権が「民主化」改革を進めていると評価し、それを受けて各国の援助機関や支援団体などが援助対象の見直しを始めたことが、寄付に頼って無償診療を続けるクリニックの財政を直撃したのだ。

すでに六〇名のスタッフが退職の意向を示していた。彼らの多くは故郷の村には戻らず、生活を支えるためにバンコクなどタイの大都市へ働きに出る。新しい仕事は、工場での洋服づくりやエビ漁の労働者だ。

私がクリニックに来たときから一緒に働いてきた学校保健スタッフの女の子も、希望退職者の一人だった。彼女とは年齢が近くて気が合い、よく話をしていた。彼女がいてくれたから、私もオフィスになじむことができた。

学校保健オフィスの前で突然、彼女からクリニックを離れる予定だと聞かされた。給料が削減されたことが一番の理由だけど、今後の不安もあるし、友人に紹介してもらった給料の高いバンコクの縫製工場に働きに行くという。彼女が離れていくという実感が湧かないうちに、彼女はメソットを離れて行った。

彼女はときどきメールでメッセージをくれた。

「どう？　元気？　バンコクの生活は楽しい？」

「毎日同じことの繰り返し。メソットのように友達もいないし、楽しくないよ。メータオ・クリニックに戻れなくても、カレン州かタイのどこかで医療に関われる仕事がないかな」

「いつでも戻っておいでよ。メータオ・クリニックはここにあるし、患者さんも診てくれるスタッフを必要としてるよ」

幾度となく連絡を取りながらも、彼女が戻ってくることはなかった。

もったいない、そう感じた。数々のトレーニングを受けて知識を養い、経験を積んできたメータオ・クリニックのスタッフたち。クリニックの仕事や医療で、誰かを助けることにやりがいを感じながらも、別の道を選ぶことにどれほどの迷いと葛藤があったのか。彼女たちのやる気と能力の高さもその存在の重要性もわかっていながら、ただ去っていくスタッフを見送るしかないことに悔しさと焦りを感じていた。

「できないこと」と「できること」――クリニックの資金難②

資金難の影響は少しずつ形となって現れてきた。その一つがメソット病院への転送制限だった。メータオ・クリニックで治療できない患者はメソット病院（タイの公立病院）に転院となり、そこで治療を受けることができる。その場合、滞在費も含めて治療費の全額をメータオ・クリニックが負担するが、この転送費用がメータオ・クリニックの支出の中で最も大きかった。必要最低限の医療を続けるために、この転送に制限が設けられるようになった。若者を中心に、緊急性のある患者のみ、治療費のめどがつく患者のみ、など。

とある日、ものすごい勢いでトラクターがクリニックに入ってきた。その荷台には、血を流した男性がぐったりと横たわっている。

トラクターを運転する男性は、

「友達が事故に遭ったんだ！　助けてくれ！」

と叫びながら、ぐったりとする友人を外科病棟へと担ぎ込んだ。

頭の皮膚が切れ、血が首元をつたい流れる。男性の意識ははっきりとせず、耳の中からも血が流れている。頭の中に損傷があるかもしれない。

しかし、施された治療は頭部の傷口の縫合だけだった。患者の容体を見るからに、頭部や内臓の検査をしたほうがいいと、おそらくその場にいた誰もがそう思ったはずだ。

「メソット病院に転送する？」

そう尋ねる私に、スタッフは答えた。

「メータオ・クリニックからは転送できない。自分たちでメソット病院へ連れて行って診てもらうしかない」

脳を含めた全身の検査には膨大な費用がかかる。そんなお金を自分で払うことなんてできないだろうし、検査をしても助かるかどうかわからない。治療できる可能性があったとしても、どれほどの費用がかかるのか……。転送制限のために下された苦渋の決断だった。

スタッフの判断に、涙を流しながら訴える男性。

「誰かついて来てくれよ。こいつには家族がいるんだ。子どもだって生まれたばかりで、まだ小さいんだよ。助けてくれ、お願いだ」

タイの病院では言葉もわからないし、いったいいくらお金がかかるのか。ただでさえ不安だらけなのに、傷ついて意識もはっきりしない友人を連れて、一人で向かうなんて。彼の気持ちはその場にいた全員に伝わっていた。

男性の命を助けるため一刻を争う状況に、スタッフは苦しそうにこう伝えた。

「一緒には行けない、メータオ・クリニックからの転送はできないから」

男性は悔しそうに涙を浮かべ、トラクターを走らせて去って行った。

「彼だけじゃないんだ。こういう患者はいっぱいいる。一人を助けられてもみんなは助けられないんだ。クリニックはいま、お金がないから、僕たちではどうすることもできないんだよ」

唯一の治療の場と思い、必死になって友人を連れてきた男性の気持ち——。彼の涙に応えられないこと、傷ついた人を助けられないこと、どうすることもできないこと。無力感とやるせなさに押しつぶされそうな時間。

何十年も患者を診てきたスタッフたちは、何度もこの時間を乗り越えてきたんだと思う。「できないこと」を受けとめながら、「できること」を続けていくしかないんだ。

私に「できること」はいったい何なのだろうか——。

大使館からの救世主——クリニックの資金難③

自分に「できること」を考えていた。

看護師としてだけではなく、日本から来た者として「できること」があるはずだ。メータオ・クリニックの資金難をできるだけ多くの人に知ってもらって、日本のみなさんの力を借りよう。

「バンコクの日本大使館に、国境地帯のことをとても気にかけてくれている参事官がいるよ」

タイミングが良いことに、ほかのＮＧＯの方から大使館の情報をもらっていたところだった。

そうだ、大使館にかけ合ってみよう。だけど、大使館などというところに関わるのはこれが初めて。正直なところ、どのように進めればよいのか、右も左もわからなかったが、躊躇する気持ちも生まれなかった。なんとか日本の支援につなげたい、それだけを考えていた。

ひとまず会って話してみよう。教えてもらった連絡先に連絡すると、「バンコクに来られる際にぜひ会いましょう」と、思った以上に快い返事をもらうことができた。ならばと、すぐにバンコク行きを計画した。

バンコクに着いたその足で、約束のカフェに向かった。大使館の人ってお役所っぽくお堅い人なんだろうな……。どう接しよう。メータオ・クリニックのことを伝えきれるかな……。不安と緊張でいっぱいだった。

そこに現れたのは、スーツをびしっと着ているものの、堅いイメージとは正反対の、柔らかく優しい雰囲気を持つ男性参事官だった。その雰囲気に一気に緊張が解けた。できるかぎり丁寧に、クリニックのことと現状をお話しした。拙い説明だったとは思うが、熱心に耳を傾けてくれた。

「状況はわかりました。私の担当部署ではないけれど、自分ができることは力になります。いつでも連絡をください」

参事官はその言葉どおりに、その後、さまざまな日本の団体につなげてくれた。これまでも派遺員が何度か足を運び、支援のお願いをしてきた大使館。なかなか動いてもらえることはなかったが、彼の存在でその動きが大きく変わっていった。

担当部署ではなく、自身の仕事でもない国境地域の支援に多大な力を貸してくれた参事官。どうしてそこまで熱く支援してくれるのだろうか。

一年が過ぎた頃、参事官はバンコクを離れ、次の赴任地に異動することになった。バンコクで開かれた送別会の席で、最後に参事官からのスピーチがあった。

「僕の専門とする分野は、いまの職場ではマイノリティなんです。だから僕もマイノリティの気持ちはわかるし、マイノリティを応援したいという気持ちになるんです」

日本とか大使館とか参事官とかではなく、個人の想いとして応援してくれていたのだと知った。こんなに偉い方でも、こんなにも熱く自分の想いに正直にいるのだということに、人として心から尊敬と憧れの気持ちを抱いた。いつの日か、「理想の参事官でした」と伝えるために、参事官のいる大使館を訪ねたいと思っている。

日本財団に直談判――クリニックの資金難④

参事官がつなげてくれた団体の一つが「日本財団」。

ちょうど財団の笹川陽平会長が、日本政府のミャンマー少数民族福祉向上大使に就任するタイミングだった。少数民族が多く行き交う国境地域を支援してくれるかもしれない。

日本財団の上層部にメソットの現状を訴える手紙を届けることになった。明日、参事官を通じて新聞記者の手から直接、財団の方に渡してもらうことになる。今晩中に手紙を書かないと。だが、いざ書き始めると、何を書いていいのやら……。恥ずかしながら、正式な手紙なんていままで書いたことがなかった。書いては消し、書いては消しと、夜通し悩みまくった。たった数行の文章に何時間もかかった。

気づけば朝になっていた。ひと晩中、力を出しきった手紙は仕上がらないままだった。今日は学校保健の研修で講義をしないといけない日。もう時間オーバーだった。でも、この手紙だけはなんとしても届けたい。このチャンスを逃すわけにはいかなかった。

ちょうどこの頃、先代の派遣員がメソットに滞在していた。朝一番に彼女の家へ向かい、助けを求めた。ひと晩かけても書き上げられなかった手紙を仕上げてほしいと頼むと、彼女はさっと目を通し、立派な文章にまとめ上げてくれた。自分の不甲斐なさに悔しさを感じながらも、急いで参事官のもとに送った。なんとか間に合いますように。財団まで届きますように。

返事はすぐに来た。

〈一度、クリニックを訪問したいと思います。財団の会長と一緒に行きます〉

大きなチャンスがつながった。滞在中にできるかぎりのことを伝えて見てもらえるようにと、精一杯の準備をした。

数週間後に財団の一行がメソットに来てくれた。いわゆるビッグネームの方を案内するなんて初めてのことだった。でも、緊張よりワクワクのほうが大きかった。

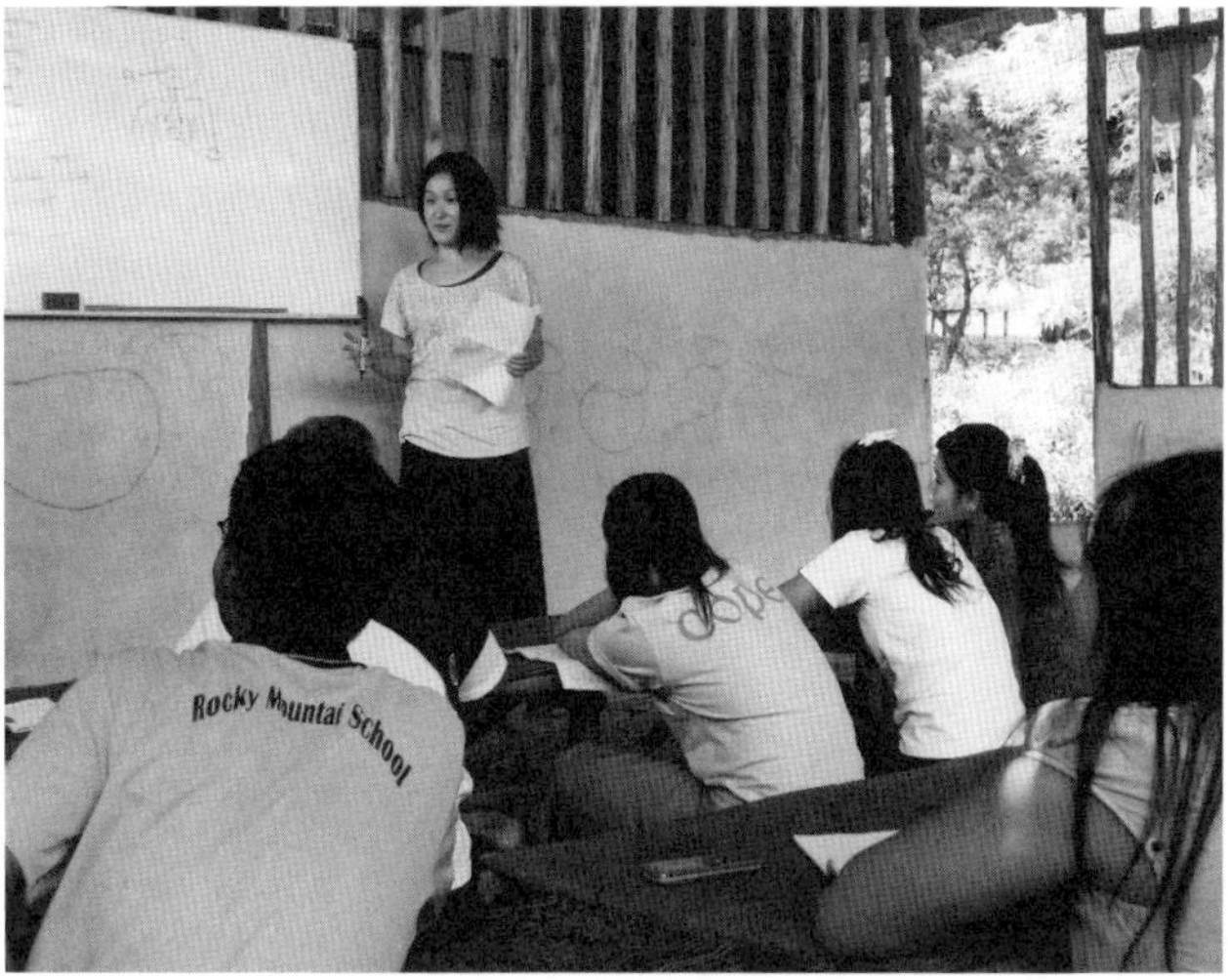

移民学校の先生に応急看護研修の講義を行う前川派遣員（2012年）

クリニックに向かう。入口を入ったところで会長が教えてくれた。

「うちの先代の会長が昔、メータオ・クリニックを支援していたんだよ。初期の建物を支援していたと聞いたんだけど、どこかな」

初期の建物はすでに取り壊されており、いまは駐車場になっているが、良い縁を感じた。

会長と御一行はクリニック内を視察し、シンシア院長との会談に入った。財団がミャンマー国内で行っている援助事業のこと、クリニックが行っている国境地域の医療活動のことなどを情報交換した。

訪問一日目はうまくいった。その後、財団の担当スタッフだけが残り、会長と数名のスタッフはメソットを離れた。

二日目の朝、今日は担当スタッフの方を別の視察地に案内する日。しかし、なんだか熱っぽい。体温を測ってみると三八度あった。けれども、やっと実現したこの日を逃すわけにはいかない。解熱剤を飲み、熱をごまかして案内した。なんとか一日を乗りきったが、夕方に熱は三九度になっていた。この日の夜は、情報交換を兼ねた食事会を予定していた。夜の食事会こそ、気兼ねなく話せる大切な時間だ。なんとしても出かけなくては。

さらに解熱剤を飲み、熱を下げて食事会に参加した。普段どおりにお酒もすすみ、話も盛り上がった。メータオ・クリニック支援に関しては好感触。うまくいった。

クリニックへ三年間で合計約一〇〇〇万円の支援、そして、私たちＪＡＭのかねてからの夢、シンシア院長の日本招聘企画への支援が決まった。

頑張った甲斐があった。大きな何かが動くような気がして興奮した。緊張の糸がほどけたのか、あれほどあった熱も落ち着いてきた。

ミイラ取りがミイラになる

日本財団が去った一週間後、ＪＡＭが毎年夏に実施しているスタディツアーが始まった。日本から来た八名の参加者を、一週間の日程でクリニックや移民学校、難民キャンプに案内する。

ツアー初日はクリニックの視察だ。クリニック内を歩きまわり、各部署を紹介する。わざわざ遠くから来てくれた日本のみなさんに、できるだけクリニックや国境地域のことを知ってもらいたい。私が知っていることはすべて伝えられるように、丁寧に説明しながら進めていった。だけど一日の終わり、なんだか体調がおかしいな……。

ツアー二日目は、一時間ほど離れた場所にある難民キャンプを訪問する。これまで何度か行ったことのある難民キャンプだ。早朝にツアーのみなさんとライトバンに乗り込み出発し、半分ほど来たところで途中にある店で休憩をとった。少し標高が高いところにあるため、朝方は霧がかかる。それは幻想的で自然を感じられるため、私の好きな風景の一つでもあった。しかし、その朝はそんな風景を楽しめないほど寒かった。

一人のスタッフが激辛カップラーメンを食べている。そうだ、私もあれを食べよう。食べて身体を温めれば、ちょっとは良くなるかも。

竹とバナナの葉でつくられた家がひしめき合うように建ち並ぶ難民キャンプに到着した。キャンプ内には、家々の合間にクリニック、学校、職業訓練校など、さまざまな施設が建てられている。車が通る主要な道路を中心にして、人がやっと通れるほどの細い道が各々の家と施設をつないでいる。

ライトバンで行けるところまでは進み、そこから視察地まで歩いて向かう。少し天気が悪い。小雨が降り、道がぬかるんできた。ズボンが濡れないように、裾《すそ》を上げる。参加者さんと話しながら目的地まで歩いていった。

「こんなに雨が続く雨季は、蚊《か》が増えてデング熱が流行するんですよ。気をつけてくださいね」

「でも前川さん、足首を出しているけど大丈夫？」

「いつもこんな感じなんで大丈夫ですよ。自分がデング熱になったらどうしよう（笑）」

その後、難民キャンプ内のクリニックと学校を視察し、スポーツ活動を行っている団体の施設を視察している頃、あまりの寒さでうずくまらないと耐えられないほどになった。朝食べた激辛カップラーメンの効力が切れたのか、寒い……。すごく寒い……。

「参加者さん、寒くないですか？」

「ううん、大丈夫ですよ。むしろ蒸し暑いくらい」

そう、なら良かった。寒いのは私だけなのね……。


翌朝、起きると頭が割れるほどに痛かった。熱は三九度を超えていた。

今日は移民学校を訪問する日。ツアーの案内は現地派遣員の大切な任務の一つだ。なんとか行きたい、が、身体が動かない。さすがに無理だと判断し、友人を呼び、病院に連れて行ってもらった。

診断は、――デング熱。

まさに参加者さんとの会話のとおりになってしまった。院内感染予防を担当する私が、一番ガードが甘く、感染症をもらった。ミイラ取りがミイラになった。

いつもこんな感じだから大丈夫、などということはない。感染症は誰にでも起こりうるし、罹《かか》らないための対策が大切。デング熱のつらさを通して、このことを身をもって知ることになった。

入院生活 in メソット

デング熱の診断を受けたその日から、メソットの私立病院に入院することになった。日本ではめったに風邪も引かないし、入院なんてしたこともなかった私が、ここで初めての入院を経験することになった。

デングウイルスの型は四種類ある。どれに罹っても症状は高熱、頭痛、身体や目の痛みなど同じだが、その程度はウイルス型によって異なる。四種類の中でも私が罹った型は重い症状を呈するものだったようで、三九度を超える熱が連日続いた。とはいえデング熱に特効薬はなく、薬で熱をコントロールするしかない。

四時間おきに解熱剤を飲む。最初の二時間は解熱剤がうまく効いてくれるおかげで、おしゃべりもできるくらいには身体が楽になる。問題は後半の二時間だ。身体が熱くなり、頭がかち割れるほど痛くなり、全身が痛みだす。この二時間の境目がわかるようになってきた。どうにかこの苦しさから逃れたくて、唸《うな》り声が漏れる。

「ウーウー……」

これが後半戦のゴングみたいなものだった。それからの二時間は黙っていられないほどの熱と頭痛と身体の痛みに耐えなければいけない。早く解熱剤が欲しくて、付き添いの田畑派遣員に何度も時間を尋ねる。たいてい数十分しか経っていなくてがっかりする。

「ウーウー……」

病室でこの繰り返しに苦しみながらも、初めての入院生活で楽しいことや発見もあった。

まず、タイの薬は色鮮やかなこと。解熱剤を含めて一〇個近い薬を毎日飲んでいた。赤や黄や緑など色鮮やかなカプセル薬は、日本の病院ではなかなかお目にかからない。グロテスクな色合いに初めはぎょっとしたが、タイらしさと思って、今度はどんな色の薬が出てくるのだろうと楽しんでもいた。

次に、タイの病院食はあまりおいしくないこと。日本の病院でも病院食はおいしくないとよく聞くけれど、これはタイも一緒だった。そもそも、体調が悪いなかで何を食べてもおいしく感じないのもあるかもしれないが、アルミの食器に入れられた食事はますます味気なく感じた。毎食ついてくるデザートはタピオカミルクなどタイのデザートが多かった。

そして、タイのフルーツには身体を温めるものと冷ますものがあること。熱が高く食欲もあまりなかったので、病院食の代わりにフルーツをよく食べていた。タイの大学の先生がお見舞いに来てくれたとき、私が食べているフルーツを見て先生が言った。

「それは身体を温めるフルーツだから、いま食べてはダメよ。熱があるんだから、身体を冷やすフルーツを食べないと」

フルーツに温めるとか冷ますとかがあるんだと、初めて知った。

それから、症状に関するタイ語を学んだこと。毎朝、看護アシスタントのスタッフが熱や症状を聞きに来てくれる。簡単な英語を話せる人もいるが、話せない人もいる。

「熱は?」「頭痛は?」「便はあった?」「尿は?」

このあたりのタイ語は入院生活で覚えた。

ほかには、タイの病院のナースたちは、たいていステーションでおしゃべりしていること。タイの病院では、日本の病院ほどナースが患者のもとを訪ねることはない。代わりにナースアシスタントのスタッフが血圧測定や配薬などをしている。ナースは何をしているかというと、ステーションに集まり、おしゃべりをしている……ように見えた。

お見舞いにはきれいなお花

入院前は一緒に院内感染対策事業を進めていたオランダ人のギデオンくん。心配して病室までお見舞いに来てくれた。

「大丈夫かい? デング熱と聞いて心配したよ。早く元気になってね」

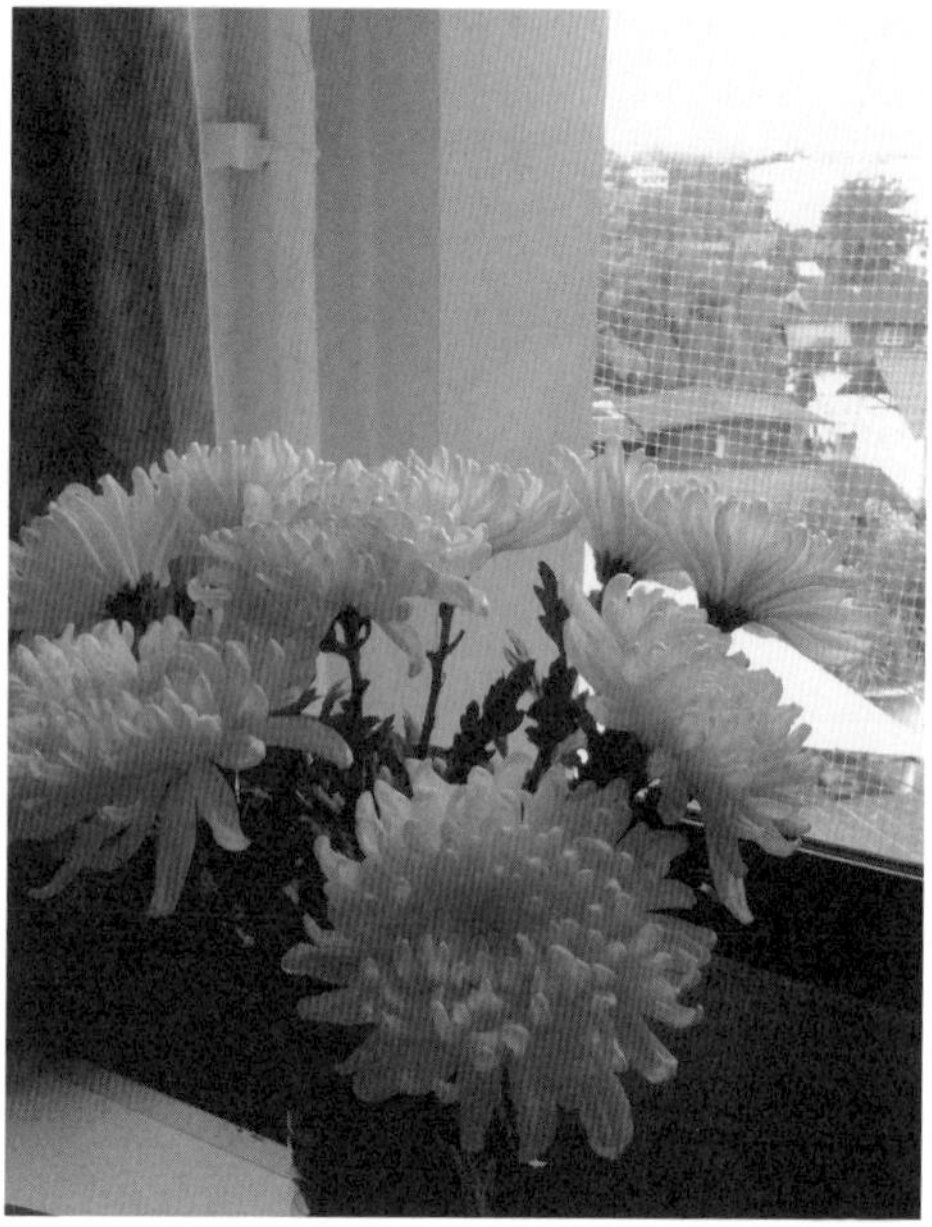

病室のベッドから（2012年8月）

差し出されたのはきれいに咲いた白い菊の花。

オランダではそういう意味はないものね、と整理しようと思っても、根っこに染みついた白い菊の感覚に複雑な気持ちが隠せない。

彼の気持ちを無駄にしたくなくて、きれいに咲いた白い菊を窓際に飾った。

いまだに白い菊の意味を伝えられていないけど、いま振り返ると、ちょっとくすっと笑ってしまう思い出になった。

先生が病室に入ってくる。

「デング熱の合併症でデング出血熱というものがあります。もしそうなったら輸血が必要になりますが、ここには充分な量がないので、万が一に備えてチェンマイの病院に転院しましょう。救急車で行きますよ」

え？　転院？　救急車で？　ここからチェンマイまではバスで五時間かかるよ。そこを救急車で行くという。まだ四時間おきの解熱剤がないと過ごせないほどなのに。

入院生活 in チェンマイ

チェンマイに移動する朝、病院までメータオ・クリニックのスタッフたちが見送りに来てくれた。寝かされたまま救急車に乗せられる私を心配そうに見ながら、元気になるようにと言葉をかけてくれた。

入院も初めてだったけれど、救急車に乗るのも初めてのことである。しかもこれから山越え五時間のドライブだ。四時間周期の熱が襲ってくる状態で耐えられるかが心配だった。

私の看病のために、田畑派遣員もチェンマイまで一緒に来てくれることになった。寝ている私の横に座りながら、私の状態を常に気にかけてくれる。

道中の五時間は収まることのない熱との闘いだった。熱が高くなると、横から田畑派遣員が水を出してくれる。救急車の中でも飲みやすいようにと、咥《くわ》えて飲む形のボトルを用意してくれていた。山道に揺られ高熱にうなされながらで、いったいどこまで来たのか、何時間経ったのかわからない。耐えるしかない。

「街に入りましたよ、ゆかさん」

長い長いドライブを経て、救急車はチェンマイの街中に入ったようだ。

着いた先はメソットの私立病院の系列で立派な病院だった。

病室に入る。明るい雰囲気で、テレビ、ソファーも備えつけられているホテルのような病室だった。到着して間もなく、スタッフが病室に来ていろいろと説明してくれたのち、一冊のファイルが渡された。中には日本食からハンバーグまでさまざまな食事のメニューが載っていた。

「毎日三食、好きな食事を選べます。どれにしますか？」

「選べるの⁉」

病院だけど病院っぽくない、ホテルのような環境に驚いた。病室の外に掲げられたネームプレートには「ＶＩＰ」と書かれている。どうやら本当に特別待遇を受けているようで、豪華な入院生活が始まった。残念なことに、高熱でまったく食欲のなかった私は、ハンバーグやサンドイッチセットなどおいしそうな食事を選ぶも、ほとんど食べることができなかった。その食事は、ずっと付き添ってくれた田畑派遣員に食べてもらうことになった。

幸いにもデング出血熱に移行することはなく、順調に回復していった。ただ、回復期に起こるデング熱特有の手足の掻痒感《そうようかん》は、皮膚の下を芋虫が這っているような、ホラー映画のような感覚で、なんとも耐えがたかった。あの感覚はいまでも忘れられないでいる。

この病院での入院生活は一〇日間にわたった。一週間の療養と再診で回復したことが確認でき、メソットへと戻った。

デング熱の後遺症

いざ仕事！　と意気込んでメソットに戻る。秋にはシンシア院長を日本に呼ぶことも決まっている。たくさんの準備も残っていた。挽回せねば。少しでも早く動き始めて、溜まった仕事を進めたい。

ひとまずクリニックに行って、みんなに挨拶してまわって、状況を見てみよう。自転車にまたがり、クリニックまでのいつもの道を進む。しかし、なんだか身体が重い。メソットとチェンマイでの三週間におよぶ療養生活で、思いのほか筋力が落ちていたようだった。頑張ればそのうち身体もついてくるだろう。あまり気にせずに漕ぎ続けた。

道中、よく知るボランティアスタッフに会った。

「ゆか！　帰ってきたんだね。元気になった？」

「うん。だいたい良くなったよ。ありがとう」

そう答えたところで、なんだかしんどく感じている自分に気づいた。クリニックに到着し、久しぶりのスタッフたちに声をかける。元気になったよ、とみんなに伝えたい。そう思いながら、笑顔を作ることがしんどかった。

家に帰るとすごい疲労を感じた。クリニックまで行ってお話ししただけなのに……。いろいろ進めたいと焦る気持ちと、どこか乗らない気持ちとが嚙み合わなくてつらかった。何かがおかしい。

ＪＡＭ日本事務局のスタッフに相談してみると、さすが医療関係者たちの団体だ。すぐにそれがデング熱からくる倦怠感だとわかった。デングウイルスは肝臓に悪さをする。肝臓がダメージを受けると倦怠感が生まれる。

治ったはずのデング熱にこんな後遺症があるなんて知らなかった。動けるはずなのに動けない倦怠感を引き金に、うつ病を発症する人もいるらしい。知らなかったらもっと苦しんでいたに違いない。知るだけで助かることがたくさんあるんだろうなと思った。

パスポート

二〇一二年一一月に、シンシア院長と初代派遣員の時代からお世話になってきたターウィン副院長を日本に招聘することが決まっている。デング熱に罹りながらも一番の気がかりは、二人の渡航準備だった。

第一関門は、渡航に必要な書類を準備できるか。これが私たち現地派遣員の最重要課題であり、招聘を実現するための最低条件だった。はたして、ここにいる人たちはどんな資格で滞在しているのかが、そもそもよくわかっていなかった。

他国へ行くために必要な書類として、私たちがまず思い浮かべるのはパスポートだ。しかし、他国（タイ側）に滞在しているにもかかわらず、クリニックのスタッフの多くはパスポートを持っていなかった。調べていくにつれて、パスポート以外にもたくさんの滞在資格があることを知った。

◉──テンポラリー・パスポート

タイとミャンマーの二国間でのみ有効なパスポート。そのほかの国には行けないが、タイ国内であれば自由に移動が許される。

◉──通称ピンクカードや一〇年カードといわれるもの

一九七六年以前にタイに移住してきたミャンマー移民に発行された居住許可証で、難民に近いかたちでタイの滞在が許可された。タイ国内のどこにでも住むことができる。

◉──ターク県の居住許可証

これを持っている移民はクリニックのあるターク県でのみ居住が許され、県外に出るときはそのつど、旅行許可証を取得する必要がある。

しかし、どれも単体では国外には行けず、日本へ行くにはテンポラリー・パスポートかピンクカードを持ったうえで、タイ当局発行のトラベル・ドキュメントと呼ばれる書類が必要であった。さらに、日本への入国許可証であるビザの取得が必要だった。

どれもやったことがない申請ばかりだし、どこに、どのような書類の提出が必要かもよくわからない。できるかぎりの情報を得るために、クリニックのスタッフに、長年活動しているNGOスタッフに、海外ボランティアに、情報を持っていそうな人には片っ端から声をかけた。

しかし、ここで大きな問題が浮上する。これらの資格の申請には、ミャンマー政府が発行する書類が必要だった。とくにターウィンは取得しなければいけない資格が多く、必要な書類も多かった。遠隔操作での取得はできず、ミャンマーに戻り自分で窓口で申請する必要があった。

「どうする？　ミャンマーに入って書類を取ってくる？」

ターウィンは曇り顔で沈黙した。いつも冗談ばかりで明るいターウィンのこんな姿は見たことがなかった。しばらく沈黙が続いたあと、いまの気持ちを教えてくれた。

「タイに移り住んで以来、ミャンマーに戻ることがあっても、それはカレン州で自分の仲間たちがいる地域だけだ。軍事政権から逃れるようにミャンマーを去り、タイに入国したときから何十年、ミャンマー政府の管轄地域に足を踏み入れたことはない。ミャンマー国外で海外NGOの支援を受けながら避難民への医療活動をしている僕らのことを、ミャンマー政府はおもしろく思っていないかもしれないんだ。家族もいるし、無事に戻ってこられなかったら……」

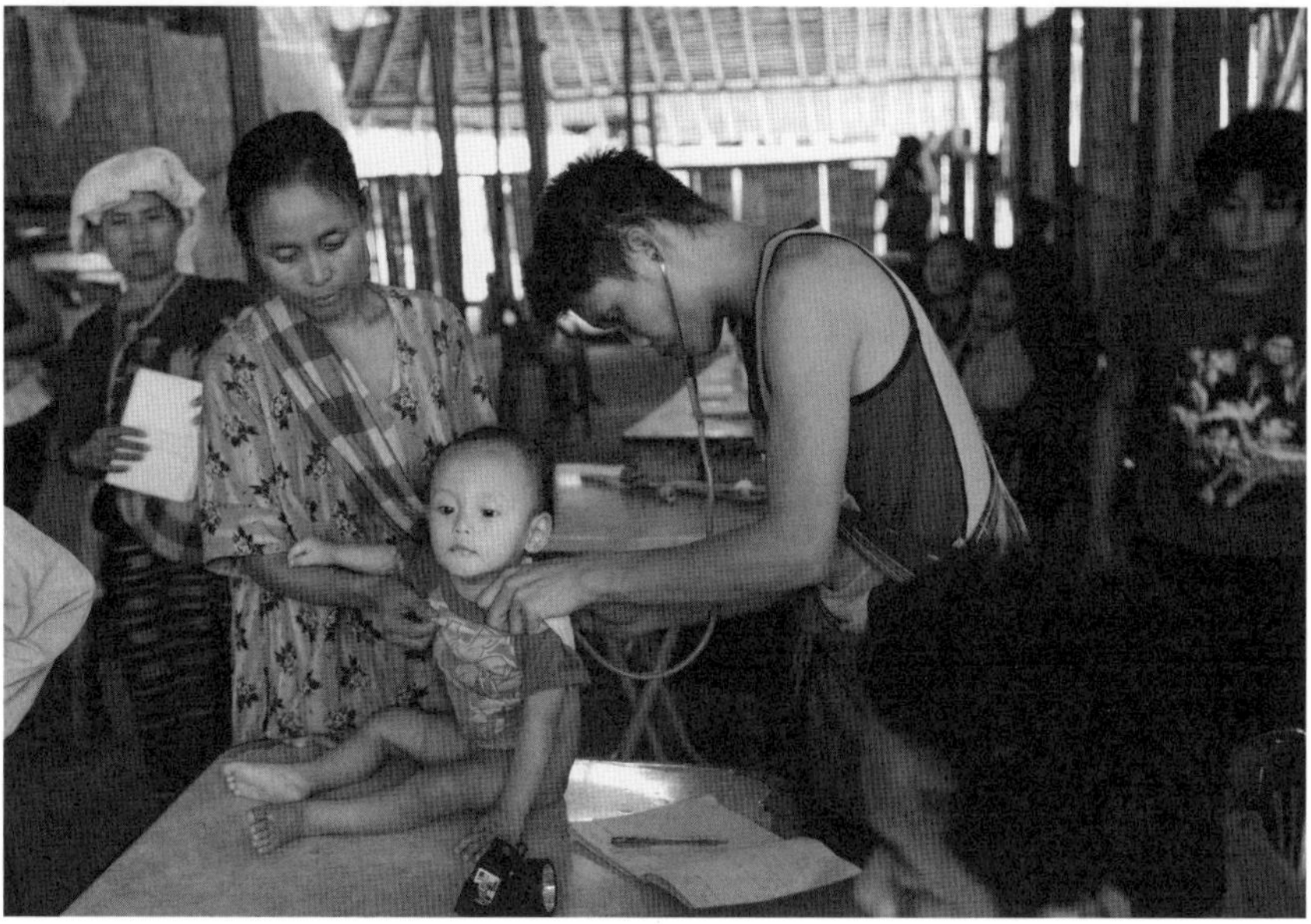

ミャンマー国内の難民キャンプ
Photo: Atsushi Shibuya

この頃は、ミャンマー「民主化」の実態がまだ見えてはいない二〇一二年。軍事政権の力が残るミャンマーに足を踏み入れて、無事に帰ってこられる保証はなかった。

私たちがイメージする役所での書類申請とは大きくかけ離れた、命を懸けた選択なのだと、このとき初めて気がついた。

「私たちは無理にとは言わない。自分の安全を、家族の安全を一番に考えて決めてほしい。行くと決めたときは全力でサポートするから」

「わかった、数日考えてみるよ」

ターウィンは、タイ国内、ミャンマー国内にいるたくさんの友人、知り合いに相談したそうだ。いろいろな伝手《つて》で、可能な手段を、安全な道を、探しまわった。

数日後、彼の答えは「挑戦する」。

その答えを聞いた瞬間、新しいことへの挑戦に私は喜んだ。ただ、彼の言っていたことを思い出すと、運命をともにするような恐怖と、彼を絶対に安全に帰らせるんだという強い思いとで胸がギュッとなった。

旅の計画が始まった。

数十年ぶりの帰国

とにかく信頼できるところから情報を集め、信頼できる友人に協力してもらい、ミャンマーへの渡航計画を立てた。うまくいけば数週間でミャンマー政府発行のパスポートが取得できるはずだ。

出発の朝、ターウィンの自宅に立ち寄り、見送った。目的地に着くたびに連絡をくれるようにと約束した。

今回の旅では彼の生まれ育った村とカレン州の州都パアンに立ち寄り、それからヤンゴンに向かう。ミャンマー政府が管理するＩＤすら持っていないため、村で申請するところから始まる。長い間、ミャンマーの外にいた彼にとっては、このＩＤ取得すらそう簡単なことではない。家族証明書、ミャンマー国内での銀行口座や預金など、カレン州で暮らすうえでは不要だった書類ばかりを、いまさら集めなければならなかった。

「村に着いたよ。いまから書類集めに動くよ」

ターウィンからの一報に、まずは安堵した。

移動は親しい友人が準備してくれた。信頼感が何よりの保険だった。久しぶりの村には知っている顔は少なくなっていたという。難民として他国へ出たり、働きにタイへ移住したりと、とりわけ働きざかりの若者は少ない。村に仕事がないことが原因だという。いろいろな人の手助けのもとで書類を準備し、パアンで無事にIDを取得。そのままヤンゴンに向かい、無事にパスポートの申請を済ますことができた。順調な進み具合だった。

パスポートの受け取りは三週間後。本人が取りに行くことになっている。そこまで済めばゴールは近い。

ところが三週間後、受け取り窓口に行った彼から連絡が入った。

「役所の担当者がパスポートを渡してくれない。まだ準備中と言っているけれど、これはよくあるやつだと思う。僕も役所につながりそうな知り合いをあたってみようと思うけど、どうしようか?」

よくあるやつとは、賄賂のことだ。いろいろな場面でよく聞く話だ。権力を利用した卑怯なやり方に腹が立つ。しかし、ただ待って交渉して時間をかけても動く保証はない。相手にとってはいくら渋っても時間を引きのばしても痛くもかゆくもないのだから。パスポートがなければ帰れないし、日本渡航までの時間も限られている。

私の任務は、彼が日本に行けるようにサポートすること。相変わらずのミャンマー当局のやり方に胸くそが悪くなるが、念願のパスポートが手に入り彼も無事に帰ってくるのであればそれでいい。成功だ。自分にそう言い聞かせた。

「妥当な金額を教えて。準備するから」

彼はその金額を、窓口で担当の者にそっと渡したそうだ。

「無事にパスポートが発行されたよ。いまから帰路につくよ」

嬉しすぎて顔がにやける。

「よかった！　おめでとう！　メソットに着くまで安全に、気をつけて帰ってきてね」

数日後、ターウィンは無事に戻ってきた。宝物を手に入れた少年のようにニコニコしながら、パスポートを見せてくれた。端までピシッと伸びた新しいパスポート。しっかりターウィンの名前と写真が載っている。本当に日本に行けるかもしれないと、ニヤニヤが止まらない。興奮が止まらない。

これまで戦闘や迫害に巻き込まれながら、命を守る選択のみを強いられてきたターウィン。タイ側のメソットにいてもターク県から出るには許可証が必要で、いつどこで警察にいいがかりをつけられるかもしれない。そんな生活を送ってきたターウィンが、飛行機に乗り日本へ向かう。いろいろなものを見てもらいたい。感じてもらいたい。たくさんの人に会ってほしい。そのすべてをメータオ・クリニックや村や家族のために持ち帰ってほしい。

渡航準備とハッピーワード

パスポートを受け取った後、ターウィンはタイの滞在ビザの取得、シンシア先生はトラベル・ドキュメントの取得など、各々にいろいろな手順を踏み、日本行きのビザが手に入ったのは出発前日だった。明日から日本だ。出発前夜、シンシア先生は別件で出かけていたため、ターウィン、田畑派遣員、私の三人で、日本行きの前祝いとしてバンコクの日本料理屋に行った。

日本食を食べながら、少しは日本語を話せたほうがいいよねということで、挨拶、数字、自己紹介などの簡単な日本語を教えた。ターウィンは、ビルマ語、カレン語、タイ語、英語の四つの言語が話せる。言語に長けていて、音を聴いたらその言葉をほぼ完璧に復唱し覚えてしまう。もちろんこの日もスラスラと覚えていった。いい感じ。日本で出会う人も、ターウィンがここまで話せたら、さぞ喜んでくれるんだろうな。想像するとワクワクした。

お店を出る頃にターウィンが言った。

「だいたいこの二つの言葉を覚えていれば、ハッピーにやっていけると思う。〝アサヒ！〟〝ワサビ！〟――そうだろ⁉」

笑った。せっかくほかにも教えたのにと思いつつ、ハッピーという点でいえば間違っていないかもしれない。もうそれでいいよ。

移動中も行く先々でも、「アサヒ」「ワサビ」を連発した。この二つだけ、やたら自慢げに発するターウィンにみんなは大爆笑。言葉のとおり、みんなハッピーになっていた。ギャグのセンスに長けて頭の切れも良いターウィン、その人柄に国境は関係ないのね。

超多忙な日本巡業

日本での滞在は一〇日間。東京、大阪、福井をまわり、講演会七回、会議五回、取材九社を予定していた。夜はチャリティ夕食会や講演先との食事会で予定がぎっしりと埋まっている。自由時間は大阪と福井で取れる数時間だけだ。あまりに詰め込みすぎたスケジュールのため、移動中までもが次の講演会の準備の時間になるほどだった。

実際に動いてみると、分刻みのスケジュールに、こちらが申し訳なくなってきた。時間に間に合わせるために、シンシア院長を急かさないといけないこともあった。

電車での移動中、あまりに申し訳なくて、思わずシンシア先生に声をかけた。

「せっかくの日本滞在なのに、こんなにいそがしくて申し訳ありません。きつくないですか？」

「大丈夫よ。このために来ているんですもの」

それまで時折、疲れた表情を浮かべていたシンシア先生だが、満面の笑顔で返されたこの言葉に、国境の医療を担う人としての強さととてつもなく大きな優しさを感じた。

行く先々の講演会では本当にたくさんの方々に出会い、応援してもらった。どのような場に行

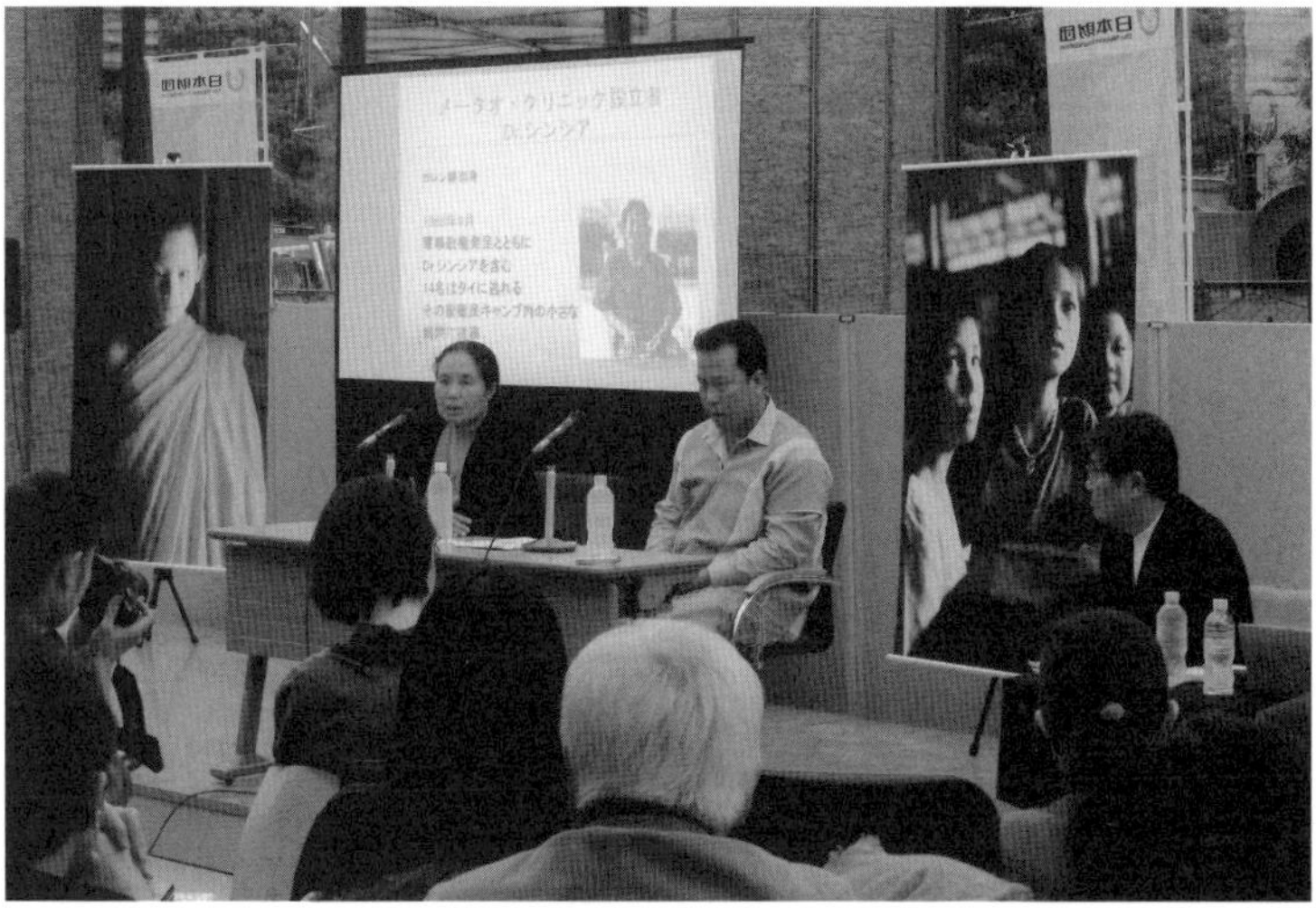

東京で講演するシンシア院長とターウィン副院長（2012年11月）

っても、シンシア先生の自然体からにじみ出る芯の強さと母のような優しさを感じていた。その魅力に多くの人が感動し、勇気づけられたと思う。

個人的にも、こんなにもたくさんの方に支えてもらった日本巡業の同伴をさせてもらい、時には ツアコンとして、通訳者として、海外ボランティアとして、多面に携わることで素晴らしい経験と成長ができたと思っている。この場を借りて、支えてくれた関係者と講演会に足を運んでくださった日本のみなさまに心から感謝の気持ちを伝えたい。

印象に残っている場面がある。日本滞在中、「大丈夫よ」と言ってほとんど個人的な要望を出さなかったシンシア先生だが、日本に着いて間もないとき、バスの中で一度だけお願いされたことがあった。

「メソットにつなげられる電話が欲しいけど、ある？　家族やスタッフたちと話したいのだけれど」

すぐに準備した。だいたい毎晩、メソットに電話をかけていたようだった。

福井に行ったとき、昔の暮らしを紹介する資料館に行った。そこには、復元された藁葺《わらぶ》き屋根の家があった。家の外には燃料用の割った薪《まき》が並べて置いてあり、それを見たシンシア先生は、「村の暮らしと一緒よ」と嬉しそうに教えてくれた。脱穀機に石臼《いしうす》など、カレンの村でいまも使っているものがたくさんあった。興味津々に見てまわるシンシア先生は、いつにもまして穏やかで、院長シンシアではなく、母シンシアになっていたように感じた。

やはり、どこにいても想うのは、カレンの村とメータオ・ファミリーのことなんだ。その気持ちが二五年以上も彼女を突き動かしている原動力なのだと、にじみ出る思いを感じた一〇日間だった。

クリニックの水没事件

私はメソットの市街地から細い路地に入ったところにあるタイ人一家の離れに住んでいた。離れの前には青々とした庭があり、小鳥のさえずりが聞こえ、陽当たりもいい。この部屋が気に入っていた。

一方で、ここに住んでいる間にデング熱に二回も罹ったので、タイ人からは「レッドエリア」と笑われていた。デング熱が多いということは蚊がたくさんいるということでもある。蚊の幼虫が生息できる水たまりが多いということだ。

そのとおりで、ここの土地は周囲に比べて若干低い。そのため、少しでも雨が降り続けば、庭には水が溜まり、道路は浸水する。そんな光景をこれまでに何度も見た。

二〇一三年七月、メソットも雨季に入った。この時期は一日一回は雨が降る。一日中降り続くこともあれば、夕方に数分のスコールで終わることもあった。今年の雨季は一日中降り続くパターンのようだった。ここ数日、雨はやむ気配がない。

家の前の道も足首が浸かるくらいまで浸水してきた。まあ、これくらいならよくあること。こんな日は魚も流れ着いてくるらしく、子どもたちは網を持ってバチャバチャと楽しそうに遊んでいた。いつもと違う雰囲気にワクワクしている子どもたちを横目に、ズボンの裾をたくし上げ、バイクで水をかき分けながら出勤した。

クリニックで働く間も雨は降り続き、強くなるばかりだった。外から戻ってきたスタッフが、「市内が川のようになっているよ」と教えてくれた。働くのをやめて自宅の様子を見に帰るスタッフたちも出てきた。

「私も早めに帰ろう」

いつもより早く仕事を切り上げて、バイクで市内に向かう。スタッフの言うとおり、市街地に近づくにつれて水かさは増し、一番の繁華街の道はすっかり川になっていた。かわいらしく流れる川ではなく、茶色の水がゴーッと流れる濁流レベルだった。なんとか目的地までたどり着こうと、自転車やバイクに乗りながら濁流に立ち向かう者もいた。行けるかな……？　でも帰り道はここしかないし、古いけれどもそこそこ丈夫なバイクだ。みんなと同じように行けるだろうと、バイクでゆっくりと濁流の中に入っていった。

そろりそろりと前進する。水の抵抗をもろに感じる。バイクはだんだん水に埋もれていく。水中バイク、初めての経験だ。そんなことを思って数分が経った。半分ほど水に埋まったバイクはついにエンジンが切れた。

さすがに無理か……。少し高台にあるお店の軒先に避難して友人に電話する。濁流の真ん中にたたずんでいる私の状況を聞いて驚き、すぐに迎えに来てくれた。彼女のバイクの後ろにまたがる。私のものよりもずっと丈夫なバイクは、濁流の中もずんずん進んでいった。あそこを曲がれば、家に向かう細道が見える。家までもうすぐだ。

その角に見えたのは避難を促す警察官だった。笛を吹き、行き交う人を誘導している。水かさは警察官の腰ほどまである。曲がり角にさしかかると警察官が声をかけてきた。

「どっちに行くの？」

「その先に家があるんです」

「でも、水の流れが速すぎるんだ。バイクはもう入れないよ。徒歩でよければそこまで誘導して

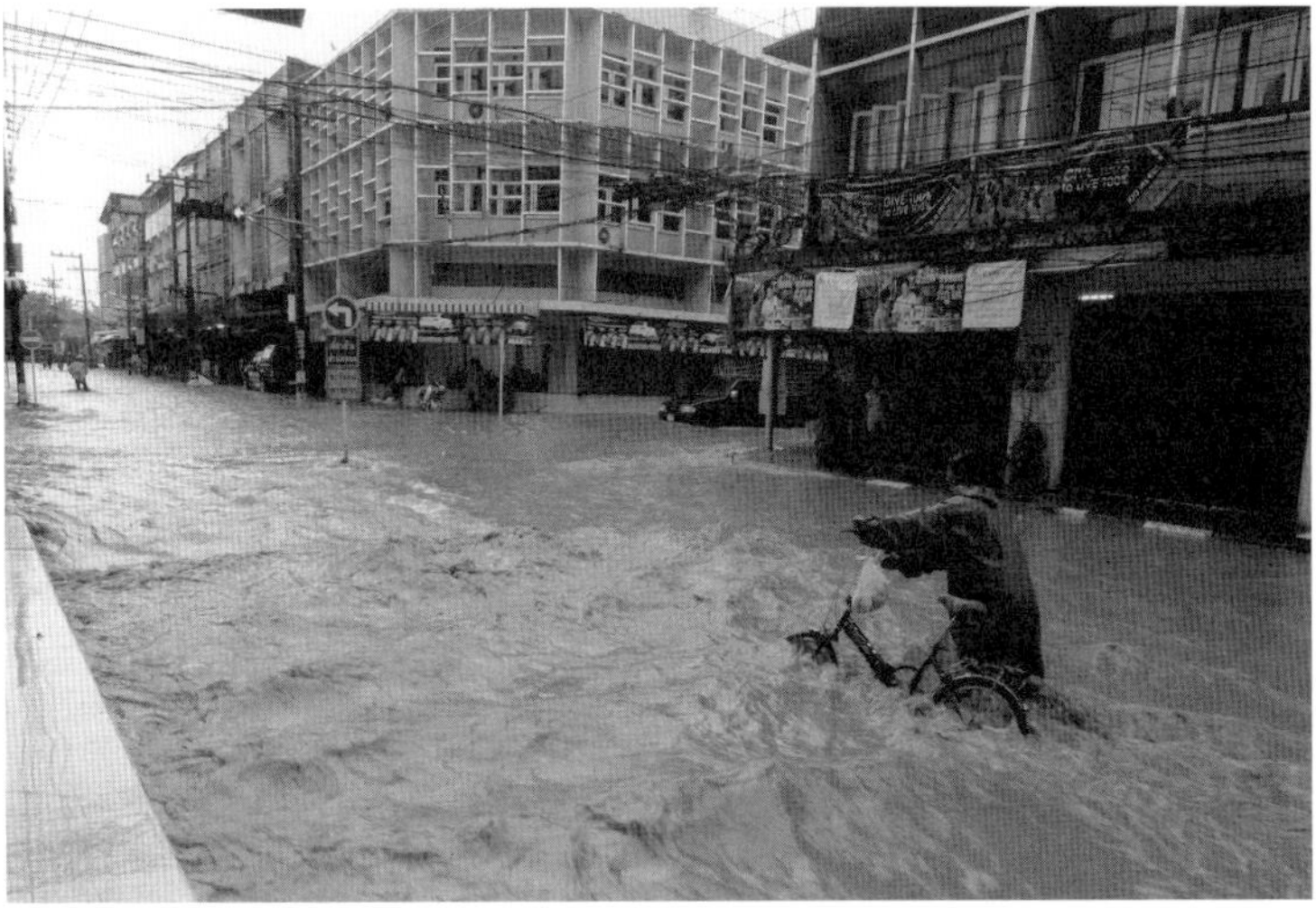

濁流に襲われたメソット市内（2013年7月）

あげるよ」

そう言うと、警察官は私の手を引き、水の流れがおさまるところまで引っ張って連れて行ってくれた。

家は床上浸水するぎりぎりまで水が上がってきていた。大家さん夫婦は、どうしましょうといったふうに、家の外に出て様子を見ている。避難するのかを尋ねると、このまま様子を見ると言う。「車があるから大丈夫だ」と。

一人で部屋に残るのはあまりに心細かったので、私は友人宅に避難することにした。さっきの警察官にお願いをして家から脱出し、友人宅に向かった。

びしょ濡れの身体をシャワーで温める。身支度を整え、友人とこれからどうするか話している頃、クリニックのスタッフから連絡が入った。

「メータオ・クリニックも水没し始めた。患者を近くの学校に避難させる」

私たちも何かできることを——。そう思ったが、車もない、移動する手段もない。下手に動くと、かえって邪魔になるだろう。そう思い、そこで待機することにした。

次の連絡が入ったのは夜九時をまわった頃だった。

「迎えに行けるけど、どうする？」

学校に着くと、明かりが灯る教室の中に患者さんと家族が横になっていた。窓には紙きれが貼られていて、病室名が書かれている。その文字の様子から、よっぽど急いでいたことがうかがえた。搬送に手を貸した男性スタッフたちは泥だらけだった。

何もできなかったことに落ち込んだ気持ちになりながら、学校内をまわった。水に浸かった医薬品も山盛りになっている。これは落ち着いたら大掃除だな、そこで貢献しよう。そう気持ちを切り替えた。

日本でいえば体育館にあたるようなイベント会場は産科病棟になっていた。屋外に屋根だけが設置された吹きっさらしの場所だが、奥の個室を分娩室にしているそうだ。翌日聞いた話では、この晩に六人もの子どもが生まれたらしい。母と子の強さと、臨機応変に対応するスタッフたちのたくましさに感動した。

クリニックが元の診療に戻るまでには数週間がかかった。スタッフ総出で、泥だらけになった病室の床、敷地の全部を掃除した。残った医薬品はカビでやられないようにすべて搬出した。搬出に便利な機械はないけれど、人はいた。リレー方式で薬が入った段ボール箱を運び出す。「エイ、エイ」と声を出し合い、疲れたスタッフがいれば声をかけて励まし、交替した。メータオ・ファミリーのチームプレーを感じた出来事だった。自分もなんだか、たくましく思いやりのあるファミリーの一員になったような気がした。

メータオ・クリニック移転構想

「メータオ・クリニックが移転を考えているらしい」

そんな噂が聞こえてきたのは二〇一二年の春。ちょうどミャンマーの「民主化」の話がちらほら聞こえ始めた頃だった。メータオ・クリニックもついにミャンマー国内に移動するのか——、そう思った。

「違うよ。すぐそこ」

スタッフはクリニックの入口のほうを指さした。ハイウェイの向こう側に広がる農園。そこに移転する計画だという。こんなに近くにどうして引っ越すのか。運営費もままならない状況なのに、なぜ？　疑問だらけだった。

実は、この移転構想は一〇年ほど前からあったという。いまのクリニックは借地にあり、国境周辺の経済が発展するにつれて、借地料は年々高騰してきた。上がり続ける借地料はクリニックの財政を圧迫し始める。この状況を知った支援者が、あの農地を買って寄付してくれたらしい。しかし、毎年の運営費を確保するだけでも精一杯なメータオ・クリニックが膨大な建設費を確保することは難しく、土地と構想だけの状態を毎年繰り越し、一〇年が経った。

ミャンマーが「民主化」すれば、国境に暮らす難民や移民はミャンマーに帰れるようになる。世界の人びとはそう思うに違いない。人びとの関心はミャンマー国内に移り、国境地域への支援がこの先ますます減っていくことは目に見えていた。そうなる前に移転計画を進めよう。これが最後のチャンスだと、クリニックの上層部は移転計画の実行を決定した。

日本からの訪問者を案内するときも、移転構想の話をする。そして必ず聞かれる。

「どうしてミャンマー国内に移転しないのですか?」

そう思うよね、と思いながら、いつもこう答えていた。

「シンシア先生の見解と意向をお伝えします。国民の医療や保健は、本来、国が取り組むべき課題です。少数民族の医療、国境地域の医療も同様で、ミャンマー政府が向き合うべきなのです。もし、メータオ・クリニックが国内に移れば、ミャンマー政府は責任を果たさずに私たちを頼るでしょう。国が責任を持つことがわかるまで、私たちメータオ・クリニックはここで活動を続ける必要があるのです」

メータオ・クリニックを安定的に運営するにはどうしたらいいのか。それは重要な課題ではあるけれど、問題の本筋ではない。クリニックが支える医療の根底にはどんな問題があるのか。二〇年以上もの間、人びとに寄り添い、一つひとつの命を支えながらも、彼女たちが見すえてきたものはもっと深く大きいのだと、移転の話を期にあらためて知ることになった。

ハイウェイから脇道に入ると、のどかな田園風景が広がっていた。農道ほどの細い一本道を赤土を巻き上げながらバイクで進む。五分ほど行った先に新しいメータオ・クリニックの建設予定地があった。草木が生い茂るこの土地に、どんなクリニックが建設されるのだろう。

ワクワクと先の見えない不安が入り混じりながらも、一緒にやってみようと思った。どんなかたちでもいいから日本の支援をここに残したい――。

日本の支援をかたちに

日本政府の資金援助を受けられないかな？　ちょうどクリニックの資金難について日本大使館の方に相談してみようと思っていたときだった。

同時に先代派遣員の言葉が頭をよぎる。

「私も何度も日本政府に支援のお願いをしてきたけど、門前払いだったよ。メータオ・クリニックは反政府組織ではないけれど、ミャンマー軍事政権のせいであの状況になっているわけだから、反政府組織と見られることもあるのよね。ミャンマー政府との関係を良好にしておきたい日本政府にとって、メータオ・クリニックを支援するということは、反政府組織を支援するというふうに映りかねないから。やっぱり手を貸すのは難しいんじゃないかな」

たしかに。そう見えるのであれば、政府資金での支援は難しそうだ。ただ、いろいろなことが大きく変わりつつあるいまなら、思ってもいなかったことが起こるかもしれない。わずかな期待と、ダメもとでもやってみたいという気持ちが湧いていた。やらない後悔よりも、やってみたけど後悔した、のほうがいい。ダメもとなら、本当にダメか、試して納得したい。

早速、JAMの日本事務局に相談してみた。

「GGPはどうだろうか。この支援枠ならメータオ・クリニックでも申請できるし、支援額も一〇〇〇万円と大きい。いろいろある支援方法の中でも可能性があるかもしれない」

GGPは、「草の根・人間の安全保障無償資金協力（Grant Assistance for Grassroots Human Security Projects）」といい、日本のODA（政府開発援助）の一つとして、途上国で活動する現地組織に開かれている支援枠だ。

日本の団体を通してではなく、現地組織が直接申し込める、というのが決め手だった。というのも、支援金獲得までの選考では、申請した団体に事業を遂行する能力があるかを過去の実績で判断する。これまでのJAMの実績は大きな案件でも一件一〇〇万円前後。この規模では政府資金への申請に見合わないと判断されることは、申請する前から目に見えていた。だから、事業規模の大きなメータオ・クリニックが直接申請できる支援枠でなければならなかった。GGPはこれを満たしていた。

「よし、ＧＧＰでいこう」

日本事務局からのゴーサインが出た。

そこで、資金難の相談のために日本大使館を訪問したとき、参事官に相談してみた。

「実はメータオ・クリニックが移転を検討しています。シンシア院長の見解と意向は、ミャンマー政府が国民の医療と保健を保障するまで、国境のこちら側で人びとを支え続けることです。この移転のためにたくさんの国の組織や政府からも支援が集まっています。できれば日本からの支援もかたちに残したいのです。ＧＧＰへの申請についてアドバイスをいただけませんか？」

参事官は快く担当者を紹介してくれた。

「とりあえず申請書を出してみてください。どのような内容か見たいので」

ひとまず門前払いされることはなかった。どう転ぶかはわからないけれど、進めるだけ進もう。クリニックの資金調達（ファンドレイジング）担当者とともに申請書の準備に取りかかった。

「病院らしい病院」へ

私たちＪＡＭも、メータオ・クリニックも、日本大使館と関わるのはこれが初めてなので、申請書を作りながら、わからないことが山ほど出てきた。そのつど、日本にいるＪＡＭのメンバーに聞いたり大使館に聞いたり、できるだけ間違いのないようにと慎重に進めた。大使館とのやりとりにはとくに気をつかった。これまで門を開いてくれなかった大使館が、いまこうしてメータオ・クリニックを見てくれているんだと思うと、絶対に失敗してはいけないという気持ちでいっぱいだった。できるだけ丁寧に慎重に、文面を考えてメールを書く。一通のメールを送るのにどれほどの時間を費やしたか、自分の文才のなさにがっかりもした。大使館からの事務的な返信に毎回不安を感じながらも、返事が来ればほっとする。そんな作業を繰り返した。

膨大な資料にはスペイン人とドイツ人の建築家が作成した本格的な設計図も含まれていた。これまでもメソットで移民学校や寄宿舎を建設してきた二人は、現地の資材と自然エネルギーを生かした建築を得意とする。農園の緑を残しながらデザインされた設計図には、彼らの作品らしさがにじみ出ていた。緑の合間を縫うように、人びとの動線と衛生面に配慮しながら七棟の病棟が建ち並ぶ。いまのクリニックとは比べものにならないほど、各部署がきっちりと収まっている。「病院らしく」なる設計図を見て嬉しくなった。

「病院らしい造り」——。これは今回の移転計画のもう一つの理由でもあった。二〇年以上にわたり、必要な部署が増えるたびに建物も増築を繰り返してきた。初めてクリニックを訪れる人はたいてい、こんなにも奥行きがあり建物が散在していることに驚く。私も初めて訪れて院内を一周見学したとき、自分がどこを通りどこにいたのか、さっぱりわからなかったことをよく覚えている。遺体安置所や医療廃棄物の置き場は外科病棟のすぐ隣にあった。ＨＩＶ患者も、ひどく咳《せき》をしている患者も、隣り合わせに寝かされる。ベッド横の床では付き添いの家族と子どもが寝泊

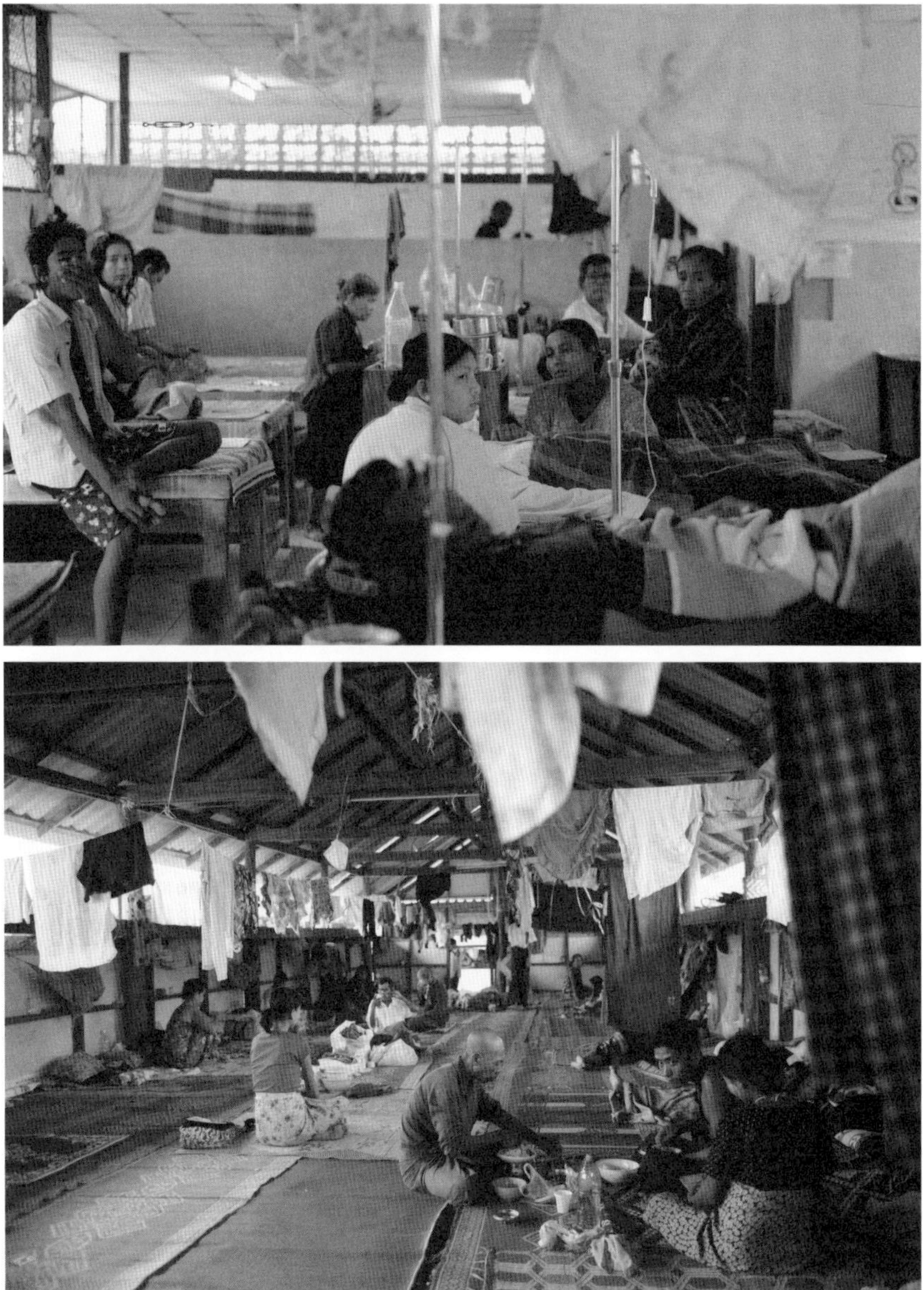

旧クリニック内の病棟とペイシェントハウスの様子（2009 年 8 月）
Photo: Atsushi Shibuya

まりをする。衛生面も感染リスクも人の動線も考慮されることなく建て増しを繰り返したクリニックは、野戦病院の様相を残したまま、多くの患者を受け入れ続けていた。とくに院内感染管理において大きな問題となってきており、二〇一〇年に入ったメソット病院からの外部評価でも、患者や感染源の管理に関する指摘を受けていた。二〇一二年にこれらの指摘に対する改善点の報告を行ったが、クリアできたところはわずかだった。増える患者数や多岐にわたる疾患を見ても、「病院らしく」なる段階にきていることを外部も内部の者も強く認識していたのだ。

今回のＧＧＰには、ＪＡＭがこれまで続けてきた院内感染予防活動の中核となる中央滅菌室が入る棟の建設を申請することにした。予算規模は約一〇〇〇万円。新クリニックとこの棟が出来上がれば、医療環境が良くなり、院内の感染管理体制が整う。さらには、クリニックを利用する人びとが行き交う国境周辺の感染管理も向上できる。そんな期待が込められた申請計画だった。

クールな担当官

申請書は郵送でも提出可能だが、できれば会って説明したい。バンコクまで出向き、大使館で担当官に直接提出することにした。担当官にその旨を連絡すると、勤務時間内に持ってきてくださいとの返事が来た。

「じゃあ、提出よろしくね！　うまくいくように願っているから」

スタッフたちの期待を背負って、夜行バスでバンコクに向かう。早朝五時にバンコクに着き、宿のチェックインを済ませ、その足で大使館に向かう。受付で用件を伝えると、担当官は不在。「こちらで申請書を受け取るようにメッセージをもらっていますので」と言われ、誰にも説明できないまま、申請書の提出はあっさり終わってしまった。

せっかくバンコクまで来たのに……。ちゃんと言葉で説明したかった。やっぱり、あまり前向きに見てもらえていないんじゃないかな……。意気揚々とした気持ちは消え失せ、良くない想像ばかりがふくらんだ。

メソットに戻り一か月後、大使館からメータオ・クリニックを訪問したいとの連絡が入った。ただし、今回はGGPとは関係なく、国境地域の視察の一環で来るという。目的はなんでもいいや。初めて大使館の方がクリニックに来てくれるんだし、またとないチャンスだ。文章では伝えきれない現状を見てもらえると思うと、嬉しくてしょうがなかった。

大使館から来てくれたのは、公使とGGP担当官のお二人。空港で迎えた二人は、スーツをビシッと着こなしていた。見た目もきっちり、言葉も丁寧な大人の男性に対して、こちらはTシャツに草履《ぞうり》で汗だくだ。あまりに自分がちっぽけに見えたけど、熱意で勝負するしかないと、最高に気張りながらクリニックを案内した。できるかぎりメータオのことをわかってもらいたいと、隙があれば新クリニック建設の話を絡める。しかし、いたってクールな反応をする担当官。ぶつける熱意は届いていないように思えた。

半日の視察は無事に終わったが、GGPへのしっくりこない反応が頭にずっと残っていた。今回も難しいのかもしれない。これまでのイケイケムードは一変して、後ろ向きな気持ちが湧いていた。

それから待つこと数か月、大使館から久しぶりのメールが来た。

「全申請案のうち、メータオ・クリニックは事前調査対象案件になりました。五月中に再度訪問します」

一次審査を通過したとの連絡だった。大きな一歩にJAMのメンバーみんなが喜んだ。

再訪したのは、あのクールな担当官一人だった。前回のそっけない反応を思い出し、ダメかもしれないと思いながらも、シンシア先生の考えとクリニックの必要性をできるかぎり伝えた。身を半分乗り出して話していたと思う。

説明しながらクリニックを歩いていたとき、担当官がふと言った。

「僕の中では、ここへの支援を推すと決めていますよ。前回訪れたときにそう決めていました。ここは絶対に必要な場所だと」

表情はいつものとおりクールだが、その言葉には熱がこもっていた。あのクールな担当官から、こんなに熱い言葉が聞けるとは思ってもいなかった。突然あふれた熱意とその言葉についていけず、数分の間フリーズした。少し遅れて理解した。うそ！　ほんと？　やった!!

その言葉のとおり、この担当官はその後もメータオ・クリニックの申請を応援してくれた。クリニックの事情を汲み、難しい局面でもあきらめずにアドバイスを続けてくれた。

　そして、あの熱い言葉から三か月後、ついにメータオ・クリニックへの支援が決定した。大使館で行われた締結式に、シンシア院長と田畑派遣員とともに参加する。

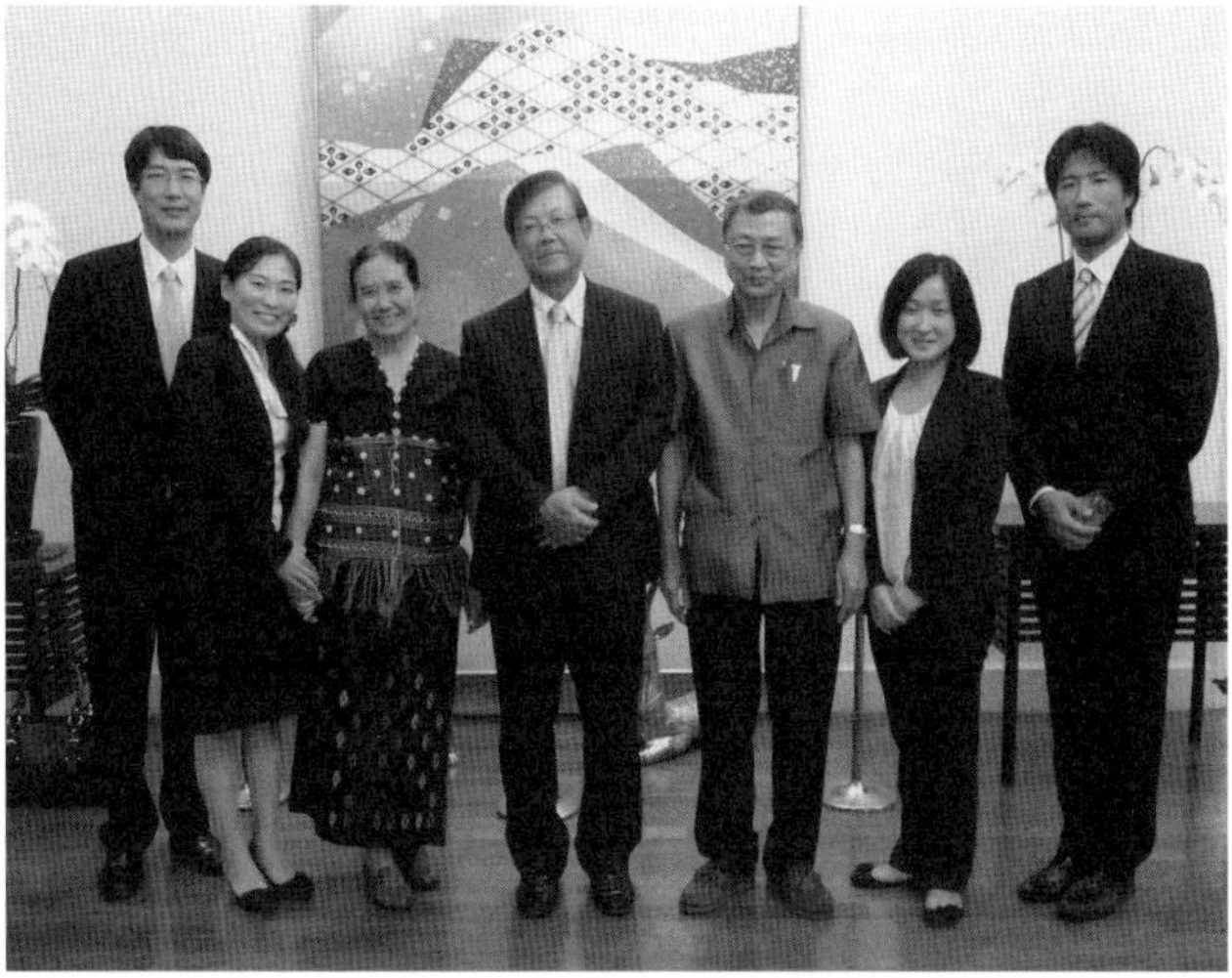

日本大使館での締結式（2013年8月）

　担当官と顔を合わせたとき、遠くの目標をともに追い続けた同志に再会したような感覚になった。すごく近くに感じて、ただただ嬉しかった。クールに見えるだけで、実はものすごく熱い担当官。彼がいなければ日本政府の支援がメータオ・クリニックに届くことはなかっただろう。

　ついに日本政府の支援が入る。日本からの支援を示す「From the people of Japan」のロゴが、このメータオ・クリニックに掲げられる日が来るなんて。まるで夢のようなことが起き始めていた。これが私のメータオ・クリニックでの二年間の最後の仕事になった。

2012.7－2014.9

きっとたくさんある「私にできること」

田畑彩生 Aya Tabata
（第四代派遣員／看護師・保健師）

アジアのシルクロード

アジアの東西回廊を完成させようと、大規模な道路建設のプロジェクトが始まった。その一部がメソット市内を通過する。「民主化」のプロセスが動き始めると、ミャンマー国内のカレン州のジャングルは切り開かれ、深い山々はまたたく間に土だけの裸山になった。土煙を上げてそこを豪速で走り抜けられるのは、当初は軍関係者だけだった。

ここの重機にも日本の会社の名前が書かれているなぁ……。大量の中古重機が斜面ぎりぎりに並び、蒸し暑いジャングルを切り開いていく様子は恐ろしくもあり、希望でもあるのだろうか。地域住民は道ができて家を失うが、一方で物流が盛んになりタイからの生活用品が簡単に手に入るようになったと喜ぶ声もある。

ミャンマー国内からタイ国境へ渡る細い道は特殊であった。奇数・偶数の日程で上り下りが交互に一方通行になる、市街地のパアンから国境の町ミャワディへ向かう危険な山道での往来は、当然のことながら減った。つたや草が生い茂るなか、昭和の趣の日本語が書かれた都バスのお古や日本からの中古車が無残に山の斜面に長年放置された姿は、急な山道での事故の多さを語る。時が止まったような風情は、まるで軍政時代の失われた時を物語っているかのようであった。

メソット、都会になる

二〇一四年、メソットが経済特区に指定された。ミャンマーから食用動物や木材などの天然資源が、タイ側からはさまざまな生活用品、食品、車などが行き交う。大型トラックが重そうな車両をゆらゆら引きずって国境のモエイ川に架かる橋を目指す。

昔からある国境のモノの行き交いは、タイ側からトラックで運んだ物資を人手で荷下ろしし、高低差を利用して滑車のついた滑り台をつたって木の渡し舟へ荷積みし、ミャンマー側の砂の対岸へと運ぶ。対岸に到着した箱は、人力によって綱引きのように引っ張り上げられ、幌のついた軍用車のような車へ荷積みされていく。こんな光景も、きっと五年後には見られなくなるのだろう。

関税を優遇して工場誘致を進めようと、タイ側の開発が進んでいる。モエイ川の友好の橋は一

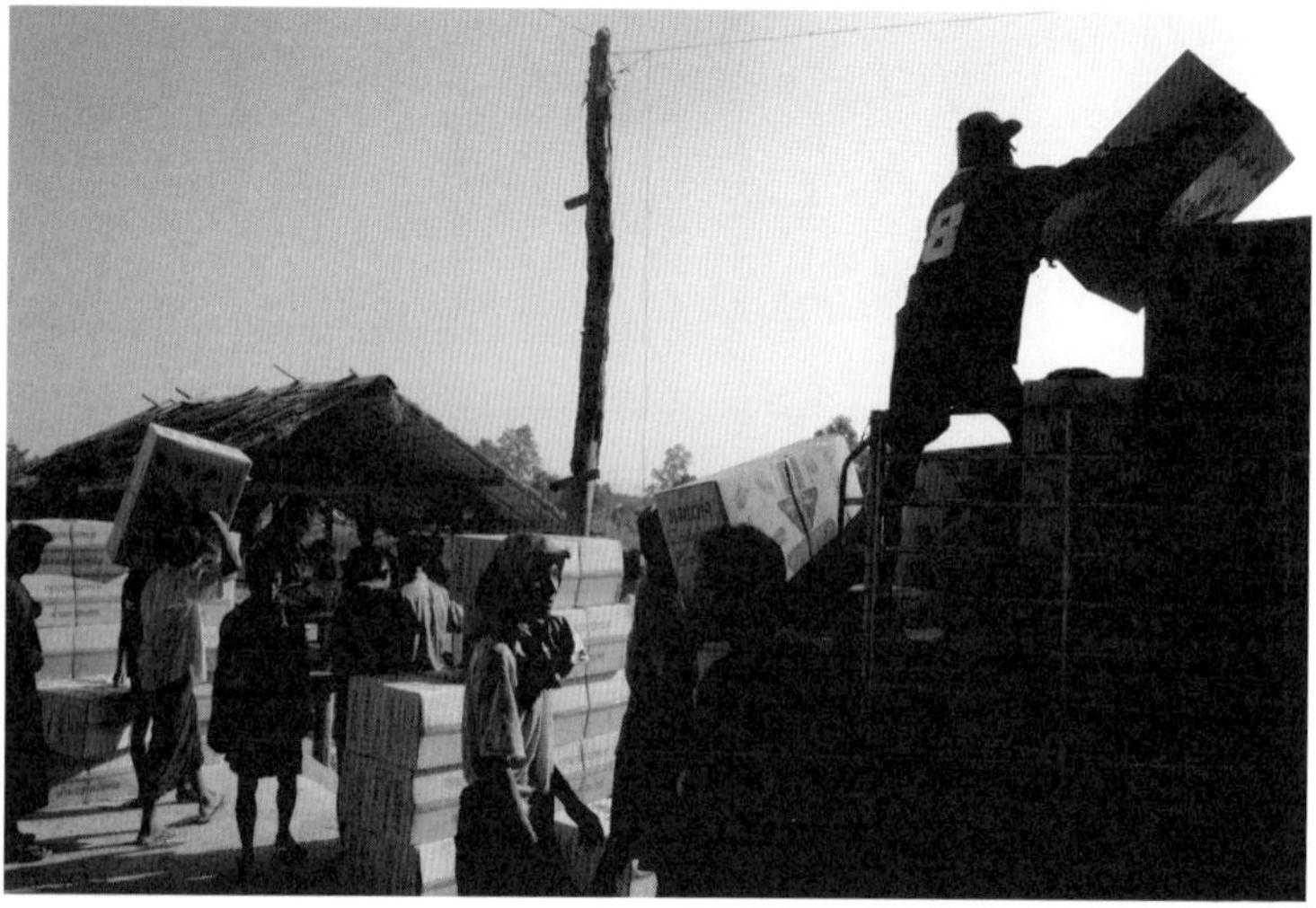

国境の荷下ろし作業（2010 年）
Photo: Phil Thornton

ってはなくなるそうだ。第二の友好橋を北五〇〇メートルほどの場所に建設する計画がある。アジアンハイウェイでタイを抜けた大型トラックは、車ごと橋を渡り、そのままミャンマーの国境の町ミャワディを抜けてパアンに向けて東西回廊をひた走ることになる。その周辺には工業団地が誘致される。まだインフラが整っていないミャンマー側ではなく、タイ側の工業団地の誘致が先に進むのではないかといわれ、整備が始まっている。モノの流れもさることながら、労働移民、つまりミャンマーからタイへの人の流れは加速することだろう。

メソット初のエスカレーター

巨大なスーパーがアジアンハイウェイ沿いにオープンした。

「映画館もある！」「アイスクリーム屋さん！」
「これ、メソットで初めてのエスカレーターだよ！」
ところが皆、その珍しい動くベルトコンベアに乗るタイミングがうまくつかめなくて乗れない。またたく間にエスカレーター前は大渋滞となった。そして今度は、降りられない！　とパニック。降りられなくて逆流してくる。メータオ・クリニックのスタッフたちが、子どもを差し置いてエスカレーターではしゃぐ、初めての経験。「逆行すれば良い運動になるよ」って……、そこで遊んじゃダメなんだよ。

そう、蒸し暑い夏は、家族みんなで夕涼みに来る。何も買えなくても、ここは涼しい。冷たい飲み水は無料だという。そしてトイレは最高。トイレットペーパーもあって水洗で格別にきれいだ。私も、気温が四〇度を超える昼下がりには、スーパーが仕事場と化す。皆が口を揃えて言うように、最高の事務所だ。パソコンと充電器があれば、現地事務局の必要な仕事はたいていが事足りる。

暑い夏は、ノートパソコンも熱々になり、絞ればスカートから汗が落ち、プラスチックの椅子にも机にも滴る汗がたまる。そんな日には、暑さと戦わず、巨大なスーパーに身を鎮めるのがおすすめ。快適な事務所を得るのも、エスカレーターで楽しく運動するのも、清潔なトイレに幸せを感じるのも、自分次第。身近な幸せと新しいアイデアを得るのにお金なんていらない。

スタッフが始めた副業

数年前は一杯二五バーツ（約七五円）で食べられたという「クイティィオ」と呼ばれる米の汁麵。いまは四五バーツか……。安月給のクリニックのスタッフたちも、物価が上がって生活がたいへんだろう。どうりで、産科で働くスタッフも副業を始めたのか。子どもを連れて夕方から、こうやって路肩で汁麵屋台を引っ張るとは。バス停留所の路肩が彼女の定位置。

「アロロー、アミャーシーデー（やることはいっぱいあるの）」

いそがしそうに仕事も子育ても家族のこともこなすクリニックのスタッフは夜も働く。メータオ・クリニックの給料では、充分に子どもに食べさせてあげることも難しいか……。

今日も大きな布袋をいくつも肩に下げた人びとがアジアンハイウェイ沿いの停留所を行き交い、バスを待つお客は絶えない。クリニック横の仄《ほの》明るい深夜のバス停留所で、今日も汁麵屋台の黄色いネオンは眩《まぶ》しく目にしみる。

ホットフルーツ

風向きで果物屋の場所がわかる。メソットの五月はドリアンの季節。うず高く積まれたトゲトゲなドリアンの前に立つと、

「アローイ、アローイ！（おいしいよ！）　ビア、ドゥンマイダーイ！（ドリアン食べるなら）ビールは飲めないわよ！）」

果物売りのおばちゃんたちは、私をからかうようにいたずらにタイ語でそう言い放つと、お互いに叩き合い、つつき合って笑った。

蒸し暑く、埃《ほこり》っぽい乾季の道端には果物の甘い香りが立ち込める。道端で売られている色とりどりの南国の果物は、ドラゴンフルーツ、巨大な房《ふさ》になった木なりのバナナ、色鮮やかなマンゴスチン。溶け落ちそうに熟したマンゴーには蟻《あり》がたかる。グアバ、トゲトゲなランブータン、ラムジャイ……、一度は食べてみたかった南国の果物がいままで見たこともないような低価格で！

買い方は一個二個ではない。一キロ、二キロだ。まあ、そんなに食べられませんよね、欲張りすぎるとお腹を壊すよ、と独り言でたしなめた。でも、マンゴーは欲張って一キロを。自分の顔ほどもあるような大きさの、目の覚めるような黄色いマンゴーは三つで一五〇円だった。

ドリアンやラムジャイは、タイでは「ホットフルーツ」と呼ばれており、熱を身体に貯めたり血圧を急激に上昇させたりするのだとか。さらに、高齢の方の降圧薬や心臓の薬は、ドリアン、バイアグラと合わさると致命的だと……。おばちゃん、それ本当なの？　そんなの知らなかった。お酒とホットフルーツは一緒に食べちゃダメだよってからかわれたなぁ。ドリアン好きでお酒好きな方、要注意です。

ところで、出血性の熱帯病感染の危険があるメソットでは、日本でよく処方される解熱鎮痛薬のロキソニン（NSAIDs）は日常的にはめったに使用されない。代わりにカロナール（アセトアミノフェン）が使用される。タイでは、パラセタモールやサラ、タイレノールと呼ばれ、セブン－イレブンなどのコンビニでも手に入る。しかし、このアセトアミノフェン、お酒と一緒に内服することは禁忌。肝臓にダメージを与えて命取りとなる。

ミャンマー市場とタイ市場

おばちゃんの高らかな話し声を背中に辻を曲がると、突然、ムスリム寺院と三日月マークのレストランが並ぶイスラーム街が広がる。

メソットのイスラーム街の裏手に広がるミャンマー市場は、タイ国内とは思えないほど、ミャンマーからのものであふれている。お茶の葉の塩漬けと揚げ豆が、塩漬けの魚に並ぶ。インドを彷彿とさせるような名も知らないスパイスの香りが広がり、道端では人びとが膝が擦れそうなほど狭く並ぶちゃぶ台に小さな木の椅子を並べ、ロンジー姿のおじさま方がラジオに耳を傾け、けだるそうに小さなコップの甘ったるい紅茶をすすっている。ムスリム礼拝の時間になると、異国の音程でお祈りがどこからともなく聞こえてくる。午後の心地よいひととき。

そのかたわら、タイ市場では新鮮な野菜や青唐辛子、飛び跳ねるカエルや活きの良いドジョウ、焼き鳥や豚が並び、お惣菜屋のタイカレー、見るからに辛そうな真っ赤な唐辛子入りの煮物は鮮

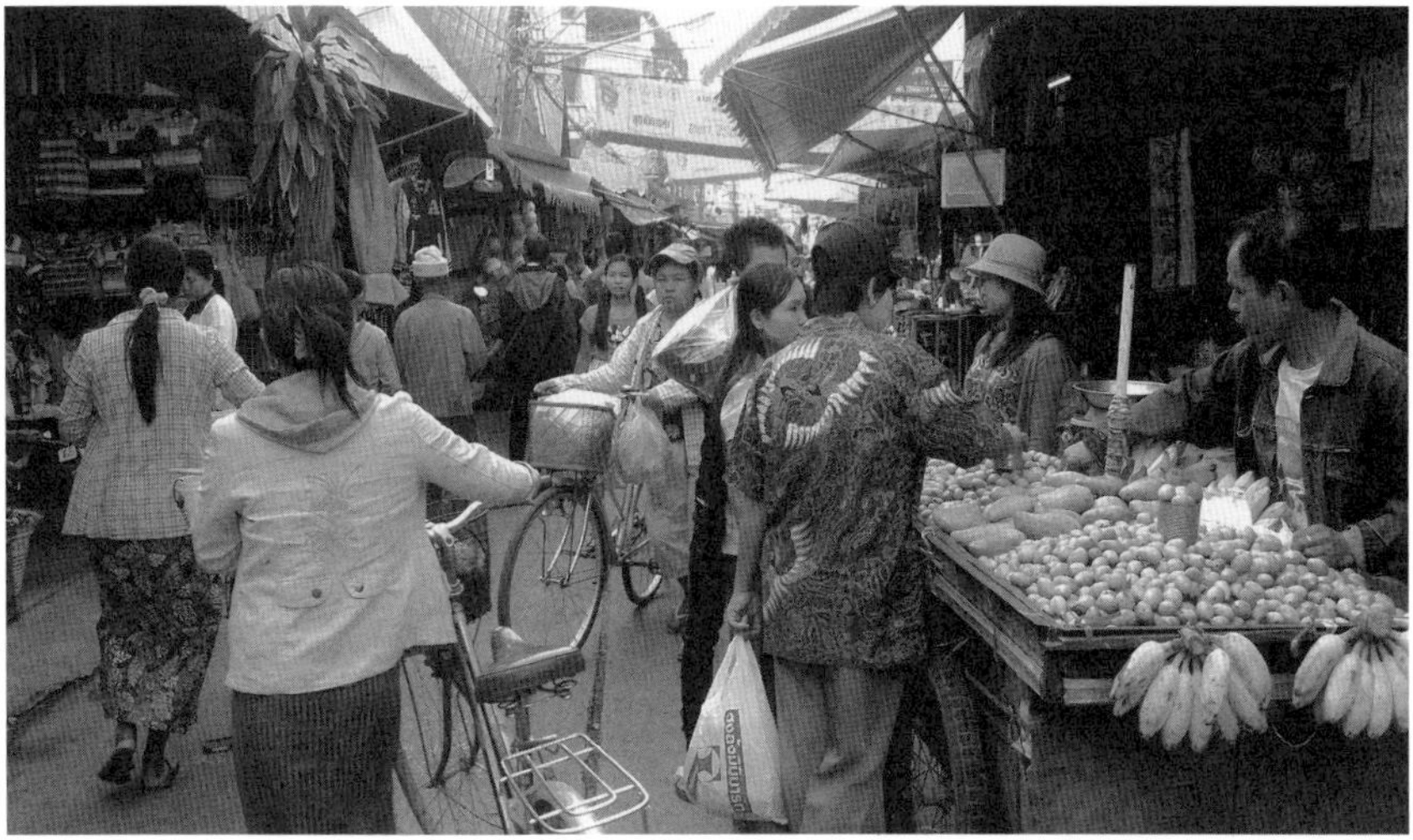

メソット市内の市場（2012 年）
Photo: Phil Thornton

やかにビニール袋に詰められ、輪ゴムで手早く口が閉じられる。まったく違う文化や宗教が肩を寄せるように混ざり合うのがメソットの街の魅力だ。

タイ市場のそばでは早朝に袈裟《けさ》を着た托鉢《たくはつ》の裸足の小坊主さん一行が、何やら市民にお祈りをしている。靴を脱ぎ、地面にひざまずいた人びとが次から次へと現れ、大きな鉢へ喜捨をする。寝ぼけた朝の犬が陣取った市場の裏通りを抜けると、いままさにトラックから荷下ろしされようとするキャベツ、玉ねぎ、にんにくのなだれに遭遇する。この野菜はメソットから車で九〇分ほど離れたポプラ地区の広大な畑からやって来る。朝獲れキャベツ、大玉一つ二〇円。店番は、乳幼児をおぶった七歳と学童期の子どもたちだった。

闇の宝石商

ミャンマーは世界有数のルビーやサファイヤなどの天然石の産出地の一つだ。そんな天然石が市場に出まわる一つのルート、それがメソット国境を中継したタイ国内だ。「ピジョンブラッド」と呼ばれる野鳩の血のように鮮やかな赤が、ミャンマー産の最高級ルビーの特徴とされる。その市場や買付人を狙って、国境では闇の宝石商が道端に店を並べる。イスラーム街の裏手から大通りに面する一帯は、宝石商たちの場所。路肩で呼び止められ、握り締められた小さな包み紙からは大粒の天然石がこぼれ落ちる。本物だったらたいへんなことだ。ふとその瞬間、自分のカバンがスラれるのではないかと体の前で抱きかかえた。

そんな大粒の石たちはもちろん、加熱された人工ルビーであったり、プラスチックであったりと、闇の宝石商は光を操り言葉巧みだ。タバコを蒸す着飾った女店主と目が合った。安物のタバコの煙をまとった宝石商が、おもむろに白い布がかけられたガラス棚の中から石を見せる。紫外線ライトでぼんやり光るものが本物だと説明された。見たこともないような大きさのルビー、サファイヤ、アメジスト、トパーズ、シトルリン、クウォーツと順番に後から後から説明され、カラーストーンの怪しい光に見入ってしまう。

値段は数百バーツから。……安すぎる、いや本物なわけはないか。本物なら博物館入り、海賊か盗賊にでもなった気分だ。そんな説明に取って代わるように、イスラーム寺院のスピーカーからたしなめるような意味深げな音階の祈りが続いた。

憎きメソットの犬

昼間はぐうたらなメソットの犬。筋肉質の長い足を広げ、お腹をペッタンと冷たい木陰の地面に横たえてすやすやとお昼寝。穏やかな寝顔。野良犬さん、こんな暑い昼下がり、今日はなんの夢を見ているのだろうか……。

ところが、昼夜逆転なのか、そもそも夜行性な犬たちは、夜な夜なバンパイア犬に豹変する。動くものを見つけたら容赦なく追いかけてくる。歩行者は無論のこと、果敢にも車にも跳びかからんと、けたたましく吠えて追いかける。

メソットに移り住んで長らく国境地域で活動しているNGOの日本人の先輩に、「犬を見かけたら気配を消してください、知らない顔をして。目は合わせたら最後……」とアドバイスを受けた。

勤務帰りにいつも要注意の道がある。それはひったくりでも痴漢でもなく、道の中央に陣取って群がる犬だ。自転車通勤の私は案の定、標的となる。けたたましく吠えかけられ、巨大な真っ黒い犬に正面からカゴに飛び乗られて転倒。

「痛いやんっ！」

半泣きで叫ぶと、なぜかビビって一メートル以上は寄ってこない。

「いまさらビビるなら、最初っから自転車に飛びかからないでよー。わおー！」

負け犬の遠吠えとはこのときの私。膝は擦りむけ、肘も擦れてしまった。

それからの通勤は、お決まりのあの道での犬との戦いが、帰宅前の一大イベントとなった。棒で、傘で撃退、石を投げてみる、一緒に容赦なく吠える、洋服を広げてみるなど、いろいろと工夫に工夫を重ねた。意外とレーザーポインター（携帯型のレーザー光指示具）が役立ったな……。私ではなく、その光を追いかけてくれた。また、先輩から伝授された「気配を消す」「目を合わせない」がやはり効果絶大であった。

メソットの犬は狂犬病を持っていることも多く、実際に犬に噛まれる負傷者は後を絶たない。メソットの総合病院にもメータオ・クリニックにも、犬に噛まれた、猫に噛まれた、蛇に噛まれた、猿に噛まれた(?)、リスに噛まれた(!?)、……つまり動物に噛まれて受診する患者が絶えずやって来る。

デング熱の同僚

毎晩、明け方四時頃にうめき声が聞こえる。真夜中の解熱剤効果が切れる頃だからだ。

「たばたちゃん、たばたちゃん、解熱剤欲しぃ……」

慌ててソファーからベッドに向かうと、ベッドサイドの薄明かりでもわかるほどに真っ赤っかであっちっちのゆかさんが高熱にうなされている。長い廊下を白熱灯が眩しい看護詰め所へ解熱剤をもらいに走った。ナースコールすると、ナースキャップをかぶって、早朝なのにフルメイクのタイ人看護師が熱を測って解熱剤をくれた。その体温は軽く四〇度を超えていた。

つらかったね、頑張ったなぁ……。解熱剤が効いてよかった。けれども肝機能も悪化の一途で、血小板の数が下がって危険な状態になると重症治療が必要だからと、五時間の道のりを救急車で移動することになった。

「なんで、いまのこのタイミングで⁉」

とっさに叫んでいた。

転院の朝、メータオ・クリニックのスタッフが搬送前に救急車の中まで来て、手を握ってゆかさんを励ましてくれた。曲がりくねった山道をチェンマイの大きな病院へ転院される救急車の中で、「痛い、痛い」と真っ青な様子を見て、死なないでよ、と何度も思った。

いままで聞いたことも見たこともないデング熱などという熱帯病の看護も初めてだった。パソコンにしがみつくようにインターネットを検索して、デング熱と名のつくサイトは片っ端から読んだ。デングというロックバンドまで見つけた。

毎日、止めどなく下がる血小板の数値結果を祈るように待っていた午前中が長かった。胡椒《こしょう》が効きすぎて辛いおかゆも食べ飽きるほどの毎食の病院食。「食べてみる」と頼んだものの、ひと

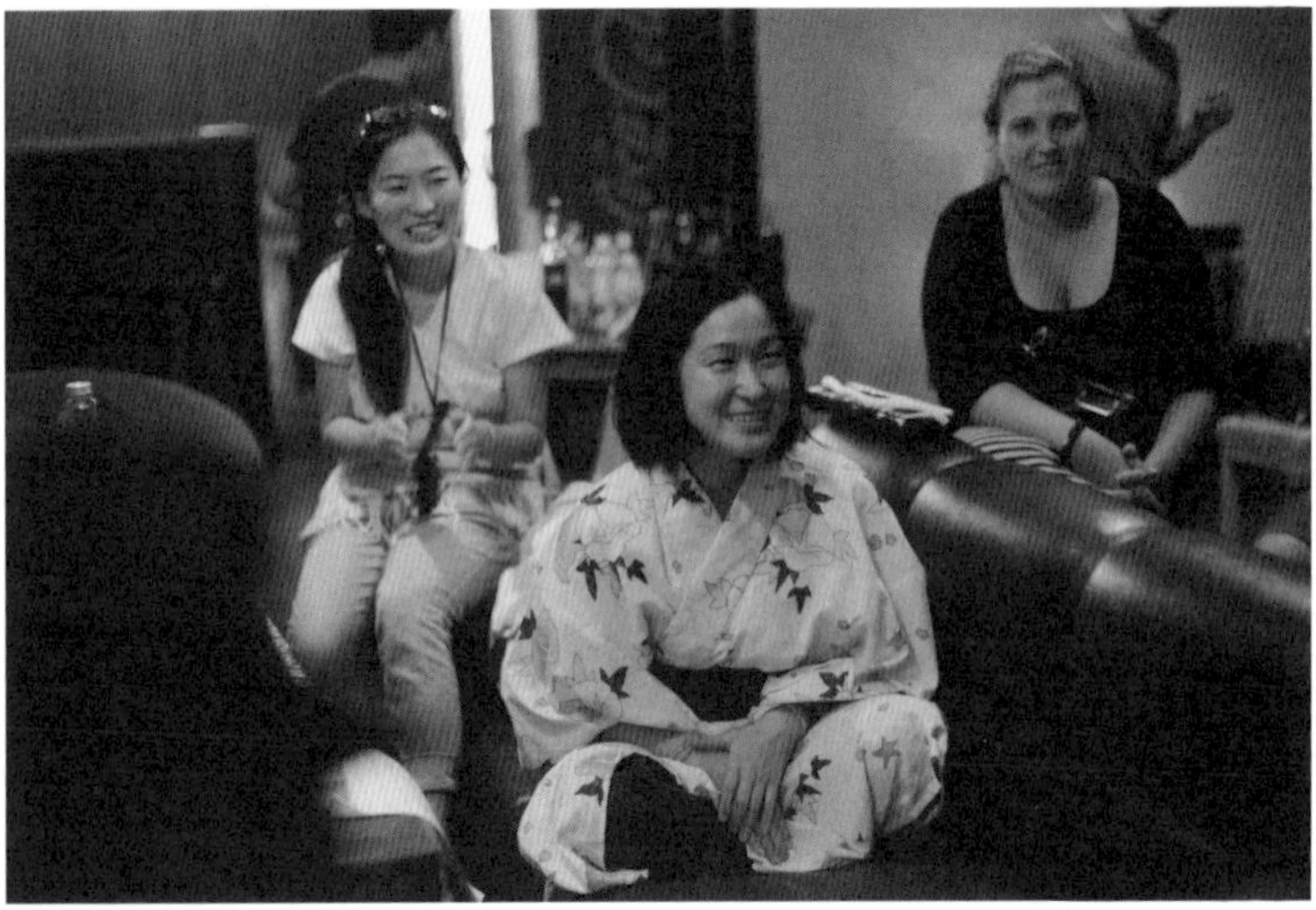

田畑派遣員（左）と前川派遣員（2013年8月）
Photo: Atsushi Shibuya

くちで「いらない」と言った豪華な選べる病院食。看病している私のために気をつかって頼んでくれているのかと思うほど、彼女は手をつけなかった。チェンマイの病院の裏にある大型スーパーで買ってきた三〇〇円もする納豆は「食べてみたい！」と。だけど、病衣に点滴がつながった手で嬉しそうに数回はくるくる混ぜてくれてはみたものの、あまり箸はすすまず、大好きなゼリーの飲み物も頑張って半分ずつ。

そう、こんなにつらいはずのデング熱感染。ヤブ蚊を媒介してデングウイルスに感染することで発症する。メータオ・クリニックのスタッフたちは、「ピュッタナ、マシーブー（問題なーい）」って、ただの風邪だよと言わんばかりに三九度の発熱でも平気で勤務に出てくることもある……。どうぞ国境で発熱中のみなさん、蚊に吸血させないように、蚊に刺されないように。

雨季に知らず知らずのうちに蚊の幼虫を家の水桶で育てないでください。一週間に一回は水桶の中をこすって洗ってください。デング熱の感染に、民族も国境も性別も年齢も関係ないんだから。

ミャンマー移民の仕事

蒸し暑く、汗でベタベタする不快な雨季の夜。二三時半頃、雨の音に混ざって何台も重なるようなミシンの音とビルマ語でおしゃべりしている女性の声が聞こえて目が覚めた。その大きな音に、自動の機織り機かと思っていたが、すぐ後にベルが鳴って、女性たちの声がだんだん外に出てくるように聞こえる。さっきよりは少し小声になったけれど、それでもたくさんの声。ミシンの音は鳴りやみ、通り過ぎる話し声が遠ざかり、やがて雨の音だけになった。次の夜も、そのまた次の夜も。

いつの間にか興味津々で観察していると、家の前が縫製工場になっていることに気づいた。こっそり夜中に家の玄関から見ていると、シメー（女性用のロンジー、巻きスカート）をまとい、ほっぺにタナカ（木の粉に水を足して作る黄白色の天然化粧品兼日焼け止め）を塗った三〇人ほどの女性が、いつも午前零時前になるとその縫製工場からドッとあふれ出てくる。見るからに十代かと思われるような少女から貫禄のある四十代くらいの女性まで、なかには男性もちらほらと見受けられる。入口はトタン屋根のような素材で覆われていて、出てくる少女たちと、鳴りやまないミシンの音と話し声だけしかわからなかったが、ミャンマー移民の人たちはこのような縫製工場で朝は八時台から深夜まで働いている。

「僕たちは、どんなに働いても月給は一七〇〇バーツ（およそ五〇〇〇円強）。メータオ・クリニックで働いていたときのほうが良かった」

クリニックの資金難に伴い人員整理され退職したスタッフが、またクリニックで働きたいと毎週嘆願に戻ってくる。数か月後、彼はバンコクの建設現場の仕事を見つけたと、笑顔でクリニックを訪れた。その後、彼にメソットで会うことは二度となかった。

聞くところ、不法移民を雇用している工場は、メソット市内だけで二〇〇か所以上にのぼるといわれる。労働許可を申請している正規の工場はその半分に満たない。

今日も夜な夜な、工場ではどこか外国へ販売される色鮮やかな洋服や肌触りの良い下着、靴などを縫製しているのだろうか……。しかし、作られた美しい製品に彼ら彼女らが袖を通す日が来るのは、まだまだ先のことになる気がした。

移民のための医療保険

タイでは移民のための医療保険制度はいままで存在しなかった。軍政が続いてきたミャンマーでも、日本のような皆保険制度はこれまでなかったし、そもそも医療制度の整備自体がまだ進ん

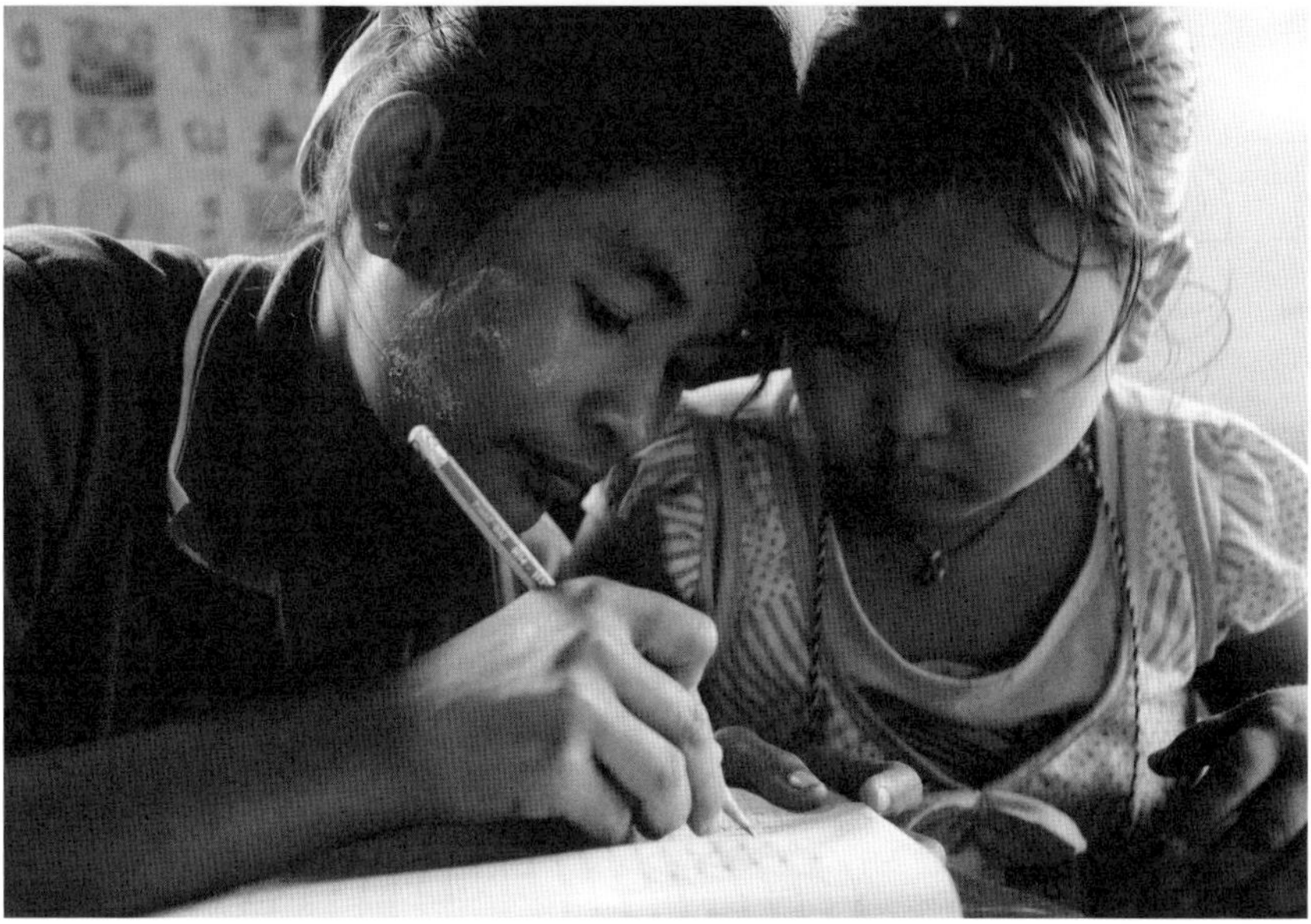

Photo: Atsushi Shibuya

でいない。そのため、タイ側に出稼ぎに来た移民労働者の健康管理は、国境地域のすべての医療機関にとって大切な課題であるとともに大きな負担となってきた。

二〇一五年一二月からトライアルとして開始された移民のための医療保険制度は、正規の労働許可証を持つ者だけが申請することができる。二親等まで、七歳以下は年間三六五バーツ（一〇〇〇円強）など、保険内容の取り決めは詳細にわたる。保険は、自分の居住地近くの診療所や大きめの公立病院などで購入することができ、基本的にはその保険を購入した病院で治療や投薬を受けることになる。

「こんなの高すぎて払えない！」

そりゃそうさ、年収が七万円から二〇万円前後の移民労働者にとって、毎年六〇〇〇円弱の保険料（二〇一五年時点）は高かろう。「子どもの保険料は安いから、子どもだけを加入させる」と答えた移民学校の親は八〇パーセントを超えた。

ユニバーサル・ヘルス・カバレッジ（すべての人が保健医療サービスを享受できることを目指した国際社会の取り組み）をアジア諸国でも導入する国が増えてきた。タイの移民への保健医療制度として定着していくか否かは、今後の移民政策の行方次第で左右されるだろう。移民労働者の健康を守るための基本的な権利の確保は、切実な課題である。

子どもたちの夢を

大好きな学校の壁に絵を描こう！

これはいたずらじゃないよ。本気で大好きなものを、夢を、壁に描こう。

子どもたちの幸せそうなはじける笑顔が忘れられない。壁画家のニャンソーさんとともに、日本企業の方々のご支援で建設された移民学校「ＨＯＰＥ校（HOPE Migrant Learning Centre）」校舎に絵を描いた。

手洗いの手順も、新設された手洗い場の壁に大きく描かれた。

子どもたちが手順に沿って楽しんで手洗いをする。僕たち私たちの大好きな夢の学校、ＨＯＰＥスクール。

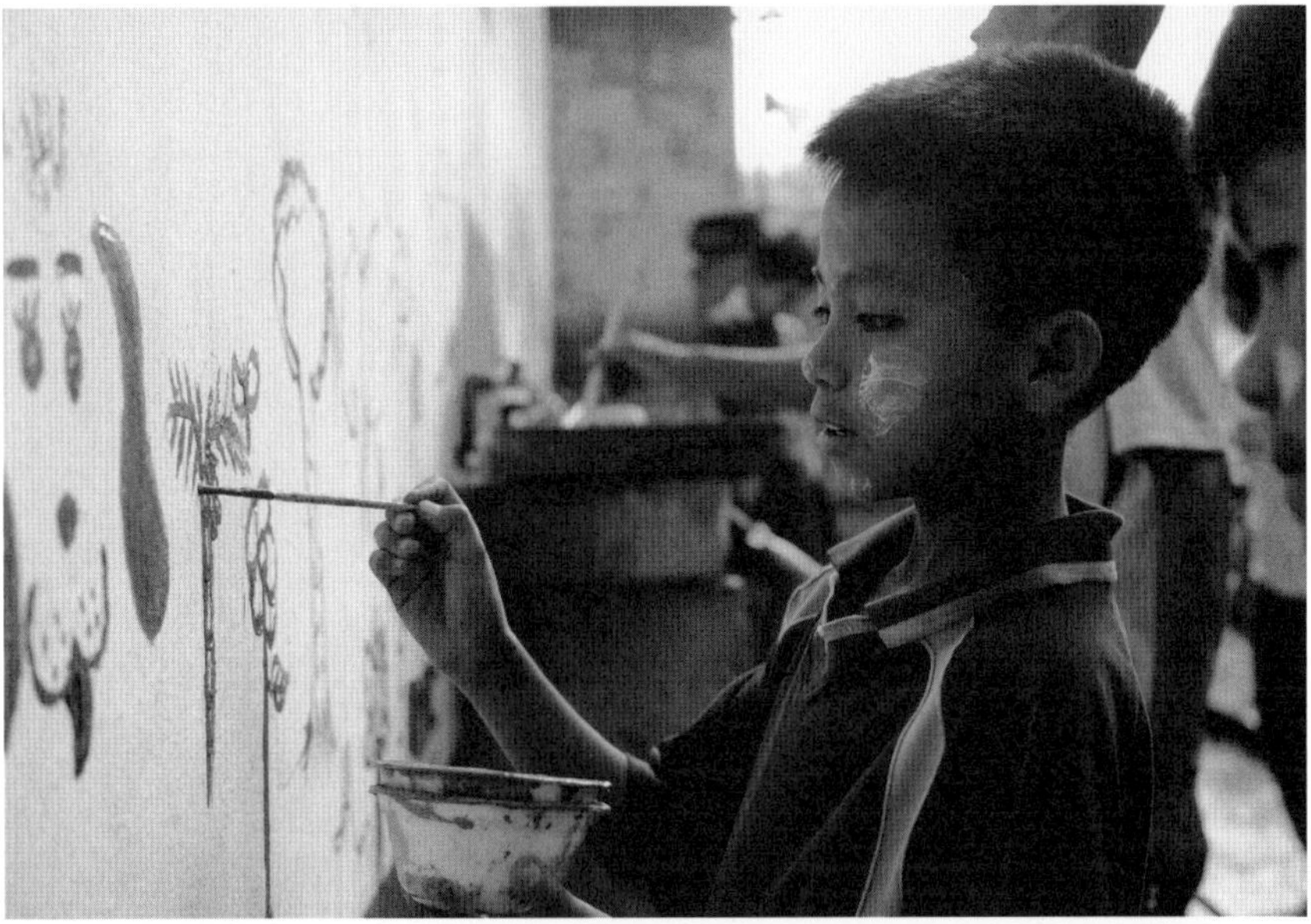

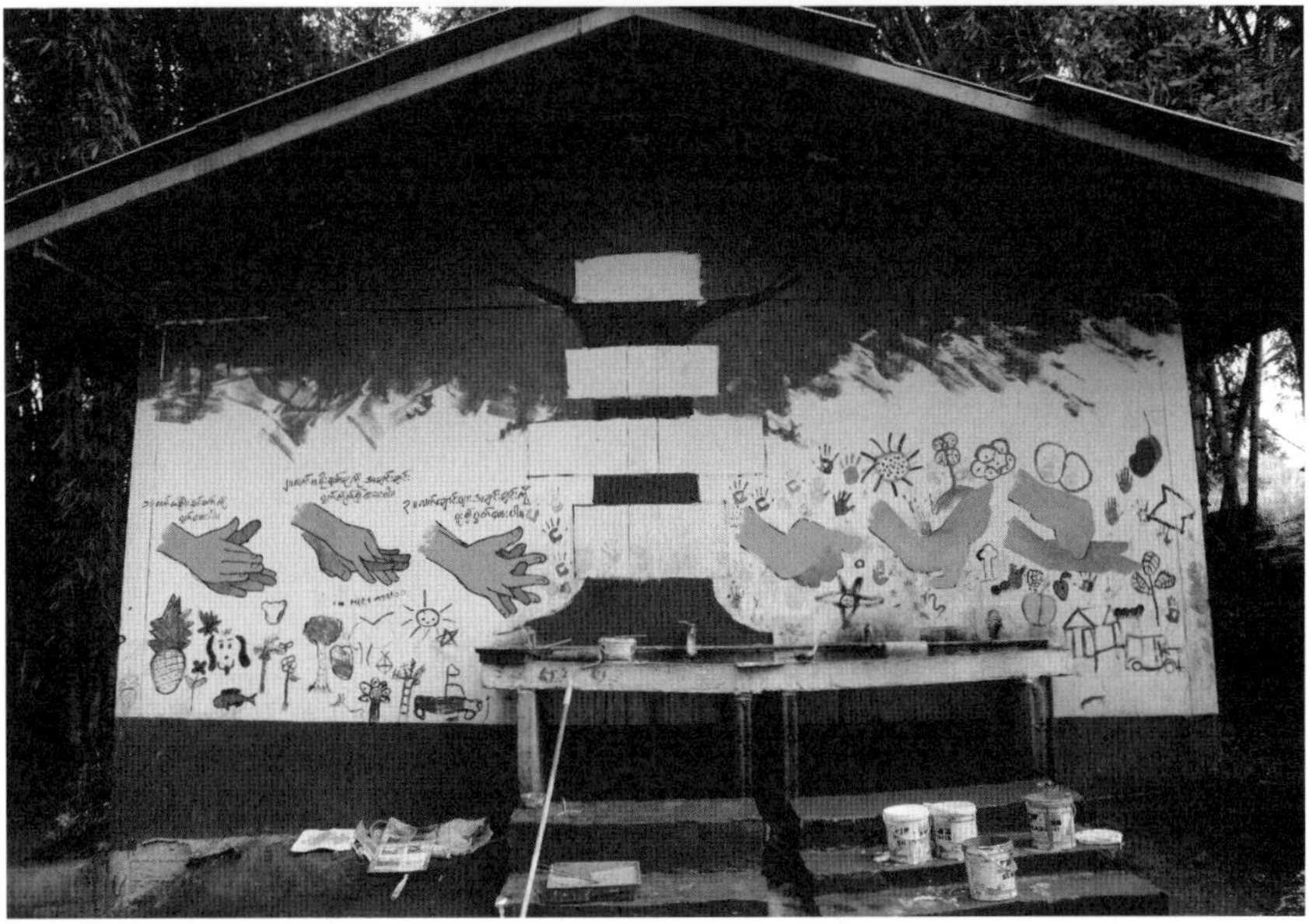

校舎の壁いっぱいに描かれた子どもたちの絵と手洗いの手順（2013 年 8 月）
Photo: Atsushi Shibuya

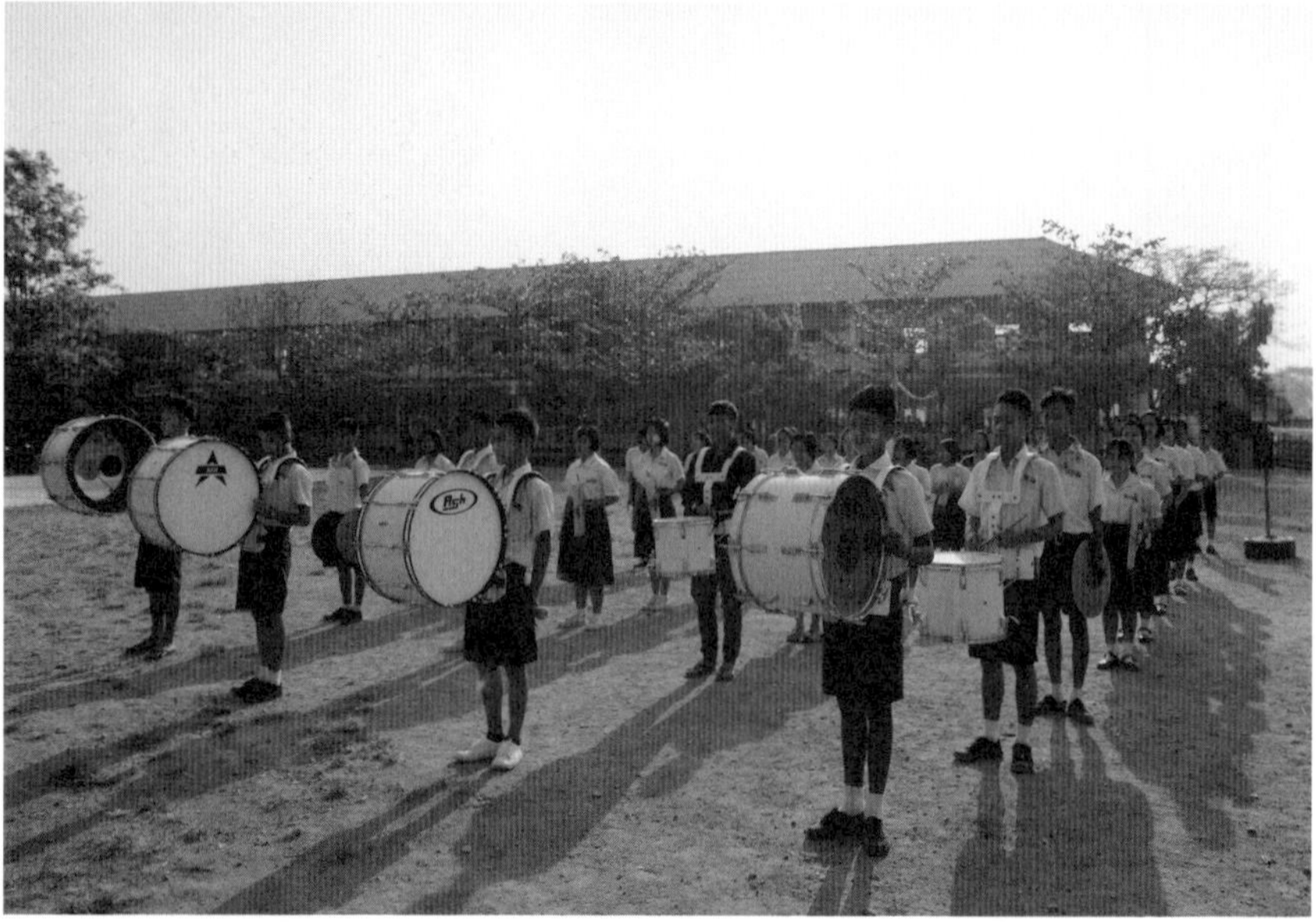

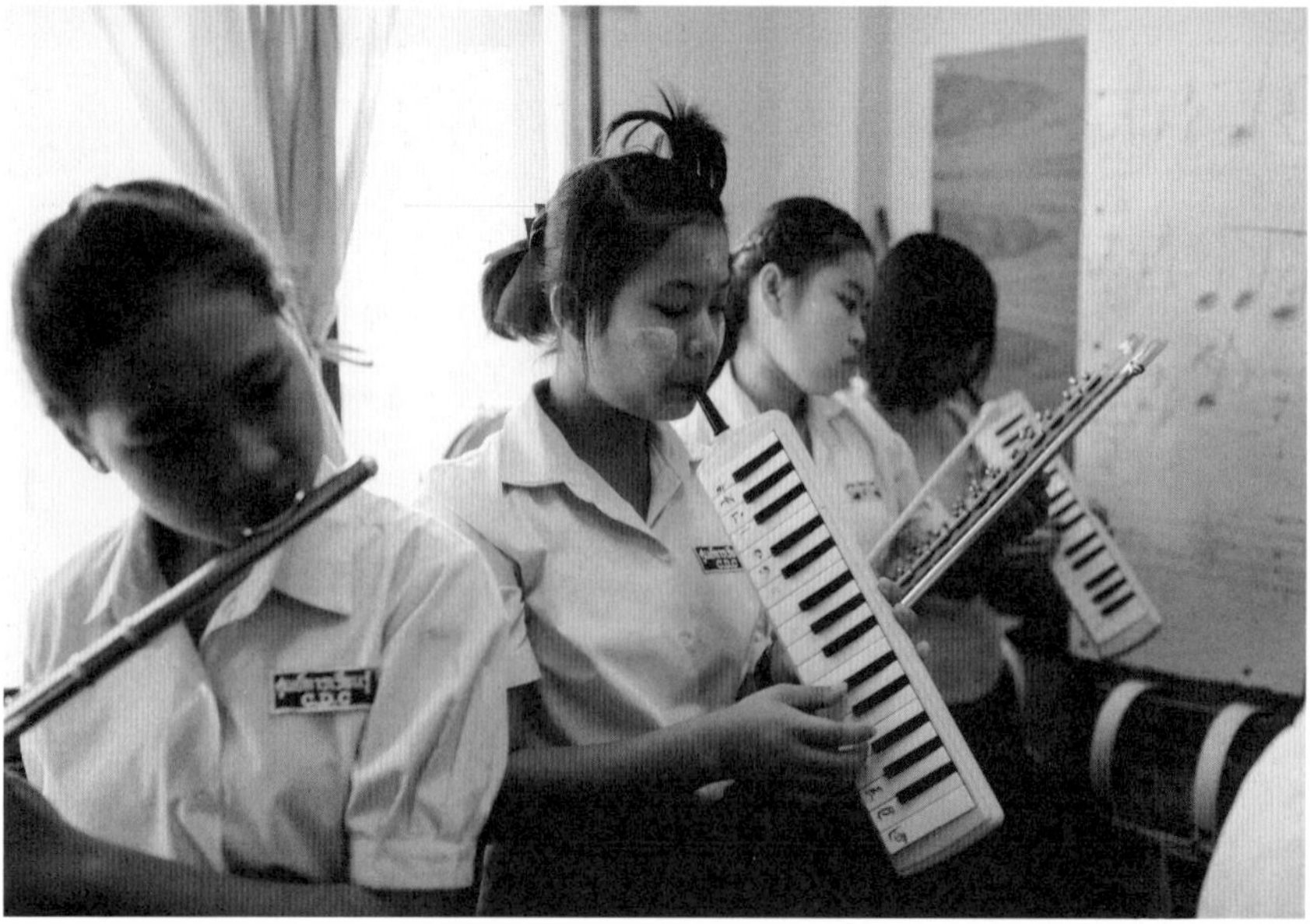

日本から寄付された楽器で練習に励む
Photo: Atsushi Shibuya

音楽交流会

タイの学校と移民学校が協働し、一つの音楽を作り上げよう！

多文化交流事業、未成年者非行防止の学校保健事業として二〇一二年に始まったもので、メータオ・クリニックが運営している移民学校の「CDC校（児童発達支援センター：Child Development Centre）」の生徒たちと、タイの高校生が合同演奏会に向けて一緒に練習を行う。

移民学校の生徒たちは、初めは古代文字のようなリズムだけが表記されたリズム楽譜と中国式表記の楽譜を併用していた。それはそれで素晴らしい。リズムが正確に記され、太鼓のための楽譜のようにも見える。ミャンマーの伝統楽器は、映画『ビルマの竪琴』などで竪琴が有名だが、カレン人もデナーという竪琴を使っている。この移民学校では、そのほかに太鼓や金属の鐘楽器、シンバルのようなリズム楽器も用いられている。

今日は、初めての音楽の授業の日。日本の音大関係者のみなさんからご寄付いただいた一二〇本のソプラノリコーダーと一〇個のピアニカ、一二丁のトランペットを前にし、学生たちの目は大きく見開かれて輝いて見える。

初めての楽器、初めてのドレミ、初めてのシマシマ五線譜を見た生徒たちは、興味津々。ジャングルや国境の町で生まれ育った子どもたちは、「パウー？（おたまじゃくし？）」と音符のことを呼び、親しみやすいのか嬉しそうだ。二分音符も四分音符も八分音符も、初めはどれもおたまじやくしに足がはえているように見えたらしい。いまでは転変調ができるまでに高度な音楽理論を習得し、ブラスバンド部のメンバーとして活動している。

初めてタイの学校と合同で演奏した曲は「きらきら星」だった。足が動く。みんなの足が拍子を取っている。タイの高校生も足で拍子を取っている。合同練習の合間に、カレンバッグを下げたタイの高校生に、移民学校の生徒が話しかけている。近づいて聞くと、何やら恥ずかしそうに話している言葉は、タイ語でもビルマ語でも英語でもない。そう、彼らはスゴーカレン語で会話ができるのだ。私にとっても驚きと新鮮な発見だった。国境と言語的な民族の分布は一致していないことを身近に感じた瞬間だった。

いまでは先生たちとともに、自分たちの村の歌や儀礼音楽、伝統音楽を楽譜に書きとめられるまでに成長した。これだけでも、文化の記録という意味合いにおいて意義深い。

タイの高校生とASEANの歌を合同演奏したときは、音楽部のデザインウー先生とともに感動に涙した。

「カウンデーライッタークワァ！（素晴らしい！）チェズ、アミャージティンバーレーシン（本当にありがとうございます）」

片言のビルマ語と英語でやりとりを進めていたが、音楽はそんな言葉の壁をすべて超えた。それからは、めげそうなほどに大量な授業の準備も、時折降ってくる一二〇人の音楽理論のテスト添削も、深夜までに及ぶNGOの仕事中の鼻歌は、この勇気づけられるASEANの歌だった。

日本はASEANには入っていないけれど、私はいまでも平和の祈りを込めてこの歌を歌える。「違いを理解し分かち合い、手を取り合って一つに、ともに前へ歩もう、調和と繁栄、平和をASEAN諸国に」

終礼の歌——故郷の山々に届け、歌声

移民学校の一日は、タイ国王と女王への敬意の音楽で始まり、終わる。学生は皆、起立し、一堂に集まり、演奏して歌う。ある日、移民学校音楽部のリーダーが教えてくれた。

「僕たちは、タイの王様と女王様への感謝と、祖国で暮らす同胞への想いを、国境の向こうに広がる山々へめがけて届けって願いながら、学校がある日は毎日歌うんだよ。だからみんなで西を向く。最後はみんなで〝万歳（チャイヨー）〟って叫ぶんだ」

流暢な英語でそう説明してくれるリーダーはどこか寂しげである。親元を離れ、教育の機会を求めて国境を渡った移民学校の学生たち。村に学校がない、小学校よりもっと上の勉強がしたい、焼き討ちのない安全な場所で学びたい。それは将来のため、親族のため、故郷の村のため……、タイ側の移民学校で学ぶ学生たちの背景はさまざまだ。痩せた小さな背中が背負うには重すぎるものもある。

こぼれ落ちそうなほど大きな真っ赤な夕陽が、タイ語で歌う彼らを正面から照らす。その表情

は、希望ではなくどこか哀愁に潤むように映るのはなぜなのかと思っていた。彼らの歌声は、離れて暮らす家族への、遠い故郷への心の叫びでもあったのだと、ふと我に返った。

幼稚舎の幼い生徒が終礼音楽の終わりとともに、弾けんばかりに学校の送迎バスへと無邪気に駆け込んでいく。誘拐や人身売買の影が潜み、遠方の学生たちは必ず開け放たれた窓ガラスのない大きな学校バスで各々の寮や親戚宅などに間借りしている滞在場所へと帰っていく。今日もまたこぼれ落ちそうな大きな夕陽が、学生たちの歌声に見送られ、西に見えるミャンマーのカレン州の山々へと沈んでいった。

寄ってたかって清潔ケア

内科病棟で家族のいない患者さんの清潔ケアをしようとしたところ、メディックスのシフトマネージャーと対峙することとなった。

「隣の家族がするから、そんなことを君はしなくてよい。やめろ」

陰部洗浄と清潔ケアをするだけなのに、八人のスタッフが布の仕切りの中の患者さんのそばへと集まった。その真ん中に、意識のない患者さんと私。

その後、「僕もやってみる」と申し出てくれたスタッフもいたが、排便ケアや陰部洗浄、そのにおいに嫌な顔をする者もいた。スタッフが三人ほど、パッといなくなったと思ったら、マスク

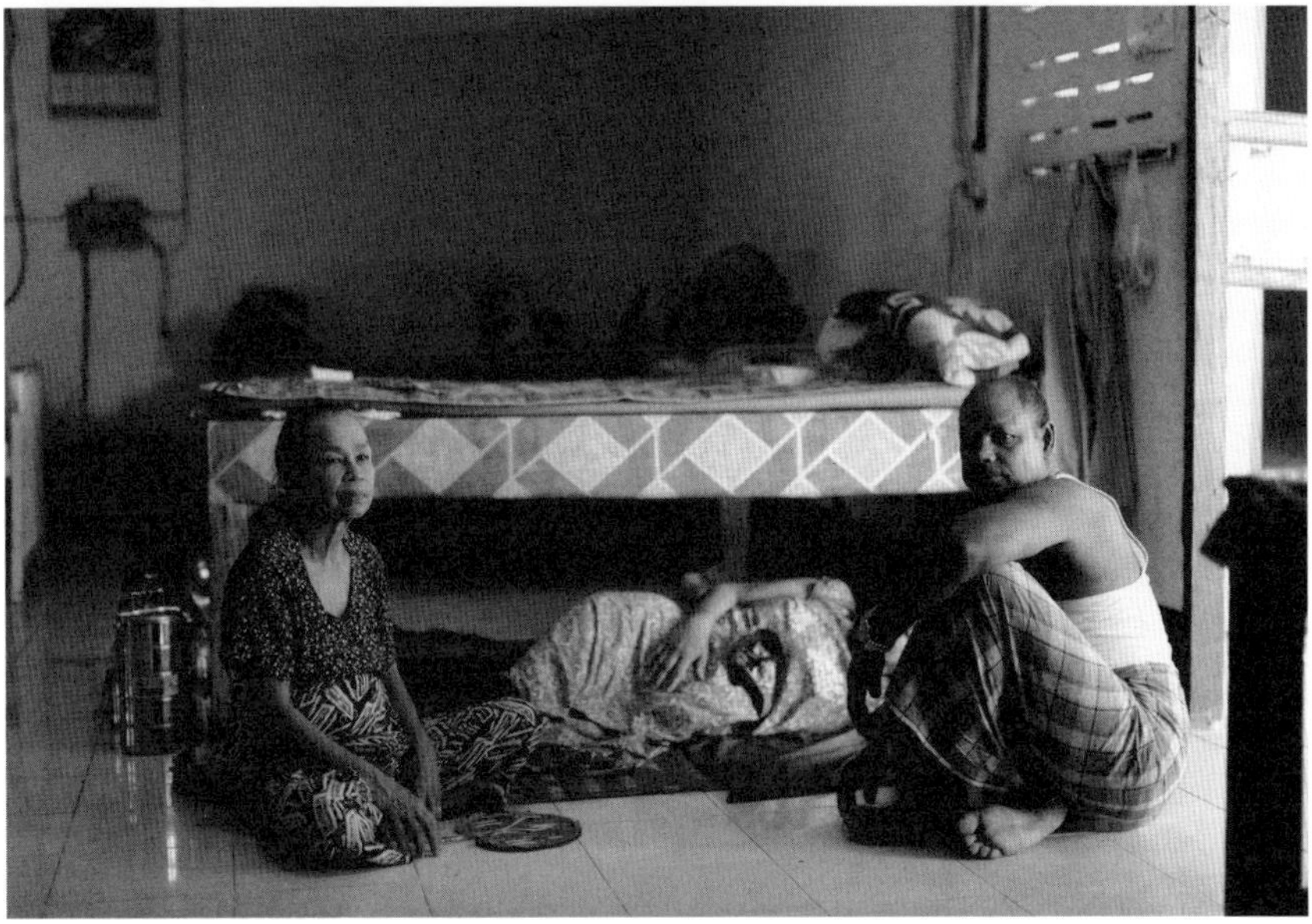

Photo: Atsushi Shibuya

を二重に、手袋も二重にして戻ってきた。

メータオ・クリニックでは、患者さんに排泄を促すのはベッドサイドに待機している家族の役割だ。年老いて痩せた母を肩によいしょと背負い、一日二回の食事の後、しばらくすると必ずトイレへと向かう。そう、ここでは看護を担うのは交代で付き添う患者家族なのだ。

メータオ・クリニックには患者をケアする看護師はいない。付き添う家族がその役割を担うから。……では、家族がいない患者はどうするの？　疑問がもたげた私は、数日間様子を観察していた。

「蠅《はえ》が来て臭いんだもの……。でも、いいのよ。私ができるから。大丈夫よ」

笑顔でそう言いながら、隣の患者さんの家族が排泄処理をする様子を見て、私はついに行動に出たのだった。そうしたら、今度は寄ってたかってみんなでケアをすることに……。

次の日も、そのまた次の日も、寄ってたかっての清潔ケア。空間を分けるための薄い木綿の布を数枚抱えて、寝たきりの患者さんのプライバシーに配慮しようとする心づかいに、「尊厳を守る」という看護の心得の一端を垣間見た気がして少し希望を持った。

蚊帳《かや》を吊るす壁に結ばれたワイヤーに、薄い茶色とも深緑色ともいえない布を手際よく結んでいく。この布は腰布に使われるロンジーの布だろうか、それとも……ご遺体を包む薄い布にも見えると、ふと頭をよぎった。

看護師が最期にできること

痰《たん》が詰まって呼吸が難しそうな患者さんの喉《のど》から痰を取りたい。だが、吸引（サクション）をかけたくても吸引器がない。スポイトなどでは届かないところでゴロゴロうがいされている痰を取ってあげたい。日本ならこんなことで死なせたりはしないのに。

付き添っている家族も一緒に患者さんの名前を呼びかける。

小さい頃に、鼻炎で詰まった鼻をおばあちゃんが口で直接吸い上げて鼻づまりを治してくれたことを思い出した。サクションの機械がないなら口で吸ってでも取ってあげたい。カテーテル（シリコン製の管）を喉の奥に入れて、少しずつ注射のシリンジで吸い上げる。どうにかしてこの人の呼吸を楽にできないものか……。

黄色のドロッとした大きな痰が引けた。慎重にもう一度。家族と一緒に口の中の痰をスポイトで吸い上げ、次第に唾液でうがいをしている様子もなくなり、呼吸の状態はそのときだけだが少し改善した。

メディックたちに相談したが、「僕たちにはもう何もできない。ごめんよ」と。看護師にならば最期にできることはまだあるのにと思いつつ、それ以上、何もできなかったことが悔しく、無力さを感じた。

その夜、この患者さんは家族に看取られて亡くなった。

限りある医療資源

ベッドの窓から、咲き始めたばかりの真っ赤な火炎樹《かえんじゅ》（鳳凰木《ほうおうぼく》）の花が見える。その開け放たれた窓のそばに、思い出の五番ベッドはある。

「この点滴をやめたら、彼は死ぬと思うんだ。だから迷ってる。僕たちには何もできることはないって、わかっているんだけどね。毎日が葛藤なんだよ」

ベッドの横でメディックがつぶやいた。

「クリニックの医療資源には限りがあるんだから、助からないとわかっていてなぜ続けるの？」

意地悪な質問だと思いつつも、患者の汗をぬぐいながら彼に聞いた。

「何もしないわけにはいかないだろ。僕には点滴を外せない。外すなら君がおやりよ」

意識消失の脳梗塞の疑いでトラクターで運ばれ、数週間意識が回復しない身元不明の患者に点滴を投与し続けるメディックは、そっとそうつぶやいてスタッフ控え室に消えた。

医療資源にも予算にも限りがあるとわかっていても、医療行為をやめることに葛藤があると話し、毎日バイタルサイン（血圧・脈拍・体温などの基本チェック項目）を測り、観察をしては黙々と点滴のボトルを新しいものに交換する。メディックは、命を守りたいと闘う医療職なのだ。

彼のような医療スタッフが、タイでもミャンマーでも医療資格を持てずにいること、正式な医療スタッフとして働けないことが歯がゆい。メディックの置かれた立場も、極限の選択を迫られる救えるはずの命も、保健・医療制度が政治に大きく左右されることを物語っている現実に、怒りにも失望にも似た複雑な気持ちになった。

火炎樹の花が弾けるように咲いた朝、意識のなかった患者は五番ベッドにはもういなかった。

ホスピスを求めて

心臓病だと思われてチェンマイの病院へ転院されたが、心疾患ではなく甲状腺がんが肺やリンパ節に転移していた一七歳の少女。

「この子には、もうメータオ・クリニックしかないんです。ミャンマーでは、医療を受けることはできないのです」

ミャンマー国内で結核だと診断され、数年にわたり結核の治療を続けていた彼女。家族は家財を売り、治療費を集めたが治ることはなく、症状は悪化するばかりだった。メータオ・クリニックの噂を聞き、一三時間かけて国境を渡って治療を受けに来たと、付き添いのお母さんが話してくれた。

このお母さんは、身寄りもなく意識のない隣の患者さんの排泄処理やケアを家族代わりにしてくれていた方だ。

11歳の「お母さん」

一歳になった妹を連れて、ミャンマー国内から六時間の道のりを一人で歩いてきた少女は一一歳だった。兄弟姉妹の一番上のお姉ちゃん。彼女は自分のことを「母親」と呼ぶ。自分の背丈の半分もある妹を連れ、国境を越えて受診しに来たにはわけがあった。

昨日から高熱で痙攣《けいれん》を始めた妹を見て、高熱と下痢で意識がなくなり亡くなった母親と同じだと思ったと。妹まで失ってしまうのではないかと思って怖くなり、泣きながら必死で歩いてきたと。一一歳の自称「お母さん」の小さな足に靴はなく、汚れて赤茶けていた。

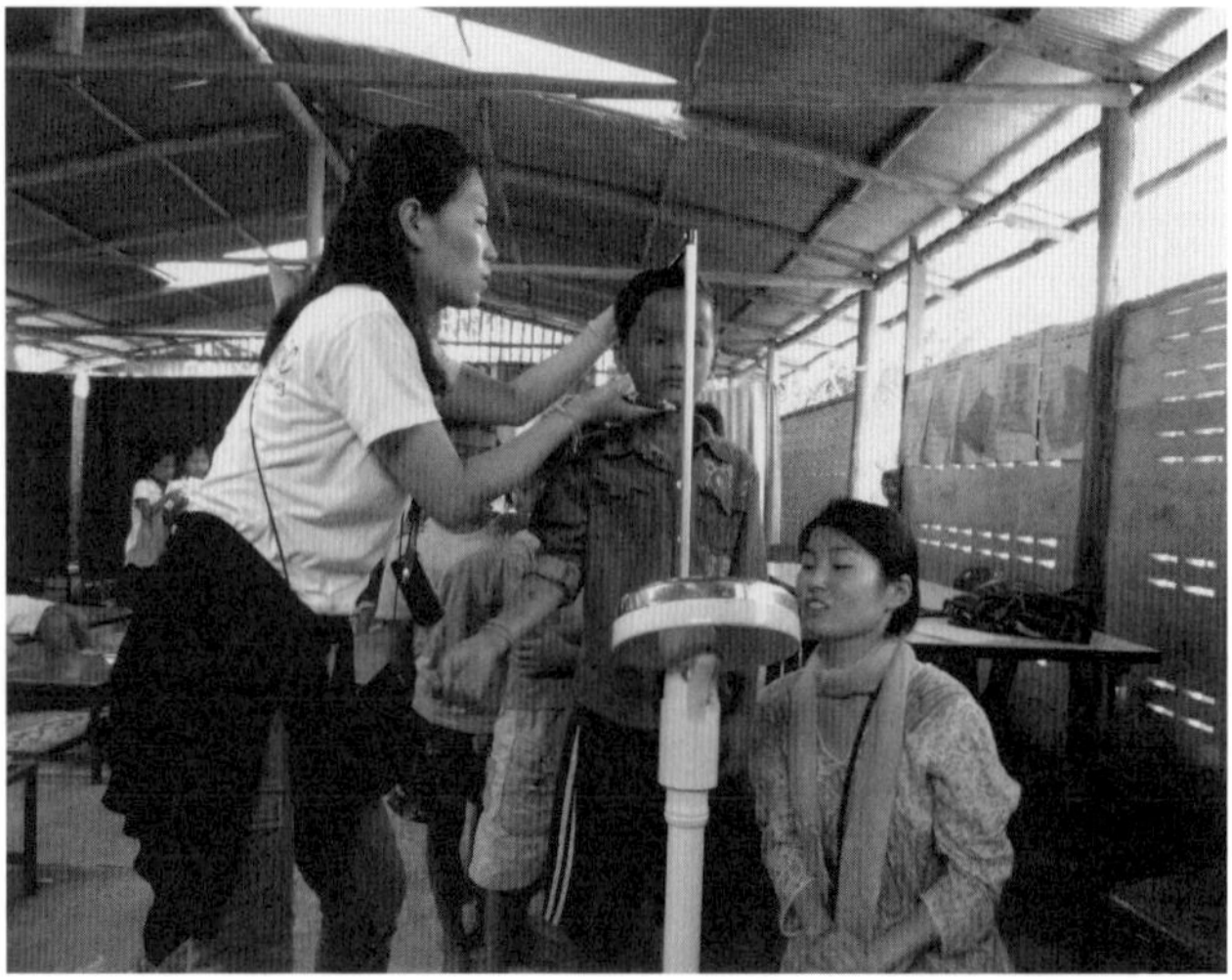

移民学校で検診を行う田畑派遣員（2013年）

後でスタッフに話を聞くと、このような子どもはミャンマー国内では多く見かけるという。出産のときに母親が死亡してしまうことも多く、この「小さなお母さん」の亡くなった母親のように、赤痢などの防ぐことができた感染症で命を落とすこともしばしばあるという。

「小さなお母さん」が連れてきた一歳の赤ちゃんは熱帯熱マラリアに感染していた。輸血などの治療を行い元気になった赤ちゃんと「小さなお母さん」は、小児用のベッドの中でおもちゃで遊んでいる。この「小さなお母さん」は、母親が亡くなった後、小学校に通うことができていないという。お父さんはタイで出稼ぎをしており、目の悪いおばあちゃんと地雷で足を失ったおじいちゃんに面倒を見てもらっているそうだ。紛争や貧困、衛生環境の整っていないことが原因で子どもたちが学ぶ機会を失ったら、貧困の連鎖は断ち切れない。

保護されるべき守られるはずの子どもである「小さなお母さん」が、下の子を育てなければならないという苦労が増えないように、予防できる病気で親や子どもが亡くなることがないように、少しずつでも環境を改善できるように。

このような子どもの苦労を減らせるよう、私にできることはきっとたくさんあるはずだ。目の前で幸せそうに手を振ってはしゃぐ「小さなお母さん」を見て、心に誓った。

アメリカにいる夫

学校保健部門で働くヌウェヌウェ（仮名）は二歳になった一人息子と暮らし、メータオ・クリニックで働いている。一五〇センチほどの小柄な女性。

夫は先週、アメリカへ第三国定住していった。明るくはつらつとした性格の彼女も、「夫と離れて寂しいよ」と漏らすことが増えた。

「ABCを覚えようね」

子どもを膝の上にのせてインターネット動画のリズムに合わせて大きく揺れて、ABCの歌を歌っている。カレンとパオの民族衣装で特別に着飾った笑顔の記念写真が家の壁に掛けられていた。来月の息子の誕生日には動画チャットでつないで家族でお祝いするのだと、膝にのせた息子の頭にキスして笑顔で話してくれた。

五年後には自分たちもアメリカへ移住できるかもしれない、また家族揃って一緒にごはんを食べられる日が来るかもしれない、それが夢であり希望だという。

「それまでは元気で暮らしていてほしい。ただ、それだけ。でも、いまは寂しいよ」

そう言いながら、歩き始めた無邪気な息子を抱きしめる。

彼女の夢が叶ったときには息子は七歳になっている。第三国定住した家族との再統合支援制度を利用して、難民の夫や妻のもとへ国を越えて移住するクリニックのスタッフは数多くいる。文化も言語も生活様式も気候も貨幣価値も、何もかもすべてが違う場所へでも移り住む覚悟は計り知れない。

「このかわいい子の将来を思うからだよ。ここにいても先が見えない」

彼女はそう話した。

第三国定住していくには

メソットには、第三国定住までのインタビュー、厳密な健康診断や医師の問診、文化風習の違う生活のための練習など、移住するまでのさまざまな準備や手続きをする場所がある。国際機関のＩＯＭ（国際移住機関）がその一部を担っている。洋式のトイレや巨大な冷蔵庫、オーブン、コンロ、ストーブなど、メソットではあまり使うことのない家電製品が陳列されており、ここで洋式の文化を学ぶのだそうだ。

ぽつんと一人、敷地内の公園の前のベンチに背中を丸めて座っている男性がいる。どこかで見覚えがある。五メートルほど先に見えるその男性に軽く会釈をすると、大きな目を真ん丸に開けて驚き、歯が見えるほどの笑顔を返してくれた。そう、メータオ・クリニックのスタッフだった。私も歯が見えるほどの笑顔を返した。そこは、出発前の男性寮の前であった。仕切りの柵を知らずに近寄ろうとした私を目ざとく見つけた管理スタッフが、私を呼び止めた。彼は顎《あご》だけで「行け」と合図して、また歯が見えるほど大きく笑った。

彼は家族をメソットに残し、単身でカナダに第三国定住したことを、後でクリニックのスタッフから聞いた。冬は雪が降る寒いカナダで、彼はどんな生活をしているのだろうか。

ノルウェーからまたメソットへ

ノルウェーに第三国定住したクリニックのスタッフのお兄さんが、メソットに一〇年ぶりに帰ってきた。帰ってきたとはいえ、一時的にだ。ノルウェーのパスポートを得て初めて出国し、最初に戻ってきたのがメソットだった。散り散りになった家族を探して、チェンマイやミャンマー国内へも行くと言う。

お金はない、でもお土産にと、スタッフたちは旧友にできるかぎりを振る舞った。

「まずはこれからチェンマイへ行ってくるよ」

雨が降り続く雨季。メソットからチェンマイへ行くには、急な山道を六時間ほどひた走る二階建てのバスしかない。私たちも、バンコクやラオスへの移動には同じ道をたどる夜行バスを使った。

彼はチェンマイ行きの大型二階建てバスに乗り込み、そして……、横転事故でこの世を去った。雨の中、チェンマイへの険しい山道を通過中、メソットを出発して一時間後の出来事だった。弟が彼の隣に座っていたらしい。どんな会話を交わしたのだろうか……。

夜な夜な、メータオ・クリニック裏手の小さな店の裏で、亡くなった彼のために酒を交わすという。忘れられない数々の思い出に、集まった十数名の仲間たちは思い思いに杯を交わした。彼の冥福を祈ってと乾杯をしたものの、「なぜだ、なぜだ……」、悔しいと涙し、嗚咽する者もいた。なぜ彼は逝かなければならなかったのか、やっと会えた家族との時間が短すぎると漏らす者もいた。小さなボトルから大切に少しずつ注がれる安いウイスキーを涙で割って、逝ってしまった親しい仲間の人生が、彼らの不条理な日常と重なるのか。

おもむろにギターを爪弾き始めた飲み仲間の一人が英語で教えてくれた。

「初めてギターを教わったのは、(亡くなった) 尊敬する彼からだ」

ノルウェーのお土産に、ギターのピックをもらったんだと話してくれた。そのお土産は弦に挟んで飾られ、どこか誇らしげに見える。爪弾くのは、ふと聞いたことのあるメロディー、「乾杯」

という日本の曲だった。なぜこの曲を選んだのかと聞くと、ミャンマーでは「トゥンゲージン（友達）」という曲なのだと教えてくれた。離れて暮らす友に歌う曲だと。

涙割りのウイスキーを片手に、みんなで大合唱が始まる。

肩を組み、ともに涙に揺れて歌う……、遠く離れた友へ。

国際援助の撤退

難民キャンプから、メソットの街から、国際NGOが撤退していく。まるで人道支援の縮図。この小さな町メソットで起こるNGOや国際援助事業の撤退はいつも劇的で、立つ鳥跡を濁していく。金がうまれるところに支援が動く、やるせなく苦々しい国境の現実。「民主化」のプロセスが進み始めると、国境を越えてミャンマー国内に事務所を構えるNGO団体が増えてきた。それも、国境沿いではなく、大都市のヤンゴンや首都のネピドーにだ。

ある日突然、移民学校への支援が途絶えた。つい先日まで、移民学校の幼稚舎を卒業した子どもたちをタイの小学校へ入学させるにはどうしたらよいかと、カフェに呼び出されて日本からの支援の助成申請について話し合っていたのが記憶に新しい。ランドセルはないけれど、移民学校の貧しい子や親のいない子もタイの学校に入学するためには、みんなと同じ制服を購入しなければならない。一足三〇〇円の黒いピカピカ光る靴、真っ白い靴下、真っ白のシャツに紺色の半ズ

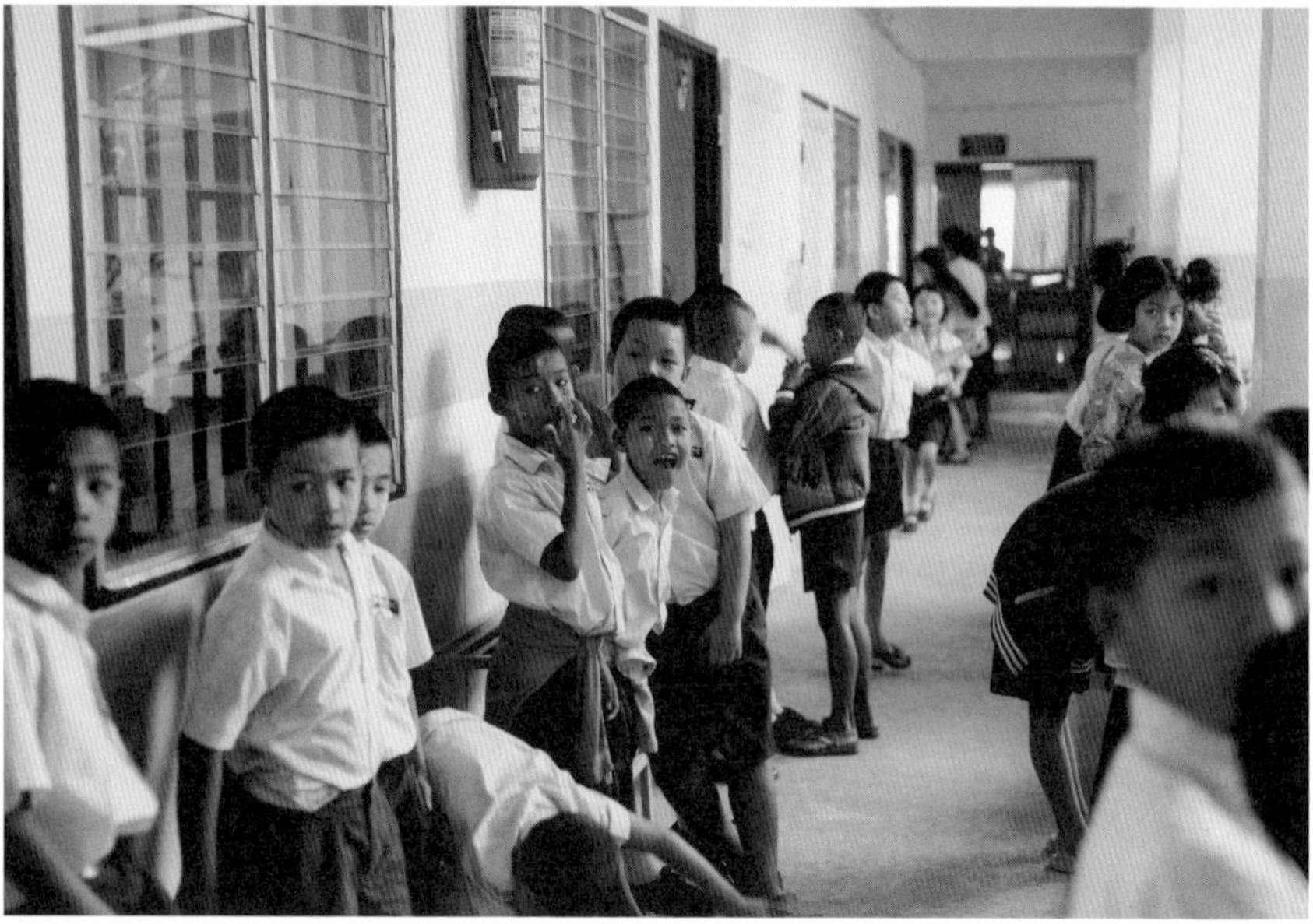

Photo: Atsushi Shibuya

ボンやスカートがお決まりの制服だ。買い揃えるには予算がいるし、教科書も買い揃えてあげなくてはならない、と。移民の学生たちがタイの学校へ入るには、言葉や文化だけではないさまざまな壁が立ちはだかる。通うのは無料でも、そこに入るまでの準備ができない移民の親は多い。

移民学校の先生が、すさまじい形相でメータオ・クリニックの地域・学校保健部門へ面談を申し入れてきた。来月からの子どもたちの飲み水や電気代がカットされたと、バスを乗り継ぎ、汗をかいてやって来たのだ。でも、支援が途絶えたことの影響はそれだけではなかった。いろいろ話を聞くと、先生たちのお給料は先々月からすでに支払われていなかったのだ。何も説明はなかったのかと問うと、くわしいことは何も聞いていないと言う。

移民学校の学生をタイの教育システムに組み入れたいと熱心に話していた欧米のNGO職員は、自分たちの給与が支払われないとわかり、すぐにメソットを後にした。いまごろ、チェンマイのネオン街で夜な夜なビールを片手に遊んでいるのだろうか……。事情を聞こうと彼らが滞在していた事務所を訪れたが、すでに看板が外されていた。

移民学校の先生は、自分の給与のことについては聞いてやっと話してくれたほど、触れようとしなかった。子どもたちの飲み水について急を要し、駆け込んできたのに、自分たちのお給料はすでに支払われていなかったのだ。

予算が途切れたら、その事業も計画も止まる。予算は、すべて助成団体や政府へ返還となることが多い。でも、そこに住む人びとの生活、子どもたちの成長は止まることなく続いていく。責任ある現地活動とは何かを考えさせられるきっかけとなった。

デング熱の季節

突然のスコールに襲われた乗り合いバスの車内は、慌てて閉じられた幌で薄暗く、時折吹き込む雨しぶきで薄ら寒かった。向かいに座っている子どもは車酔いしたようで、父親の膝の上でぐったりとしている。雨音のする車中で、チェンマイへ行く救急車の中での前任者の青白い姿を思い出し、重なった。

そうか、またデング熱の季節だなと思いながら、雨音しか聞こえないバスの座席に積まれた米袋にしがみついたヤブ蚊をしばらくぼんやりと眺めていた。こうやって蚊も人と一緒に移動しているんだな……。

前任者のデング熱感染で、蚊が媒介する病気にすっかりくわしくなった私は、感染者を増やさないためにどうすればよいかを考えるようになった。個人が虫除けスプレーで虫刺されを防ぐのは、感染対策の水際作戦でしかないと、そのときに深く理解した。蚊が媒介する病気に、人種も国境も性別も年齢も、医療の知識のあるなしも、何も関係ないと。

近頃、夏に日本でも話題になるようになったデング熱。温暖化で疾病もグローバル化が進むなぁ……。

「デングの連鎖を止めて、家族を守ろう」

前任者のデング熱感染にショックを受けていた私は、付き添いの病棟でデング熱研究らしき猛勉強を始めた。少し知識をつけたことを弾みに、二〇一三年の雨季が始まる五月から、メータオ・クリニック周辺の二〇〇世帯をしらみつぶしに訪れ、水道の状況、水の使い方、排水溝、トイレ、雨水のタンクを、クリニックの学校保健スタッフとともに覗いてまわった。ボウフラの湧いた水桶を、家族に説明しながらひっくり返す日々。来る日も来る日も。

人びとの生活の様子を見て、デング熱は蚊が成虫になる前に食い止めなければ、また真っ赤っかになった前任者のようなつらい思いをする大人や子どもが後を絶たないと気づいた。ここの人たちにとっては、虫除けスプレーは高価な感染対策なのだ。

蚊は羽の生える前は水際でボウフラのような二段階の幼虫時期を経て、水温と環境が整えば最短で一週間あまりで羽の生えた成虫となり、水面から空中へと飛び立つ。そう、デング熱の蚊「チンジャー（虎縞《とらじま》の蚊）」の駆除では足らず、「チンウー（蚊の卵と幼虫）」を探す旅が始まったのだ。

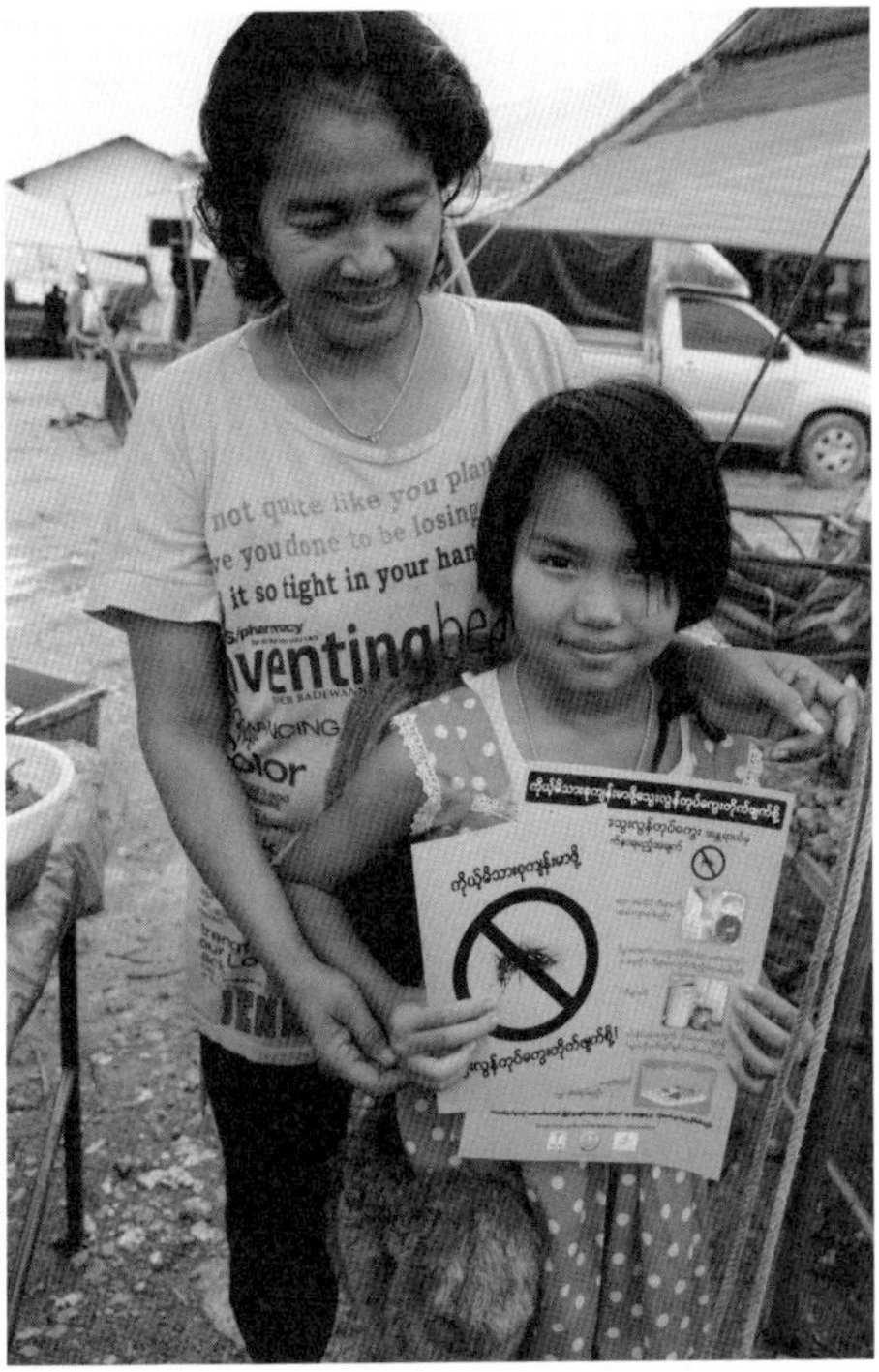

デング熱予防啓発リーフレットの配布（2014年）

そのうち、周辺地域のゴミ拾いにまで活動は発展。アースデイのイベントで、移民学校の生徒一〇〇人ほどと一緒に、メータオ・クリニックや移民学校周辺のゴミ回収大作戦に出た。

デング熱の予防は、ソンクラーン（タイ旧正月の四月に行われる水かけ祭り）のゴミなどの後片づけと、貯めていた水桶の処理から始まる。雨に濡れたおもちゃ、ダンボール、割れたビンや缶、プラスチックを集めて感じたのは、ソンクラーンの名残の物の散乱だった。蚊の産卵箇所を減らすには、乾季の猛暑、四月の終わりから予防は始まると悟った。

翌二〇一四年には、デング熱予防のため、化学砂をタイの保健ポストが格安で仕入れている卸売業者から購入し、クリニックの半径二〇〇メートル以内にある家々に訪問して説明をし、水の中に科学砂を入れる活動を始めた。さらに二〇一五年には、地元ラジオ、テレビ局、新聞社の協力を得て、教育用のポスター、ビデオ、リーフレットを制作し、月刊のデング熱情報誌まで刊行することができた。

私の派遣員としての任期は二〇一四年九月で終わりを迎えたが、その後もバンコクに留学中の保健師という立場で、引き続きデング熱予防事業に携わることになったのである。

デング熱の健康教育は国境を越えて

二〇一五年、タイではデング熱が流行し、一一万を超える感染者と一〇〇人を超える死者を出した。ターク県でも五年ぶりに大きな流行の年となった。

ワクチンは開発中で治療薬のないデング熱ではあるものの、タイの医療機関では入院患者のデング熱への対処や診断技術などが的確で、近隣諸国と比較しても全体の死亡率は低く出ている。

また、公衆衛生・保健活動がタイのコミュニティ向けには充実していて、村長をはじめ、村のご長寿のみなさんがボランティアとして蚊やボウフラの駆除パトロールを毎週実施するなど、住民を巻き込んだ活動も盛んだ。地域保健を担う小型診療所なども地域を巡回し、蚊の発生をコントロールすることに一役買っている。それでも、蚊を媒介とし、人の免疫に関連した感染症疾患であるデング熱は、予防や感染管理がたいへん難しいといわれている。

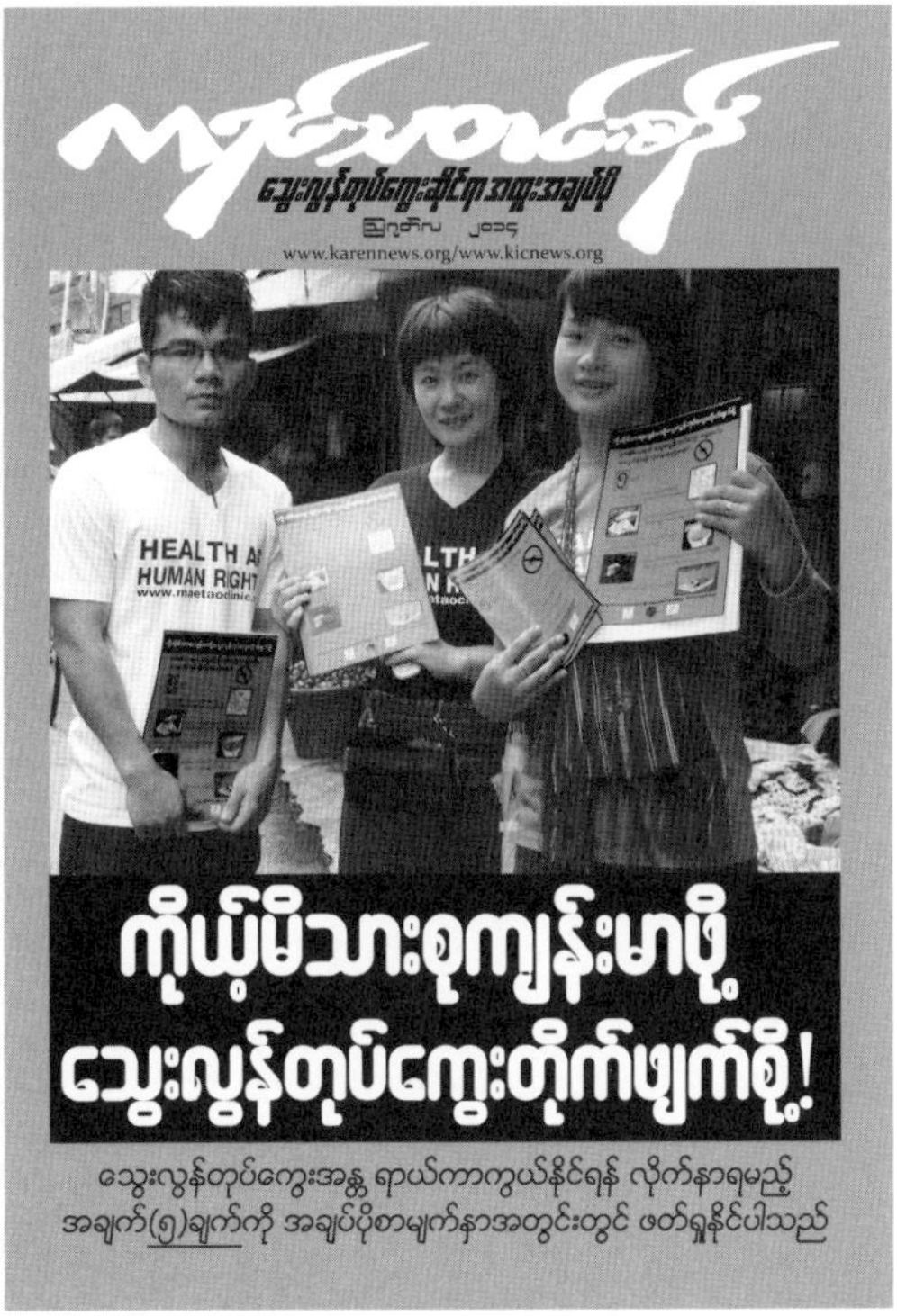

デング熱情報誌（2015年）．写真中央は第5代派遣員の鈴木

地域住民参加型の予防教育が充実しているタイのコミュニティ活動の一方で、移民として暮らすビルマ人、カレン人のコミュニティや難民キャンプ内へ直接アプローチするような保健活動は乏しかった。そこで二〇一三年夏から開始した家庭訪問によるデング熱予防事業は、ターク県全土を対象地域に広げ、タイ語・ビル

マ語・カレン語の三言語のデング熱予防活動媒体と予防教育用ビデオ二本、ラジオや新聞などの地元メディアを活用し、国境地域の移民学校など約七〇校を対象とした保健事業となった。

タイの公衆衛生部門やメソット総合病院をはじめ、ＩＯＭ（国際移住機関）などの国際機関、難民キャンプで活動を行う保健医療団体、国境で活躍するＮＧＯ、そしてメータオ・クリニックなどの医療や保健事業を担う団体がデング熱予防事業に参加してくれるようになった。

二〇一四年、日本でもおよそ七〇年ぶりにデング熱の国内感染が見つかり、大きなニュースとなった。二〇一五年の夏には、台湾のとくに台南地方でデング熱が流行し、台湾全土で一二〇人以上の死者が発生した。世界一〇〇か国以上で感染が確認されたデング熱は、アジアの流行国など海外から持ち込まれた輸入感染であることも多い。物流や人の移動が活発となっている今日では、もう熱帯特有の感染症とは言えない。

感染を予防するための情報がすみずみまで行き届き、人びとが予防するすべを身につけられるよう、今後も継続的に活動していきたい。蚊は、人種も国境も性別も分け隔てはしないのだから。

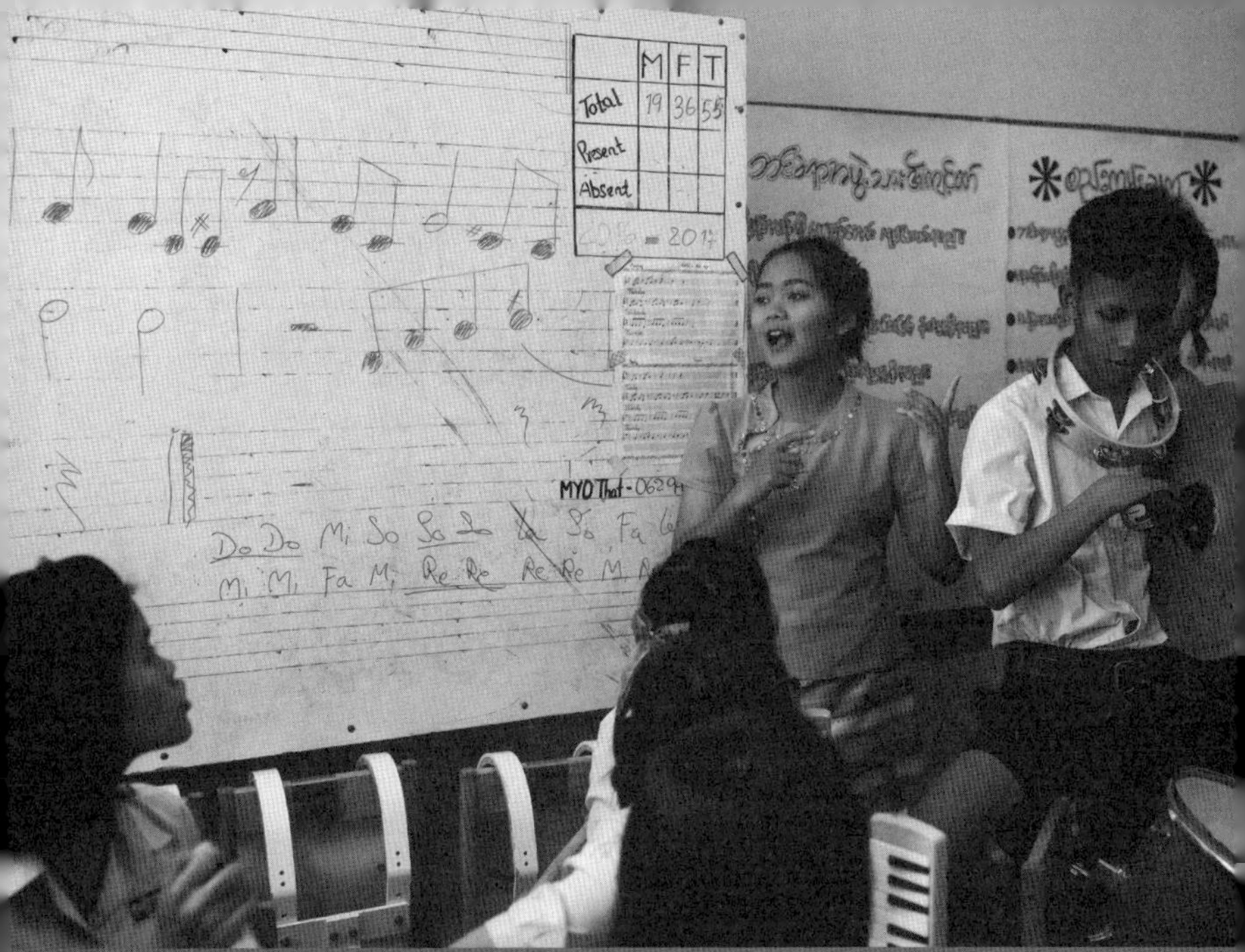

音楽祭の練習に励む移民学校の生徒たち（2017 年）
Photo: Atsushi Shibuya

III

国境の変化のなかで

～できることを一歩ずつ～

2014.8－2015.9

いまできることを明日からもひとつずつ

鈴木みどり *Midori Suzuki*
（第五代派遣員／看護師）

移民学校の新校舎建設

日本の企業から三〇万円のご寄付をいただいた。いつも予算はぎりぎりなのに、現地から支援を求められる立場としては本当にありがたい。これは、ＪＡＭ（メータオ・クリニック支援の会）が設立当初から支援している移民学校のＨＯＰＥ校で生徒が増加しており、その新校舎建設のための資金だった。

問題は費用が予算内に収まるかどうか。移民学校の先生たちの理想は、なんといってもコンクリートの壁だ。

「掃除がしやすいから。雨季の雨は激しいので」

気持ちはわかる。さらにひとクラス分の机と椅子、できればホワイトボードも欲しい。現地の

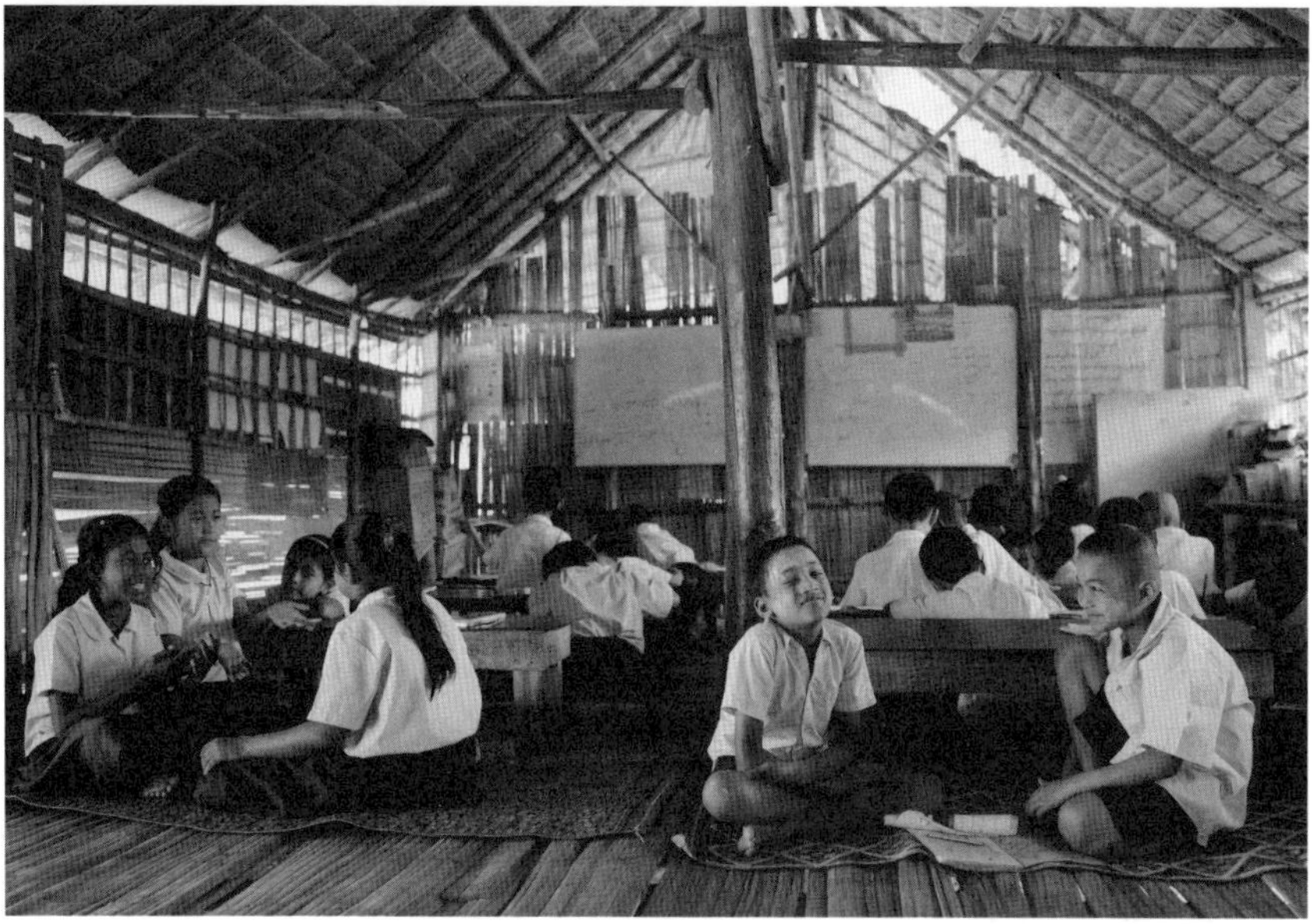

完成した茅葺きの校舎
Photo: Atsushi Shibuya

移民たちでつくる団体に見積もりを出してもらうと、校舎の分だけで見積もり額は予算の三倍以上になり、希望どおりにはできなくなった。現実は予想以上に厳しい。

欧米から支援に来ている建築家に相談してみた。すると、先生たちの意見とは正反対の茅葺《かやぶ》きの校舎を提案された。

「使うのは子どもたちだよ。子どもは開放的な空間が好きでしょう。掃除？　みんなですればいい。補修も家の周りにある素材だから移民たちですぐにできるよ」

先生たちの理想と建築家の提案、どちらの言い分もわかるし受け入れたい。けれど予算は限られるし、できる範囲の支援を選ぶしかない。

建築家と一緒に移民学校を訪問してみた。建築家と先生たちで話し合い、建築家の提案を受け入れて新校舎は建設された。円安で予算がさらに減ったが、結果的には校舎だけでなく、机や椅子やホワイトボードまで完成した。雨季は屋根をビニールで覆うことができ、子どもたちは雨風をしのげるので安心だ。

小さな子どもたちが喜んで机を校舎に運び入れてくれるのは本当に嬉しい。コンクリートでなくても過ごしやすい、光が差し込む素敵な校舎になった。

タイの学校と移民学校の合同音楽祭

本当にちゃんと開催できるだろうか……、と当日朝まで不安だった音楽祭がとうとう始まった。この音楽祭は、今年で四年目になる。しかし実は、直前まで準備がスムーズに進んでいなかった。移民学校（CDC校）で、音楽祭の直前になっても不在がちで準備をしない担当教師に対して別の先生が注意をしたところ、先生同士の口論に発展してしまったのだ。私がその担当教師にずっと前から連絡を取ろうとして、連日学校を訪ねていたのを、ほかの先生たちが見かねてのことだった。結果的にほかの先生たちが協力してくれて、準備は前日の夜にやっと終了した。

どうやらみんな、自分の弱さを見せたほうが親身になって助けてくれる。自分でテキパキやろうとすると、全部を任されてしまう。ここでは、いつもそうだったことを実感した。

そして、タイの学校と移民学校の学生による合同演奏が始まり、それに合わせてタイ人の女学生によるダンスが行われた。手足の指先の動きにまで気を配った優雅なダンスだった。ダンスはタイの学校の先生が楽しんで振り付けをしてくれた。これは今年が初めてのことだった。こんなに素敵なダンスに合わせて演奏できるなんて、移民学校の生徒たちが誇らしくなった。移民学校の生徒によるロックバンドの演奏になると、音楽に合わせて移民学校の先生と学生もタイ人の学生も一緒に踊り始めた。そう、この瞬間を期待していた。みんなが一緒に楽しむ顔をやっと見ることができた。

後半、途中で飽きてきたタイ人の一部の生徒たちが会場の外に出てしまった。しかし最後の移民学校によるカレン人のダンスと音楽の演奏が始まると、外にいたタイ人の学生たちが一挙に会場に戻ってきて舞台に見入っていた。そうか、タイの学生たちも移民学校に興味があるんだ。

移民学校の生徒たちは、合同練習の前はいつも、トランペットやフルートの演奏でタイ人の学生のスキルにまったく及ばないことを気にして、つらい表情を見せていた。でも、タイ人の学生たちをいま夢中にさせているのはあなたたちだって気づいてほしい。カレン人の音楽もダンスも素敵だと、みんな自信を持ってくれたかな。

この音楽祭、みんなが楽しんでくれた。準備はたいへんだったけど本当にやってよかった。

助成金申請に挑戦

学校保健部門のスタッフからときどき冗談交じりに言われる言葉。

「みどり、お金がないので日本から助成金取ってきてよー」

簡単に言うなぁ……。たしかにＪＡＭはこれまで、メータオ・クリニックで必要な事業を行うために助成金をいくつも獲得してきた。でも、助成申請が通らなかったらどうなるのか、私たちがいなくなったらどうやってお金を確保するのか。これからもずっと誰かが資金をつないでくれるとはかぎらない。人任せじゃダメだよ。みんな、もっと考えてほしい。

メータオ・クリニックは常に海外からの寄付によって成り立ってきた。海外から来たボランティアたちが、寄付をもらうために海外の企業や支援団体の対応をしてきた。そのため、移民たちは自分たちで現状を訴えて事業資金を獲得してこなかった。これはメータオ・クリニックが自分たちでどうするべきかを考えてこなかったことによる。スタッフ個々人を責められることではないのだ。

助成金については以前からスタッフに声をかけてきた。しかしそのたびに、「そんなもの書いたことがない。書けないよ。あなたが書いてよ」……。

三月、もう一度、学校保健のスタッフに、「自分たちで申請書を書いてみようよ」と話しかけた。もし必要なものがあるなら自分たちで言おう。これは練習だと思って。

すると副院長から連絡が来た。

「助成金が欲しい。故郷の学校の子どもたちの栄養状態が悪いので、改善したい」

早速、担当者が決まった。日本の申請書の説明をすると、スタッフは「どう書いたらいいのかわからない」。

「私がアレンジするから、自分たちの気持ちを書いて。学校で書いたことがあるでしょう」

彼らはヤンゴンの大学から来た教師に公衆衛生学を学び、先日そのコースを修了したばかりなので、知識も周辺の情報も持っているはず。ないのは経験と自信だ。

「自信がないのは私も同じ。でもチャンスは何度でもある。失敗したらまた別の機会に挑戦できるからやってみようよ」

締め切りを守らない彼らに催促する。私の派遣任期中に間に合うだろうか……。内容も何度も修正して、なんとかかたちにして応募した。

ひと月後、助成金の応募をした団体から、助成採択決定の返事が来た。会員の投票数によって助成金額が決まるタイプで、予定より金額は少なくなったが、初めて応募する私たちにとって本当にありがたかった。何より、現地スタッフが撮った写真や言葉をちゃんと見てもらえたことが嬉しかった。これから実際にプロジェクトを進めるほうがたいへんだが、頑張ってもらおう!

手拭きタオル

日本の医療機関ではペーパータオルがあるが、メータオ・クリニックにはない。病棟には布のタオルが一、二枚あるが、大勢が使用しているので常に濡れていて清潔感がない。

タイ公立のメソット病院を見学して相談するうちに看護師長とつながりができて、アドバイスをもらい、メータオ・クリニックにもタイの病院を手本にして布製の手拭きタオルを導入することにした。タイ人のつながりに助けられて、タイの業者にたくさんのタオルを安価で作ってもらった。

処置のたびに手洗いしてタオルを替えてもらうようになった。それにあわせて洗濯機を追加して物干しスペースを拡大した。

看護研修の計画づくり

二〇一四年一二月末、シンシア院長からの「看護研修を始めよう」という提案と依頼を受けて、二〇一五年に入ると海外ボランティアが中心となり、看護研修の計画をつくり始めた。

ところが四月のある日、マネージャー・ミーティングに久しぶりに参加した副院長が言った。

「ここ（メータオ・クリニック）に看護はいらないよ。看護研修はやらない」

みんな一瞬沈黙した。いまさら何を言ってるの……？

「でも、これはシンシア先生が言いだしたことなのよ」

オーストラリア人の理学療法士がそう返すと、副院長はさらに続けた。

「私たちに必要なのは治療ができる人だよ。私たちはいずれミャンマー国内に帰るんだ。地雷で怪我した人を治療しなければならない。看護師に治療ができるの？　できないでしょう。看護は家族がやればいいんだよ」

返す言葉が出てこなかった。メータオ・クリニックでは、治療以外のケアを家族に任せたままで、容体が良くなっていない例がたくさんある。それは彼らもわかったうえで言っているのだ。

〈「じゃあ、家族がいない人はどうするの？」〉

〈「家族の大半はごはんをもらうために一緒にいるだけじゃないか！」〉

〈「家族が看護師の代わりになるなら、褥瘡《じょくそう》（床ずれ）はひどくなっていないはずだし、感染を防ぐためにもっときれいにすべきでしょう！」〉

便失禁して数時間放置されたままの患者さんの尿管に、蟻《あり》の行列が登ってきていたのを思い出した。

〈「メディックに声をかけたのに、なぜすぐに患者さんをきれいにしないの？」〉

……言い合いになってしまうシーンが鮮明に頭に浮かび、文句を言いたくなる気持ちを抑えた。彼は私が言わなくても現状をよく知っている。それでもいまのやり方を変える気がないのだ。

シンシア院長の考えは知っていても、現場の彼らには優先順位がある。治療のできるメディックを育てることが最優先だ。

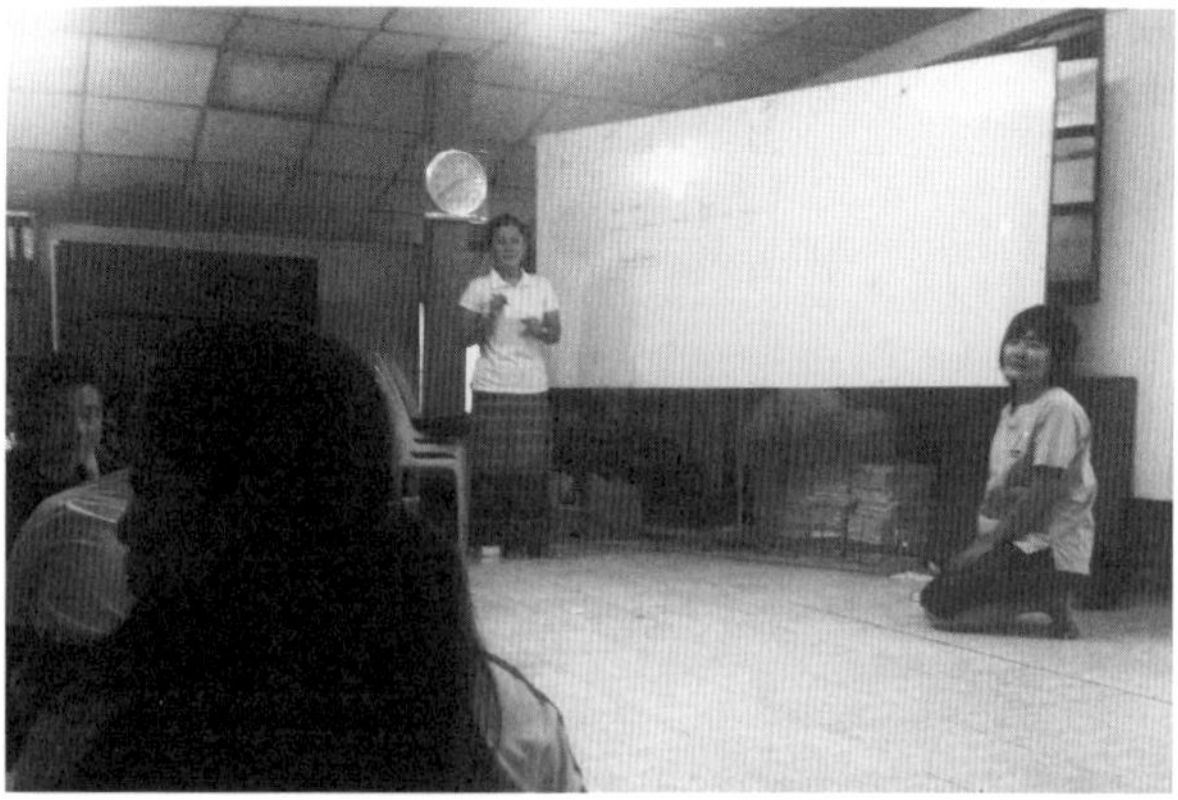
スタッフに褥瘡（床ずれ）の処置を説明する鈴木派遣員（右）

メータオ・クリニックは開設から三〇年近くの間、ずっと「看護」はなかった。治療はするが、回復できなければ仕方がない、という環境でスタッフたちは育ってきた。彼らは自分たちが病気や怪我をした際にはメータオ・クリニックで治療を受けており、ほかの病院に入院したことがないから、看護というものを知らないのだ。

ともかく、いきなりの看護不要宣告。看護師としては、堪《こた》えた。でも、院長の意見であっても現場が受け入れようとしない以上、研修を行うのは無理だ。三〇年間なかったものを、今年言われてすぐに始めるというのはやはり難しいか……。

イギリス人の医師が言った。

「プランを変えよう。少しずつだね」

できることを少しずつ、彼らを邪魔しない程度に（多少目ざわりになっても）やっていこう。彼らの気持ちが少しずつ変わっていけばいい。

明日からもこれまでどおり、患者さんのスキンチェックとポジショニング（体位変換）など、いまできる看護を一つひとつやっていくために内科へ行こうと決めた。

新クリニックのビルが建った

二〇一五年四月、読売新聞にメータオ・クリニックの診療補助施設の記事が掲載された。これは日本政府の「草の根・人間の安全保障無償資金協力（GGP）」を受けて新しい場所に完成したビルで、私たちJAMもこの事業に関わることができて、とても嬉しかった。GGPは、国際協力に関わる人たちの間では海外でもとても有名な支援事業だが、クリニックのスタッフが自分たちだけで情報を得て申請することは困難。二〇一三年度の申請はJAMがお手伝いして進められた。

メータオ・クリニックが難民たちによって小さな小屋からスタートして三〇年近く。少しずつ建て増しされたクリニックの衛生面での評価は厳しいものだった。また近年、クリニック周辺の地価が高騰して土地代が大きな負担となってきた。そこで、衛生面が配慮された新しいクリニックへの移転が決まったのだ。

メータオ・クリニックは、今年（二〇一五年）後半から新しい場所への移動を始める目標を立て、新クリニックの建設が続けられている。これまでに、すでに外来と外科・内科病棟、小児科、産婦人科のビルが日本以外の支援で建てられ、診療補助施設はその後に完成した。今後は遺体安置所、キッチンや託児所なども建つ予定になっている。

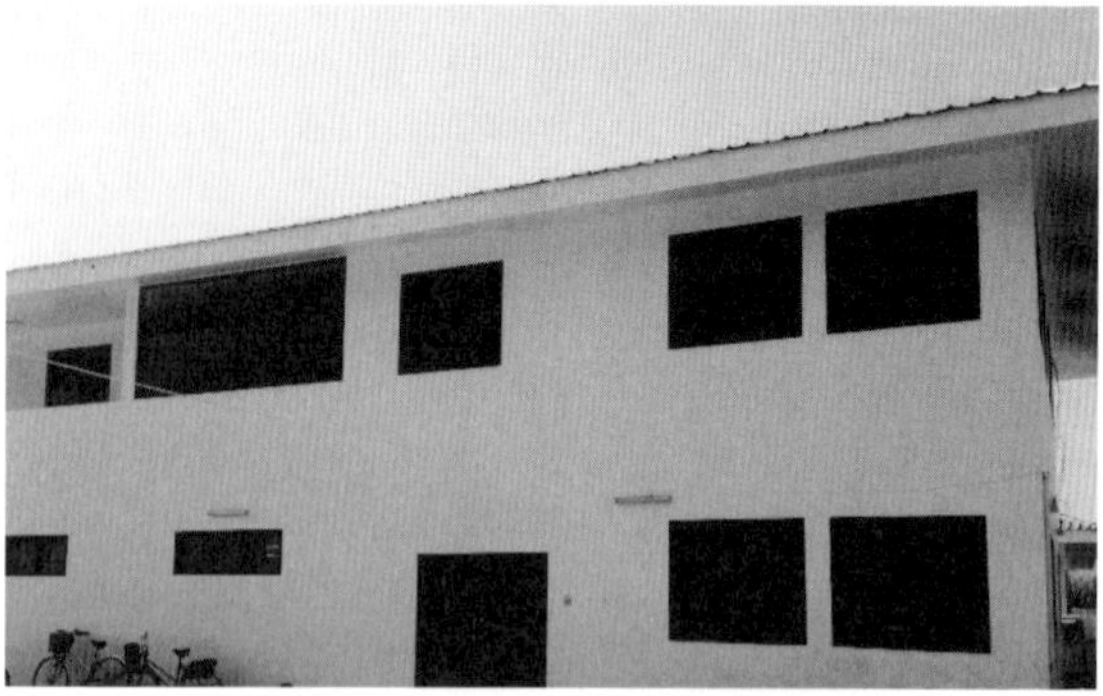

完成した診療補助施設（2015年4月）

日本政府の支援で建てられた診療補助施設に入るのは、中央薬剤部、感染管理部門（滅菌、消毒を担当）、学校保健部門、パートナー団体の「ビルマ子ども医療基金」（高額な医療を必要とする移民を支援）、夜勤者の仮眠室。とりわけ薬剤部と感染管理部門がないと病棟が機能しないため、これらの部門はとても重要な役割を担っている。

予定では、最初に一部の外来と病棟、感染管理部門が移動し、一一月末までには少しずつ外来と病棟が移動することになっているが、これからは本格的な雨季に入るため、移動が困難になることも予想される。一昨年のようにメソットに洪水が起きないことを祈るばかりだ。スタッフはしばらくの間は両方の場所を行き来することとなる。

新しい施設、みんなで大事に使い続けたい。

新クリニック周辺の地価の高騰

二〇一五年六月、新メータオ・クリニック予定地周辺の地価が高騰している。新しいクリニックの正面の道路は、すぐにアジアンハイウェイにぶつかるという素晴らしい立地である。アジアンハイウェイは韓国からミャンマーを越えてインドまでつながるという。

「みどり、お金貸して。六〇〇〇バーツ（約一万八〇〇〇円）」

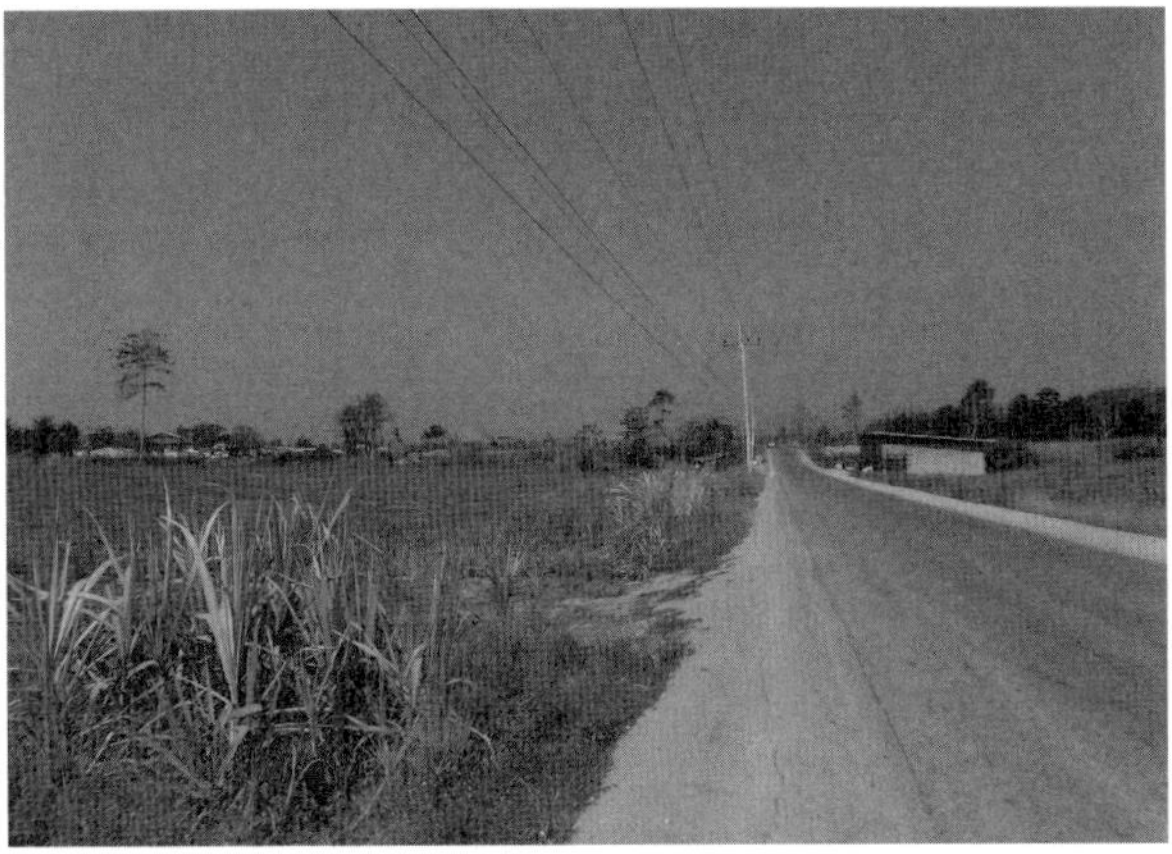

新クリニック予定地周辺

タイ人の知人から突然頼まれ、即刻断った。ごめんなさい。でも、どうして？

小さな食料品店兼雑貨店を営んでいる彼女は、新メータオ・クリニックのすぐ近くにその店を移転したいと考えていた。しかし、迷っている間に地価が二倍に高騰し、来週には金額がまた上昇するため、今週中に契約金を払いたいのでお金を貸してほしいと言うのだ。

メータオ・クリニックが移転すると、その関係者も移転することになる。そのため地価も変動する。周辺に新しいアパートの建設が開始された。近くにレストランもできた。そのあたりはタイ人は住んでいないが、移民のコミュニティはある。夜間は暗く、野良犬が多くて、一人で歩くことはできない場所だった。

新メータオ・クリニックの開院予定はこれまで何度

も延期され、いつになるかまだわからない段階だが、すでにクリニック移転に期待してさまざまな変化が起こっている。

国境にカジノができた

二〇一五年、ミャンマー側のミャワディにカジノがオープンした。メソットからパスポートなしで外国人も入ることができるという。

誰が行くんだろう……。まったく縁のない場所だと思っていたが、知り合いのミャンマー移民から「カジノに行ってきた」と聞いて、気軽に入れるのだと感じた。

一度、タイ人の知人から「一緒に行かない？」と誘われたので便乗した。市内から知人の車で約一五分走り、国境にある専用のボート乗り場へ。そこから国境の川を二、三分で渡り、カジノ前に到着。警察や軍の監視はない。

知人は、カジノコーナーには目もくれずゲームコーナーに進み、慣れた感じで、いつもやっているという魚を撃つゲームを始めた。やり方は日本のゲームセンターと同じだが、ポイントが簡単に貯まり、すぐに換金できる。カジノには外国人観光客はほとんど見られず、ずっとゲームコーナーでお小遣い稼ぎをしているタイ人夫婦が何組か見られた。彼女は四時間ほどでおよそ二〇〇〇バーツを稼いで上機嫌だった。

「休みの日はここで一日中過ごすこともある。一週間もしないでひと月分の給料以上のお金を楽に稼げるから」

彼女は移民学校の高校に行かなくなったという男子二人を連れていて、途中から彼らにもお小遣いを渡してゲームに参加させた。

――複雑な気持ちになった。彼女の給料はひと月およそ一万バーツ（約三万円）だが、それは普通に生活するうえで必要なぎりぎりの金額のはず。いまはオープンしたばかりで簡単に稼げるとしても、そんな仕組みがいつまでも続くわけがない。日本でパチンコにハマるのと同じかもしれない。これじゃあ地道に働き続けることができなくなってしまうのではないかと心配になった。移民の男子たちは、私が挨拶すると少しうなずいた後、恥ずかしそうに顔を背けてしまって話すことはできなかったけど、彼らがどう感じているのか気になった。

移民学校の寮が全焼

二〇一五年二月、メータオ・クリニックが運営する移民学校（CDC校）の寮の隣にある畑から、強風で焚き火が燃え広がり、学生六三人が住む寮七棟が全焼した。昼間だったことが不幸中の幸いで死者は出なかったが、子どもたちの住む場所がなくなった。

翌日、すぐにクリニック内で対策会議が開かれた。このニュースはタイのテレビで放送された。

翌週には移民学校でチャリティ・コンサートが開かれ、多くの寄付が集まった。タイの軍からも衣類や食料品などの寄付が贈られた。

普段の業務は遅々としてなかなか進まないが、こういうときのクリニックの対応の速さはすごいと感心した。緊急時でのタイ人の優しさも感じた。

メータオ・クリニックで治療してもらう

タイで長く生活していて困ったことの一つが歯医者探しだった。現地派遣員になる前、タイに留学中に健康診断で虫歯を指摘されて、抜いたほうがいいと勧められたことがあった。日本で治療を何度も受けたことのある歯で、それまでは一度も抜いたほうがいいと言われたことがなく、自覚症状もなかった。念のため、クラスメイトだった歯科医二人(タイ人とネパール人)に見てもらうと、できれば抜いたほうがいいと言われたが、強く勧められたわけではなかったので、歯医者さんが苦手な私はそのままにしていた。

それから一年半後、以前日本で治療した歯の詰め物が取れてしまい、さらにタイ留学中に指摘された歯が痛みだしたので、タイ人の知り合いにメソット市内のお勧めの歯医者さんを教えてもらった。しかし、そこで治療してもらった人に話を聞くと、どうも満足いかないらしく、別の先生に替わりたがっていた。また、私は歯の治療までカバーされる海外旅行保険には入っていなかったため、治療費の高さに躊躇してしまった。

そこで結局、一番なじみのあるメータオ・クリニックの歯科を受診することにした。難民でも移民でもないのにごめんなさい、と思いつつ、患者登録の場所へ行くと、登録に身分証明は不要でわずか二分で終了。登録料の三〇バーツは基本的に必要だが、「もしお金がなかったら払わなくても大丈夫。職員でも払えない人はいるよ」と。続いて歯科に行くと、ちょうど患者さんがいなかったので、すぐ診察してくれた。気になっていた歯は抜く必要がないと言われた。痛みの原因は歯の隙間に食べ物が挟まるためだった。歯の詰め物をすぐに入れてくれて、全部で一五分くらいで終了。ここに来て本当に良かった。

日本では一人の先生が何人もの患者さんを並行して治療するのをよく見かけるが、タイの歯科では（タイ人の先生も）一人ずつ治療するので治療中に待たされることはほとんどない。一方、虫歯がひどくなる前に抜歯を勧められることもあり、国や先生によっても治療の方針は違うのだと思った。

何はともあれ、これでもう、食後すぐ爪楊枝を使う恥ずかしさも抜歯の不安も消えて、嬉しさがこみ上げてきた。そして、治療費無料とは本当にありがたいことだ、と私でも感じるのだから、移民や難民の患者さんにとっては、どれほどまでにありがたいことかと、身にしみて感じた。

後日、日本に帰国してから歯科に検診に行ったとき、その歯はまったく問題ない状態だと言われた。一患者としても、あらためてメータオ・クリニックに感謝の思いを抱いた出来事だった。

タイ人の学生ボランティア

メータオ・クリニックには欧米から多くのボランティアが訪れるが、いままで地元タイ人のボランティアにはまったく会ったことがなかった。ところが、先月からタイ人の女の子二人が学校保健部門でボランティアを始めた。

一人は今年高校を卒業したばかりの、カレン系のタイ人、ピアワンちゃん。八月から大学で四年間、公衆衛生を学ぶ。もう一人は、タイ人で地元がメソットのプロイちゃん。チェンマイ大学で医療工学を学んでいる。英語が堪能で、海外からのボランティアや学校保健部門のスタッフとも英語でコミュニケーションを取り、主にタイ語のサポートをしている。

学校保健部門では、今年（二〇一五年）から学校保健評価を日本やミャンマーのやり方ではなく、タイのやり方に移行した。タイの教育省と保健省の役人を交えての会議があり、書類や評価項目もタイ語からビルマ語に翻訳、またビルマ語からタイ語へ翻訳……。メータオ・クリニックのスタッフにはとても難しい、プレッシャーのかかる作業。日本人の私はまったく無力だ。

ここで活躍したのがプロイちゃんで、タイ語で自然な表現に訂正して、タイ人が理解できるようにしたり、会議中、私にタイ語から英語に簡単にわかりやすく通訳してくれたりと、とても助かった。学生の立場でも、会議のために大きな役割を果たしていて、さらに、ミャンマー国内にある移民学校を一緒に訪問したり、環境の日のゴミ拾い、デング熱予防キャンペーンに参加するなど、中身の濃い体験をしてくれた。

お互いクリニックで初めて会うタイ人と日本人のボランティアということもあり、話が弾んだ。メータオ・クリニックのボランティアに応募したのは、フェイスブックで偶然クリニックの記事を見つけたからだと言う。学校の友達の間ではクリニックはとくに有名というわけではなく、彼女は一人で応募してきた。将来は国際的な団体で働くことにも興味があるそうで、検査技師として病院の中だけでずっと働くより、いろんな人に会って外国に関わる活動もしたいという気持ちがあり、留学も考えているらしい。若いのにすごいな、と感心した。

タイ人はメータオ・クリニックにどんなイメージを持っているのかと聞いてみた。

「人にもよるけど、ポジティブなイメージよ」

それを聞いて嬉しくなった。ただし、「衛生面はやはり気になる」と。タイの病院は日本と同様、犬はいないし、唾を吐いた跡もなく、整然としているので、納得できる。

彼女のようなタイ人のボランティアは、タイのコミュニティとメータオ・クリニックや移民のコミュニティをつなぐうえで、今後も必要な存在だ。タイ人と日本人の学生が一緒にボランティアできたら楽しいだろうなと思う。

2015.8−2017.9

すぐに変わらなくても自分にできることを

神谷友子 *Tomoko Kamiya*
（第六代派遣員／看護師・保健師）

「看護」という概念

メータオ・クリニックには「看護」という概念がない。そのため、これまでのＪＡＭの活動は、院内感染対策や学校保健のサポートを主に行ってきていた。現地派遣員になる前にメータオ・クリニックを見学したときや、日本側のスタッフとしてＪＡＭの活動に携わっていた頃から、そのことがずっと気になっていた。

オーストラリアから理学療法士（ＰＴ）のボランティアが来ている。彼女はメータオ・クリニックに来て一年半が経つが、ＰＴの仕事以前に、メディックたちにはもっとベーシックな医療の知識と技術が必要だと感じたと言う。

メディックたちは診断と治療のトレーニングを受けているものの、看護の概念がないため、看護師がいない。痰を詰まらせて苦しそうにしている患者さんがいても放置されていて、窒息死の危険がある。看護があればもっとたくさんの命を救うことができるのに、ＰＴの訓練どころではない、と。

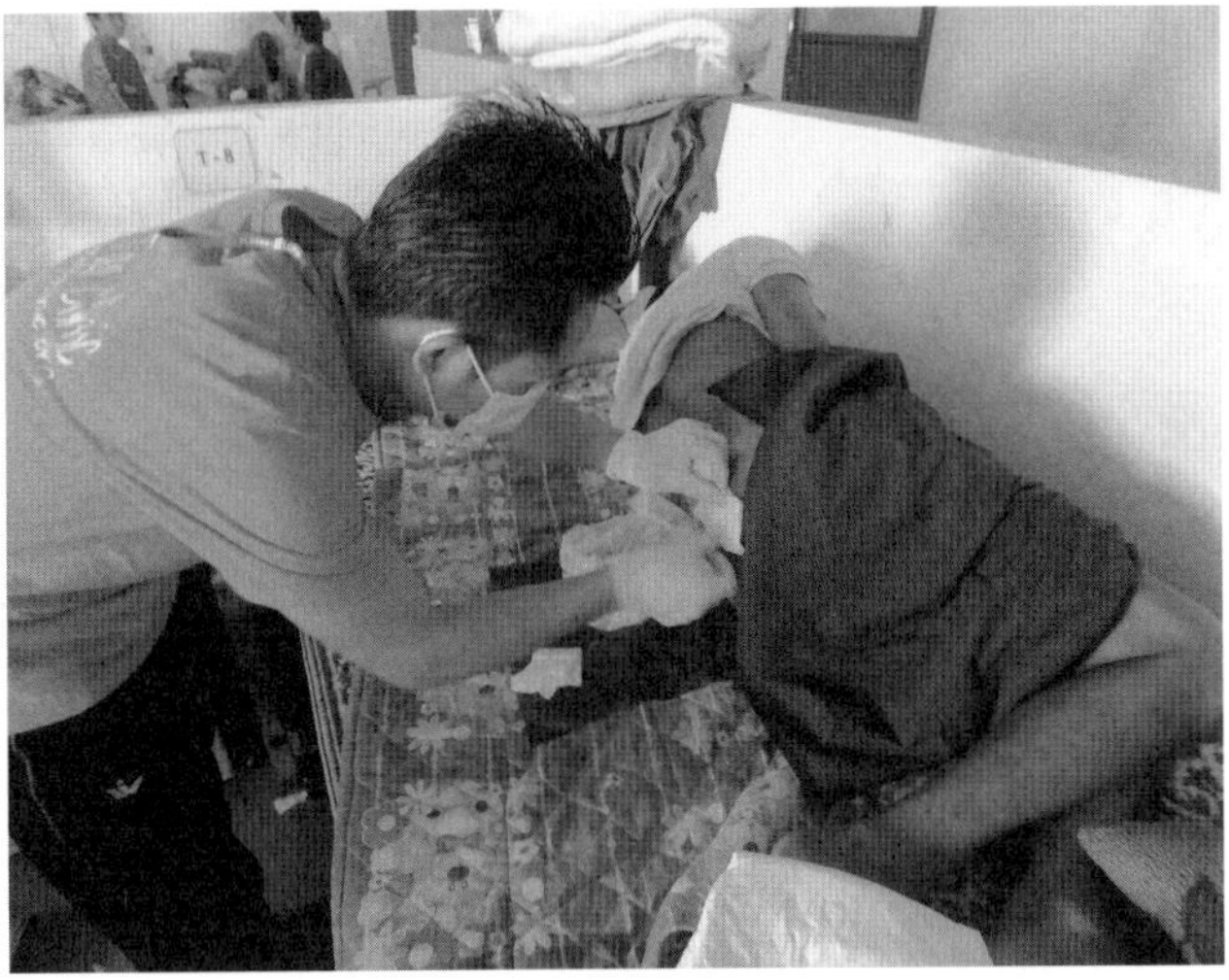

褥瘡の患者さんに処置を行うスタッフ

そこで、メータオ・クリニックに看護教育のプログラムを採り入れる準備が進められてきた。その役割を担ってきた彼女と前任の鈴木派遣員が任期終了となるため、看護師として新たに赴任した私に声がかかった。

彼女と一緒に、外科病棟で褥瘡《じょくそう》（床ずれ）のできている患者さんの体位変換の必要性をメディックに説明し、ともに患者さんのケアに取り組んでいく。褥瘡のことは、歴代の派遣員が問題視し続けてきたものの、まだまだメディックの意識には根づいていない。

まずは、外科病棟に入院中の大きな褥瘡がある患者さん三名に対して、チームを組んで四週間後の退院を目標に退院指導を行うことになった。私は、自宅での褥瘡処置の仕方、尿道カテーテルの管理、入浴など体の洗い方、栄養管理についてなど、看護ケアの指導を担当。そして、リハビリスタッフがマッサージや運動について、ヘルスマネージャーが家族への連絡や退院時の移動手段の確保などのソーシャル面を担当する。

どの患者さんも最初はベッドに寝たきり状態で、骨が見えるくらいの深い褥瘡ができている方もいた。身体の向きを変えるたびに、か弱く叫んでいた患者さんは、車いすに座ることさえ難しいように思えたが、車いすに座ってみるととても嬉しそうにされて、病棟の外で日光浴をしたり、ご家族と散歩を楽しまれていた。クリニックのスタッフたちは、海外からの専門職ボランティアに言われて、このように離床を促すことの必要性をやっと理解してくれた様子だった。

車いすで気持ちよさそうに散歩している患者さんの姿を見て、メソットに来て初めて看護師として役に立てたような気がして、とても嬉しく感じた。

メータオ・クリニックに看護を導入して軌道に乗るまでには、何年もかかることと思う。でも、この取り組みがうまくいけば、たくさんの命を救えることができると信じ、私なりにできることを進めていきたい。

ついに看護トレーニング開始

現地に赴任して半年が過ぎた二〇一六年三月末、ついに念願の看護トレーニングが始まった。

参加しているのは、ヘルスワーカーとしてメータオ・クリニックで勤務している一～六年目のスタッフ二五名。毎週月曜日から金曜日までの週五日、午前中三時間の講義を一六週間というプログラムが組まれた。

「ナースの仕事とは何か？」というところから講義は始まり、患者さんの身のまわりのお世話をし、足を洗っている写真を見せると、「こんなことまでするの⁉」と驚きの声が。日本の看護師が日常的に行っている、身体を清潔に保つ援助、食事介助、おむつ交換やトイレ介助等の排泄のお手伝いなどは、スタッフの仕事であるとの認識がほとんどない。

手洗いについては、皆すでにトレーニングを受けてはいるものの、手洗いをせっけんなしでさっと済ませていたり、必要なタイミングで手洗いできていなかったりする。感染に関するスタンダード・プリコーション（標準予防策）の講義や、日本の企業からお借りしている手洗いチェッカーを使っての演習も行う。手洗いチェッカーは、驚いたり楽しんだりしながら、汚れが消えるまで何回も手を洗ってもらい、せっけんなしでは落ちない汚れがあること、爪の周りはよく洗っても汚れが残りやすいことなどを体験してもらった。

看護計画の講義では、二月よりメータオ・クリニックでボランティアをしている助産師の藤原千晶さんにお手伝いいただき、患者さんはどんな問題を抱えているのか、その問題を解決するためにはどのような看護援助を行ったらいいのかをグループで話し合ってもらう。少しのアドバイスで、どのグループもしっかりとした看護計画を立案できていたことに私も藤原さんも驚いた。

このトレーニングを通して、ナースの仕事は、与えられたメディックの治療のサポートだけではなく、患者さんの身のまわりのお世話や感染対策の管理など、責任感をもって他職種とも協力しながら自主的に行えるものであることを、まずは伝えていきたいと思っている。

子どもの栄養改善プロジェクト

着任して間もない二〇一五年秋、メータオ・クリニックの学校保健部門のヘルスマネージャーと前任の鈴木派遣員が準備を進めていた、移民学校とミャンマー国内の学校の栄養改善プロジェクトが、いよいよ本格的に始まった。

ＪＡＭが支援している移民学校の一つであるＨＯＰＥ校と、ミャンマー国内のカレン州ティミャワキ村にある学校の二か所で、五歳以下の子どもを対象に栄養状態を調査し、栄養に関する教育や食料配布を行う計画だ。このプロジェクトは、前任者のときに申請して採択された、日本の企業と公益財団の助成を受けて行われる。

先週は学校保健部門のスタッフと一緒にＨＯＰＥ校へ出向き、身長と体重の測定を行い、ＷＨＯ（世界保健機関）の指標にもとづいたスケールを用いて、標準からどれくらい逸脱しているかのチェックを行った。

今週はミャンマーのティミャワキ校で同じく身長・体重測定をし、こちらでは保護者の方にも

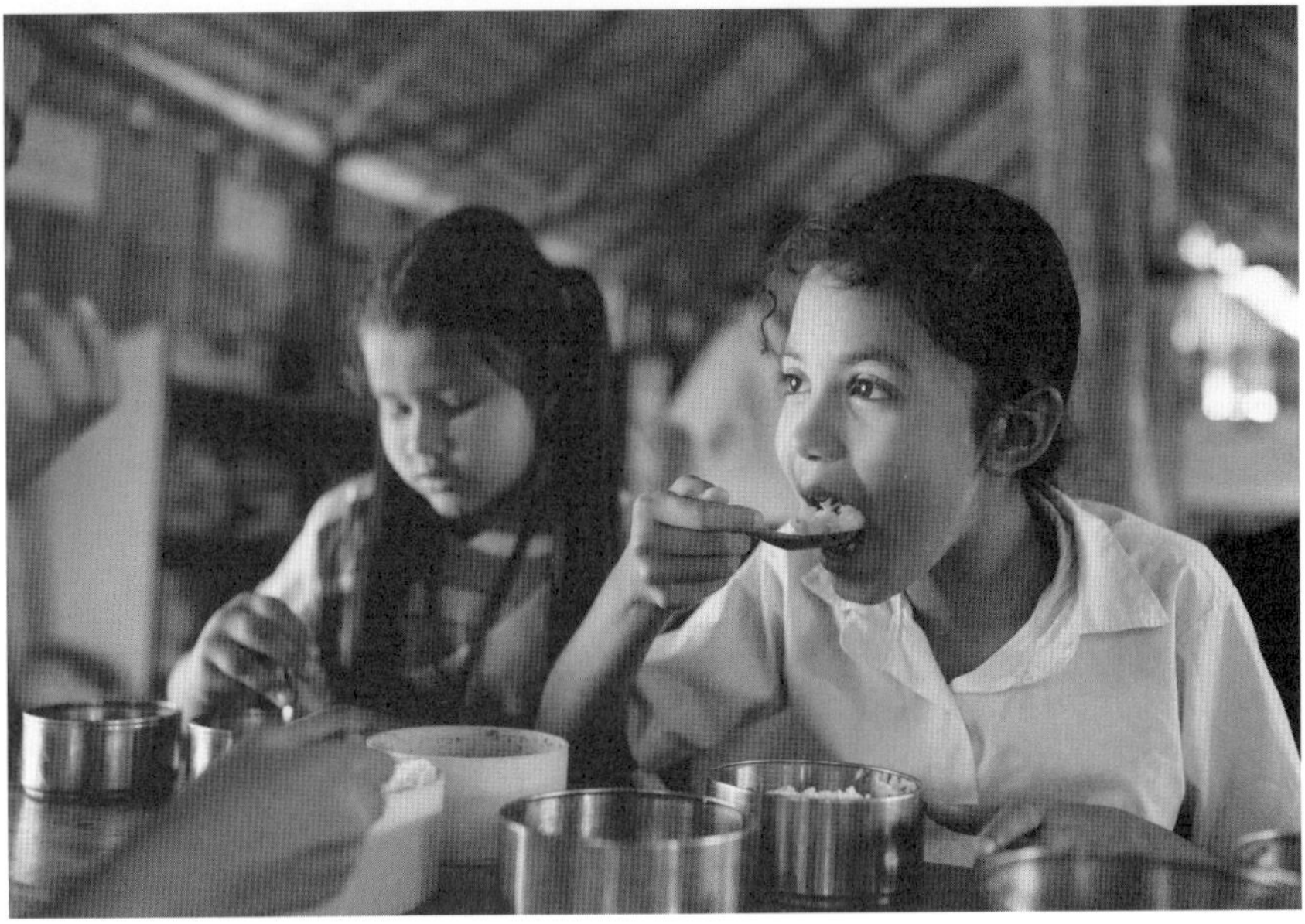

Photo: Atsushi Shibuya

集まってもらい、先生と保護者を対象とした栄養に関するワークショップを行った。ワークショップの前後に質問用紙を配布し、簡単な知識確認をしたところ、文字を読めない大人が多く、スタッフがそれぞれに説明しながら行うことになった。この村でこのようなプロジェクトを実施するのは初めてで、メータオ・クリニックのスタッフも、字の読めない大人が多くいることは想定外だった様子。

「次回は質問票に写真を入れてわかりやすくしたほうがいいね。今回はアセスメント（事前評価）が目的だから、いい勉強になった」

メソットでこのようなワークショップを行うときは、パソコンにプロジェクターをつなげて映像で説明している姿をよく見ていたが、この学校には電気が通っていないため、プロジェクターは使えない。そこで、大きなボードに写真や説明書きを貼ったパネルを作り、持って行った。

さらに、この学校には水道も通っていないため、手洗い場を設置したいということで、学校に水道を引くための水道管と蛇口などの資材も運び込んだ。近隣の家までは水道が通っていて、そこでバケツに汲んだ水を学校で使用しているというが、コップはみんなで一つだけ。使いまわしは感染のリスクがあるし、手を拭くためのハンカチもないから、今度来るときは全員にコップとハンカチを一つずつ持ってきてあげたいね、とスタッフと話をした。

「夢」はない、「目標」ならある

メータオ・クリニックの副院長の一人であり、診療部門の責任者であるムニさんは、勤続一七年のベテランスタッフ。一九七八年生まれの三八歳（当時）の男性で、栄養改善プロジェクトでも一緒に活動している方だ。

ムニさんはカレン州生まれ。四歳のときに町で銃撃戦が起き、一家は身の安全を守るために逃げ、モンカン難民キャンプにたどり着いた。その後、メソット郊外のウンピアム難民キャンプに移り、一八歳でキャンプ内の高校を卒業。難民キャンプには大学がないためキャンプを出て、知人の伝手《つて》でメータオ・クリニックで働き始めたという。

まずは薬局部門で八か月、外科病棟で二年、内科病棟と小児科病棟でメディックとして六年を経て、病棟の責任者を四年間、その後に管理職となりマネージャーとして二年間、副院長になって三年という経歴。彼の妻もクリニックのスタッフで、かわいい三人の女の子がいる。音楽が好きで、たまにスマートフォンで音楽を聴いている姿を見かける。前任の鈴木派遣員の送別会で私がトランペットを演奏したときも、とても喜んで動画を撮影してくれた。ここの人は音楽が好きな人がとても多く、仕事中もみんなよく鼻歌を口ずさんでいたりする。

そんなムニさんに、「あなたの夢はなんですか?」と聞くと、「夢はない」との答え。夢は追っている途中で見失ってしまうものだから、と言う。「夢」ではなくて「目標」なら持っている。それは、自分の持っている医学の知識とスキルでミャンマーの人を助けることだ、と話してくれた。世界中の人を助けることは自分にはできないけど、周囲の人を助けることならできる、と。今後のことを聞くと、自分のスキルにもよるけど、クリニックの若いスタッフたちを導く手助けをしていきたい、そして彼らが適性に合った役職に就いたり、より責任をもって仕事ができるようにサポートしていきたい、と語ってくれた。

ムニさんは、ミーティングのときは真剣に議論し、個人的に話をするときは本当に優しい目をしていて、「持っている荷物、重くない?」「話についていけてる?」「何か困っていることはない?」といつも気づかってくれる。

マネージャールームの外でもいろんなスタッフと話をしていたりして、本当に管理職に向いている人だと思う。この先も、ムニさんが育てたスタッフが、メータオ・クリニックやミャンマー国内で活躍していくことを願っている。

栄養改善プロジェクトで一緒に行ったティミャワキ村は、ムニさんのご両親がかつて住んでいた村だという。このお話は村の診療所でうかがった。

患者さんが楽になる看護を……

今日、久しぶりに外科病棟の患者さんの様子を見に行った。交通事故で運ばれてきたときから意識がなくて、ずっと点滴と経管栄養を投与していた。骨折などのこれといった外傷はなさそうだけど、意識がないことには自発的に身体を動かしてもらうこともできない。何もすることがなくてただ経過を観察している、目を覚ますのを待っている、そんな感じだった。

しばらくすると、たまに目を開くことがあった。こちらの話していることを理解しているようでもあった。以前、日本の病院で、最初はずっと目を閉じていたけれど、次第に開眼して意思の疎通ができるようになり、自力で経口摂取できるようになって、リハビリして支えがあれば歩けるまでに回復した患者さんがいたことを思い出していた。運よく順調にいけば、あの患者さんみたいに回復することもあるかも……。

いつも母親がそばにいて、身体を拭いてあげたりマッサージをしていた。数週間前の褥瘡ケアのときには、褥瘡がなくなったから包交していないと聞いていたので、改善傾向にあると思っていた。

目は開いているけれども、とても虚ろで、何も見えていなさそうな感じ。このところ、来るたびに痩せている感じだった。声をかけて、手を触れてみる。すると、視線を動かしてこちらを見ている感じがする。でも、やはりどことなく力がないように見える。口唇《こうしん》は乾燥していて、出血したのか血餅《けっぺい》のようなものが唇のいたるところに付着している。口腔ケアはちゃんとしているのだろうか？　最近、病棟のケアのフォローができていなかったから、もっときちんとやらないといけないな……。

後になってカレン人看護師のキンダミンが教えてくれた。母親はいつも一人で息子の世話をしていて、疲れきっている。ただ苦しい時間が経過し、息子も少しずつ遠くへ離れて行っている、いっそのことすぐに楽になってもらいたい、と話していたと。

人工呼吸器を外す、外さないという議論は日本でよく聞くけれど（メータオ・クリニックにはそんな高度な医療機器はない）、もう治療の手立てがなくて、寝たきりで回復が望めなさそうな患者さんで、日々衰弱している、ただただ生きながらえているような人に対して、点滴や経管栄養を中止する選択肢ってあるのだろうか、と考えてしまった。そして泣きそうになった。

人の命を縮めることを提案していいのだろうか。倫理的にどうなのか。本人と家族の意志はどうなのか。いったい、どうすることがこの家族の幸せなのか、わからなかった。とりあえず、患者さんが楽になれるような看護ケアをしていきたいと思った。乾燥した唇が痛そうだったから、ワセリンを塗布《とふ》するとか、口腔ケアをしてもらえるように看護スタッフに声かけしよう。明日は土曜日だけど、ちょっと様子を見に来よう、そう思っていた。

外科病棟を出るときに、さっきまでつけていなかったはずの酸素が投与されていることに少し違和感を感じた。もしかして状態が悪化しているの……？

ベテラン看護師の姿

この日の夜、キンダミン看護師の娘さんの誕生日のお祝いでお宅を訪問したところ、彼女がふと言った。

「あの患者さんね、夕方、亡くなったの」

えっ……？　一瞬、信じられなかった。今日の午後に、声をかけて手に触れたばかりだ。たしかに元気がなさそうだったけれど、もっと看護ケアを頑張ろう、と思った矢先に、何もできないままに別れるなんて……。憔悴していたであろう母親に、スタッフは優しく対応しただろうか。少なくともキンダミンは、たまに身体を拭いたり、母親の話も聞いていたようだから、患者や家族の声に寄り添っていたに違いない。

キンダミンにはクリニックに長くいてほしい。そしてスタッフにいろいろと看護ケアを教えてほしい。年配で臨床から少し離れていたかもしれないが、看護ケアの基本はそんなに変わるものではないし、彼女は本を読んだりして新しい知識に追いつこうと努力している。

だけど、彼女はあと三か月はここにいるけれども、その後はヤンゴンに帰ると言っている。三〇年近く前、キンダミンがヤンゴン郊外に住んでいた頃にミャンマーで民主化運動が起こった。夫が運動に参加したために一家は政府に目をつけられ、追われる身となった。当時、妊娠二か月だったが、すでに生まれていた長女を連れ、森の中をモン州のモーラミャインにある親戚の家まで逃げたという。

そんな体験があるからこそ、メータオ・クリニックの看護ケアのサポートを、たいへんでもやりたいと言ってきたのだろう。ヤンゴンの国立病院、夫の死後は私立病院で、また地方の小さい病院でも勤務経験がある。すでに六〇歳を超している彼女はたくさんの経験をしている。さらっと笑って話しているけど、けっこう波乱万丈な人生だと思う。「いまは女王様よ」なんて言っているけど、夫の死後、働きながら子どもを育てるのはたいへんだったことだろう。

「看護師と医師の仕事は違うわ。医師は病気を診るだけ。看護師は人を看るのよ」

最初はスタッフの理解が得られなかったが、何度もメディックに話していくうちに、看護師のことを見下していた若いメディックにも徐々に理解してもらえるようになってきたと、キンダミンは話していた。看護の仕事に誇りをもって働く彼女の姿が忘れられない。

新クリニックへの移転開始

二〇一五年一一月、ミャンマーでは総選挙が行われ、アウンサンスーチー率いる国民民主連盟（NLD）が多くの民衆の支持を集め、圧倒的勝利を収めた。今後のミャンマーの変化に期待し、故郷への帰還を決断する人も増えてきている。

とはいうものの、ミャンマー国内がすぐに住みよい場所となるわけではなく、医療、教育、住居、雇用の確保など、課題はまだまだ多く残っている。ミャンマー人の医療を国境のタイ側で支えるメータオ・クリニックは、いまだ大きな役割を期待されている現状がある。

ミャンマーの政治情勢が大きく変化するなかで、メータオ・クリニックの移転計画は進められてきたが、二〇一五年のうちに診療を行う建物はすべて完成した。計画よりも遅れはしたものの、年末からは図書室の本など、運べるものは少しずつ新しいクリニックへと運び込まれるようになった。

翌二〇一六年の三月に入ると、日本政府の資金協力によって建てられた薬剤部の部屋に大きな棚が運ばれ、外科病棟でもベッドやいろいろな物品が運び出されて新クリニックにきれいに並べられた。そして、いよいよ入院患者さんの搬送。前の外科病棟は三六床で、時にはベッドが足りずに床にござを敷いて簡易ベッドにすることもあったが、引っ越しに備えて絞り込んでいた一〇名の患者さんが移送された。医療アドバイスをしているフランス人の医師が、事前に「徒歩」

「車椅子」「担架」と搬送手段のイラストをカルテに貼るなどの準備をしてくれていて、徒歩移動できる患者さんからスムーズに移動。私が看護ケアを担当している二名の患者さんは、車椅子ごと車に乗って新しい病棟へ移動した。外科のスタッフは患者さんを気にかける余裕もなく、備品の配置や掃除で手いっぱいの様子。リハビリのスタッフと私とで、付き添い家族のいない患者さんのベッド周りの環境を整え、食事介助を行った。

その二日後には、外科外来の診療も新しいクリニックで開始した。いままでは外科病棟の屋内にトイレはなかったが、新しいクリニックは病室内に手洗い場があり、病棟にトイレもシャワーもある。今後、ほかの病棟や外来も順次移動し、五月中にはほぼすべての部署の移転が完了する予定だという。

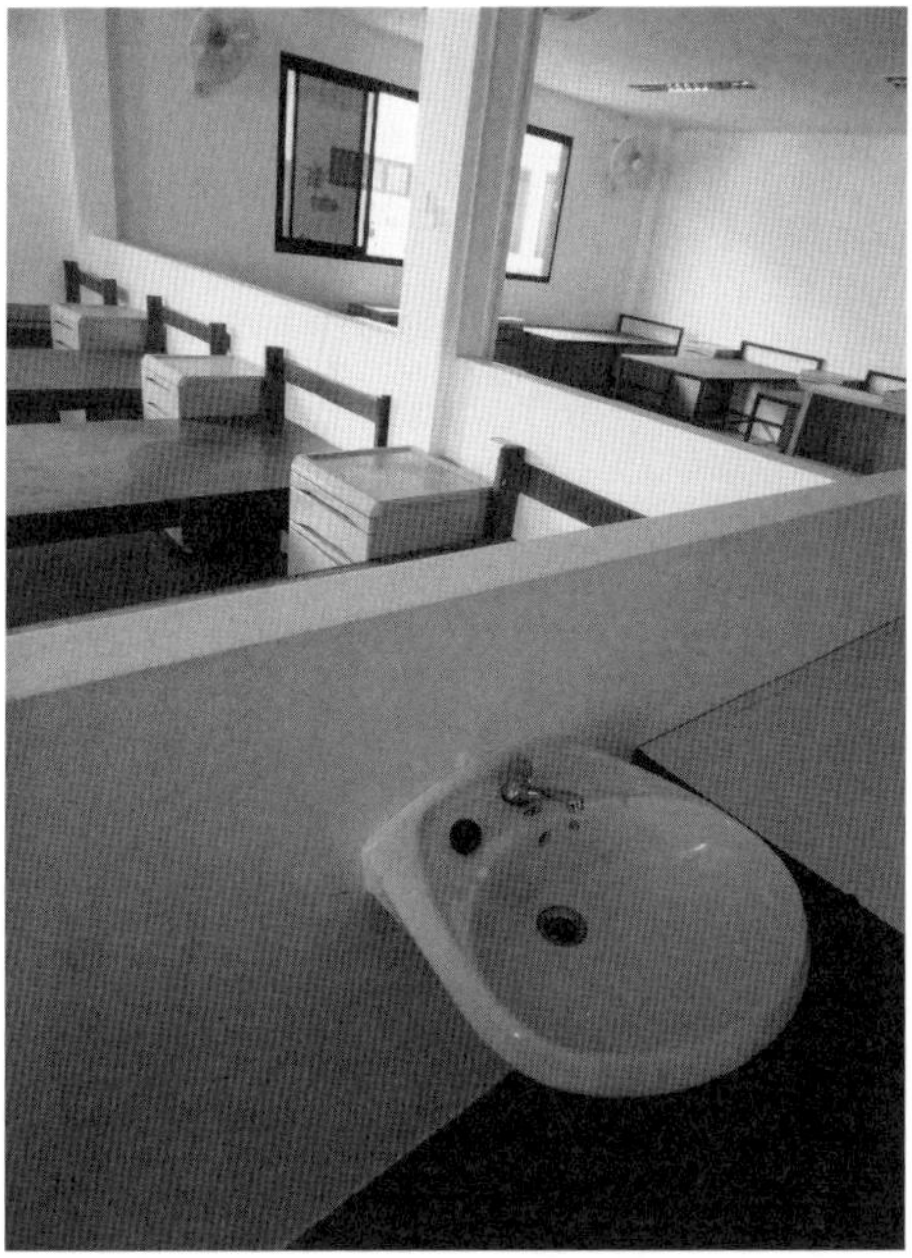
新クリニックの病室内の様子（2016年3月）

新しいクリニックの周辺はまだ畑だらけで、街灯はなく、夜になると真っ暗になる。クリニックの移転が完了したら、周囲に売店や食堂、スタッフの家も引っ越してくるのだろうか。少しずつ変わりゆくメソットの街並みを見ることができるのは楽しみではあるものの、その反面、ミャンマー移民の人たちが祖国に帰る日はいつになるのかな、と思うこともある。

新クリニックの開院

四月中旬のソンクラーン（旧正月の水かけ祭り）が明けて、四月下旬には産科、内科、小児科とすべての入院病棟が新しいクリニックへと移動した。そして五月半ばには、それ以外の外来も新クリニックへの引っ越しが済み、ほとんどの診療が新しいクリニックで行われるようになった。新クリニックの入口近くには売店もオープンし、軽食や入院生活に必要な日用品が揃っている。

新しいクリニックでは、ゴミ箱の色でゴミを分別するようにしている。ミャンマーの人たちは、ゴミをゴミ箱に捨てたり分別するという習慣がないため、スタッフがゴミ箱にわかりやすく表示をつけたり、患者さんに伝えたりして、新しい病院をきれいに保つようにみんなで頑張っている。また、建物の中に手洗い場が増えたのはいいのだが、手洗い用のせっけんの入れ物が足りなくてせっけんが整備されていなかったり、手洗いタオルなどを洗濯して干すときに使う洗濯バサミがなくて洗濯物がヒラヒラ飛んで行ってしまったり……。新しいクリニックに来てからも、いろいろな問題が出てきているけれども、現地のスタッフと一緒に考えながら一つずつ解決していこう。

そして二〇一六年五月二八日、新しいクリニックにて移転開院式が催された。式には、ミャン

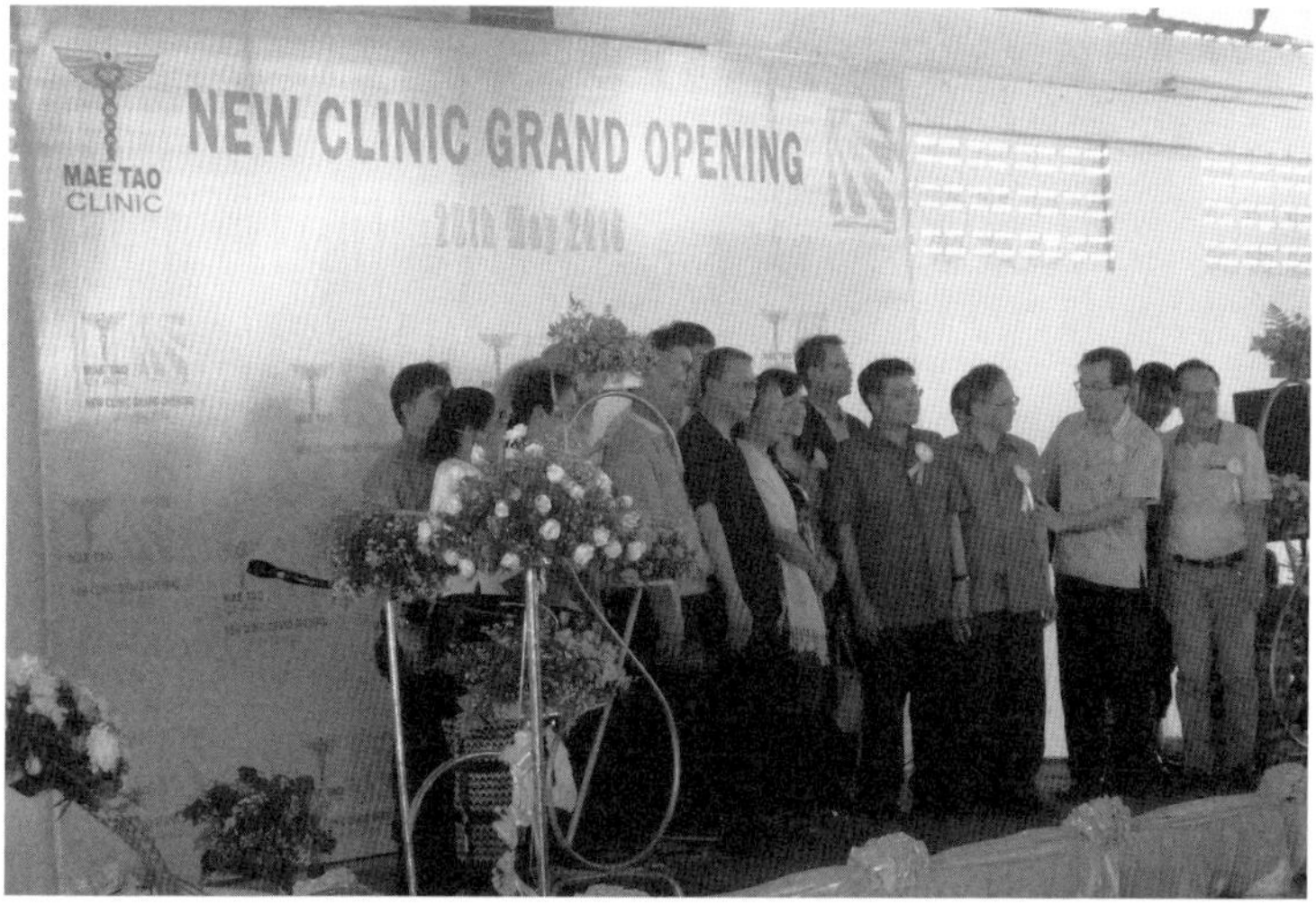

新クリニックの開院式（2016年5月）

マーとタイ両国の役人も参加され、クリニックをサポートする各団体やボランティア、クリニックのスタッフや地域住民など、多くの人が集まった。会場に入りきれずに外から様子を見ている人もいる。式典の挨拶は、英語・タイ語・ビルマ語・カレン語の四つの言語で通訳されていて、クリニックにたくさんの地域の人が関わっていることをあらためて感じた。シンシア院長からは、メソットの地でミャンマー移民に対する医療をこれからも継続していくという話があった。

移民学校の生徒が飾り付けをしたり、クリニックの元スタッフである難民画家のマウンマウンティンさんがファンドレイジングのギャラリーを開くなど、すべてが手づくりの式典。クリニックが地域から愛されていることが感じられた一日だった。

副院長の突然の退職

二〇一六年六月、看護トレーニングを含めた医療部門を担当してきた副院長のムニさんが突然、第三国定住が決まり、退職することになった。以前、お話をうかがったとき、「第三国定住だったり、故郷に帰ったりなどで、育てた人材がどんどん国外に出てしまうけど、自分はクリニックに残って後輩の育成を続けていきたい」と聞いていたので、とても驚いた。同じ年齢で、数少ない話しやすいスタッフの一人であったため、急にいなくなることに個人的にもショックを受けた。

クリニックは、短期や長期のボランティアや契約雇用のスタッフなど人の出入りが多く、いままでいくつかの送別会に出席してきたが、ムニさんの送別会はまったく違った雰囲気だった。いつもの送別会はたくさんの人がわいわいと集まってきて、みんなでたわいもないお話をしたりと和やかな感じだったが、この日はシーンと静まり返っていて、ほとんどの人が泣きそうな悲しい表情を浮かべていた。ムニさんと医療分野の副院長の仕事を分担していた普段はクールなソフィアさんも、涙でスピーチができずに、泣き顔を隠すかのようにその場から離れてしまった。ムニさんもあいさつのとき、涙で声を詰まらせながら淡々と話していた。

そんなみんなの様子を見ていて、私も涙が止まらなかった。そのなかでシンシア先生は表情を変えずにお話をされていて、芯の強さを肌で感じた。いままでどれだけ、もっと多くの困難を笑顔で乗り越えてきたのだろうと思った。

ムニさんの第三国定住については、難民キャンプ出身の妻にタイの正式な滞在ステータスが下りないことや、子どもの教育を考えてのことではないか、という話を聞き、この地域に暮らすミャンマーの人たちの抱える事情の複雑さを垣間見た出来事だった。

後から振り返ってみると、新クリニックへの引っ越しのとき、旧クリニックのマネージャー・オフィスの中でムニさんが自分の書類や荷物の山に囲まれてぼんやりとしていたのは、いままでのクリニックでの思い出を振り返っていたからかもしれないと思う。

タイの公立病院での看護実習

二〇一六年九月から一〇月にかけての五週間、メータオ・クリニックの看護トレーニング生二三人が、ターソンヤン病院で看護実習を行った。メータオ・クリニックから車で約二時間の場所にある、タイの公立病院だ。

看護トレーニング生のみんなは、ミャンマーの山奥の村でコミュニティ・ヘルスワーカー（CHW）になるための基本的な医療知識は学んでいるものの、病院での医療を知らない。実際に見たことがないものを、講義やクリニック内の練習だけで理解してもらうのはとても難しい。そこで、実際に看護師の仕事とはどのようなものかを見て学んでもらうため、タイの公立病院で実習を行うことになったのである。

二三人が五グループに分かれて、成人病棟、小児病棟、産科病棟、外来・救急、医療器材の消毒の五か所を一週間ずつまわる。病院の看護師やスタッフはみなタイ人だが、国境地域にある病院のため、患者さんの八割はカレン人。そのため、カレン語を話すことができるスタッフも多くいる。

「消毒の処置用のワゴンがメータオ・クリニックにもあったらいいね」、「注射用のワゴンに仕切りのあるケースを置いて、針やシリンジを使いやすく並べたいね」など、クリニックに戻ったら改善したい点をたくさん学ぶことができた。また、時間どおりに仕事に来ること、髪や服装など身なりを整えること、仕事中に噛みタバコをかんだり飲酒や喫煙をしないこと、携帯電話で遊ばないこと、病院内を清潔に保つことなど、仕事に対する態度についても学んだ。

タイの公立病院で学んだことをどのようにメータオ・クリニックに生かしていきたいか、クリニックでの勤務病棟ごとのグループに分かれて話し合い、発表する。みんな真剣な表情だ。二三人全員、休むことなく五週間の実習を終えることができた。

以前は、講義の途中でも席を立ってどこかに行ってしまったり、近くの席の人とおしゃべりしたりといった態度だったが、ターソンヤンでの講義やグループワークではみんな真剣に話を聞いたり積極的に発言したりと、明らかな意識の変化がみられた。

この取り組みはメータオ・クリニックにとって初めてのことで、国境地域の団体組織の活動で表彰された。百聞は一見に如かず、スタッフがタイの病院の医療に触れる経験ができたのはとても素晴らしいことだと思えた。

クリニックには約八〇名のCHWスタッフがいるが、今回実習に行くことができたのは二三名。クリニックではすべてのCHWスタッフに看護トレーニングを実施して、クリニックの医療の質を改善しようとしている。ターソンヤンでの実習を終えたスタッフが、これからどのようにクリニックを変えていってくれるのか楽しみだ。

看護トレーニングの受講生

看護トレーニングの受講生の一人、メータオ・クリニック内科病棟勤務三年目のハンターウーさんは二二歳（当時）の女性。カレン州の出身で、三人のきょうだいと両親はミャンマー国内に暮らしている。

彼女は地元の村の学校に八年生まで通い、進級のためメソットに移り住み、メータオ・クリニックが運営する移民学校のCDC校で二年間学び、卒業後は職業訓練の講義を三か月受講したという。学生の頃は学校の先生になりたいと思っていたそうだが、メソットで一緒に住んでいたクリニックのスタッフの仕事を見て、自分も医療の仕事に就きたいと思うようになったと語る。

「私の故郷の村では、出産で多くの女性が命を落としていました。正しい出産の方法を知らずに、男性三、四人がむりやりお腹を押して赤ちゃんを出そうとしていたのです。また、陰部を竹の棒

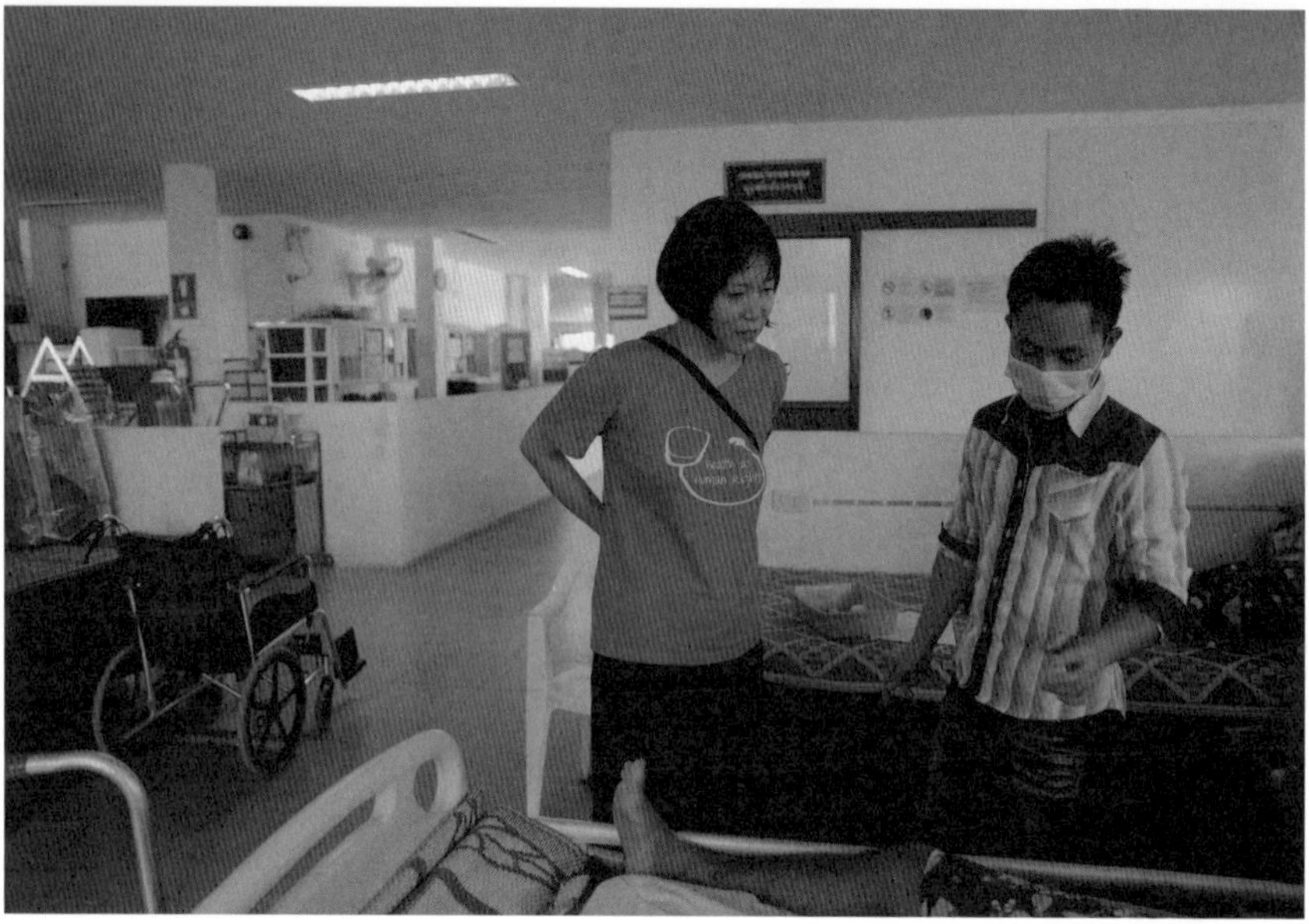

新クリニック病棟内にて，神谷派遣員と現地スタッフ（2017 年）
Photo: Atsushi Shibuya

で切るなど、感染のリスクを誰も知りません」

二〇一二年にヘルスワーカーの訓練を受けて、二〇一三年からクリニックで働き始めた。

「看護トレーニングを修了した後は、二年間、看護スタッフとしての勤務が義務づけられていますが、できればその後、メディックとしてクリニックで働き続けたいです。私は内科疾患に関心があるので、ほかの病棟をまわるよりも、ずっと内科病棟で働いて、内科のことをもっと知りたいと思っています」

母親からは「バンコクへ働きに行って、もっと稼ぐように」と言われているらしいが、彼女は「貧しい人を助ける仕事がしたい」、「将来もし結婚しても、メソットで暮らしていきたい」と言う。

出かけることと食べることが好きで、とても人懐っこくて、かわいい笑顔が印象的なハンターウーさん。カレンの人は控えめなところがあって、授業でわからないところがあっても、「わかりません」とはなかなか言わないのだが、彼女はとても勉強熱心で、わからないことはちゃんと質問してくる。

メータオ・クリニックはお金や物資が足りていないし、医師もほとんどいないなど、タイの病院とは状況が異なることが多く、同じようにはできないけれど、もっとケアや健康教育のレベルを上げたいと話してくれた。メータオ・クリニックではなく、「メータオ・ホスピタル」と呼ばれるようにしたい、と。

彼女をはじめとする看護トレーニング一期生たちが、クリニックの看護ケアの向上を引っ張ってくれることだろう。看護トレーニングは始まったばかりで、すぐに何かを変えるのは難しいかもしれないけれど、「一歩ずつ頑張りたい」と力強く語る彼女たちを応援していきたい。

2017.8－2018.9

看護スタッフたちの成長を見守って

齊藤つばさ　*Tsubasa Saito*
（第七代派遣員／看護師・保健師）

新クリニックに赴任

現地に赴任した初日、新しいクリニックへ向かう。四年前、学生時代に旧クリニックを見学したことはあったが、新しい建物を見るのはこれが初めてだ。想像していたよりも大きくて、見た目もきれいな「病院」になっていた。

ところが、配属先の外科病棟へ挨拶をしに屋内に入ると、野良犬が病棟内を歩き、患者さんのベッドのすぐ横の壁が血などで汚染され、ベッドの上を蟻が歩いていたりと、とても汚い……。〈本当にここで医療を行っているの？　感染は大丈夫なの？〉

日本の病院では手術室で働いていたが、一つの手術のたびに掃除が行われており、院内でも清潔な環境で働いていたと思う。日本との清潔感の違いを感じるところから、私のメータオ・クリニックでの日々はスタートした。

看護師長のようなキンダミンさん

着任したとき、メータオ・クリニックでは、看護研修を終えた一期生が看護スタッフとして現場に入り、二期生の研修がスタートしたばかりだった。病棟では、前任の神谷派遣員のほかに、カレン人看護師のキンダミンさんが看護のスーパーバイザーとしてボランティアしていた。彼女は本来、私の赴任前に任期が終了する予定だったが、JAMの派遣員が交代するなかで自分もいなくなるとたいへんだと思って任期を延長し、残ってくれたと聞いた。赴任直後から、看護の指導方針や状況の説明だけでなく、病棟内の物品の位置やメディックを含めたスタッフの人柄などさまざまなことを教えてくれた。

私もキンダミンさんも英語が得意ではないので、コミュニケーションが一番の課題であった。彼女はカレン人だが、ヤンゴンで生まれ育ったためビルマ語のほうが得意で、互いにビルマ語と日本語を教え合った。

「私はおばあちゃんだから、少しずつしか覚えられないのよ。でも、一日に三つ覚えれば、一か月で一〇〇個近くの単語を覚えられるわよ」と、毎日ノートに書き合った。

着任当初は、看護スタッフへの指導をするなかで、うまくコミュニケーションがとれないことが多々あった。あまりにも会話にならないので、「どうしよう、何を言っても聞いてくれない……」とキンダミンさんに泣きついた。

「どうしたの？　一緒に看護スタッフのところへ行こう。あなたのことが嫌いなわけじゃないの。何を言っているかわからないだけよ」と、彼女が間に入って、ビルマ語で説明してくれることもあった。

ミャンマーと日本の看護観の違いだけでなく、年齢の差による看護や医療の常識の違いもあり、時には指導内容が共有できず、理解し合えなかった。派遣前にＪＡＭの代表から、「人前で相手を怒らないこと」、「相手のメンツを潰さないこと」と言われたことを心で繰り返し、反論して言い合いになる前に話し合いから逃げたこともある。しかし、キンダミンさんは、「私たちは生きてきたところも違うし、習ったことも時代も違うけど、同じ看護師なのよ。ちゃんと話し合いましょう」と気を長く持ち、言い合いではなく話し合いをしてくれた。

彼女はビルマ語が理解できるので、現地スタッフとのコミュニケーションはとりやすいが、そのぶん、メディックたちが口にする嫌味を直接理解できてしまい、嫌なこともたくさんあったと思う。けれども、スタッフとのお昼ごはんや、カレンシャツ織りなどに誘ってくれて、メディックや看護スタッフと関わるきっかけをたくさんつくってくれた。クリニックのスタッフたちとなじみやすくしてくれた存在であった。

カレンシャツの手織りに挑戦

メータオ・クリニックでは、毎週金曜日はカレンシャツを着る日になっている。カレンシャツはかわいいけど、処置中にシャツの飾りのぴろぴろが患者さんの創部に当たり、服が汚染されそうなので私はあまり着ない。

ある日、外科病棟の看護スタッフのチョウちゃんがカレンシャツをプレゼントしてくれた。しかも彼女の手作りだという。英語が苦手なチョウちゃんは、会話をするときにはいつも英語が話せるスタッフを誰か連れてきてから話し始めるような子で、私と二人きりで話したくないのかな、避けられているのかしら、と思っていただけに、とても嬉しかった。それ以来、私は毎週金曜日はほぼそのカレンシャツを着ている。ところが、チョウちゃんは金・土が休日なので、私がカレンシャツを着ているところを彼女は見たことがない。

しばらくして、「カレンシャツを作るから見においで」とお家に誘われた。スタッフの家に行ったことがない私は、どんなところに住んでいるの？　と興味津々だった。

「旧クリニックの空いている場所（病棟や倉庫だったところ）に住んでるよ」

それを聞いて、えっ！　四年前に見たお世辞にもきれいとは言えないあの場所に住んでるの？　とびっくりした。

よく聞くと、病棟や外来はすでに新クリニックに移動済みだが、トレーニング施設として旧クリニックも使用している。しかし、旧クリニックは土地が借地なので、空いているスペースをスタッフに安く貸し出して住んでもらうことで、スタッフにとっては便利な場所に安く住めて、クリニックにとっては財政を圧迫している旧クリニックの土地代の足しになるウィンウィンの関係ということだ。

チョウちゃんのお家にお邪魔したら、八畳ほどの広さに看護スタッフのタエちゃんと二人でルームシェアをしていた。真ん中を毛布で仕切って個々の空間を作っている。きれいに掃除されていて、部屋の端には簡単なキッチンもあり、過ごしやすい空間だった。ところが天井を見ると、ところどころ穴があいている。雨が降ったときは雨漏りするので、鍋で対応していた。電気は部屋に通っているが、トイレや水道はもともと患者さんが使っていたところで、共用である。

さて、カレンシャツ作りの工程は、糸を買ってきて毛糸にし、機織りしてできた布に刺繍で模様を入れていくという、とても繊細な作業の連続だった。こんなに労力を費やして作ったものをプレゼントしてくれたなんて！　と、仲間として受け入れてもらえたように感じた。そして驚いたことに、一枚作るのに三日もあればできると言う。

機織りを見学していると、手際よく布ができていき、簡単そうに見える。「私もやってみたいなぁ」となにげなく言ったら、「やってみなよ、簡単だよ！」と言われ、実際に教えてもらったが、手順が複雑すぎて覚えられない。機織りはタテ糸を、壁と反対側は自分の腰に巻きつけて、自分の体重で圧をかけつつヨコ糸を入れていく。

「ヨコ糸を入れたらタテ糸を入れ替えて。はい、次は反対側からヨコ糸を入れて……」
横からビルマ語と英語を混ぜた言葉とジェスチャーで説明される。この間、常にタテ糸を張っていないとぐちゃぐちゃになってしまう。えっ、右から？　あれ、先にタテ糸？　などと考え始めると、すぐに前のめりの体勢になってしまい、体重をかけている場合じゃない。

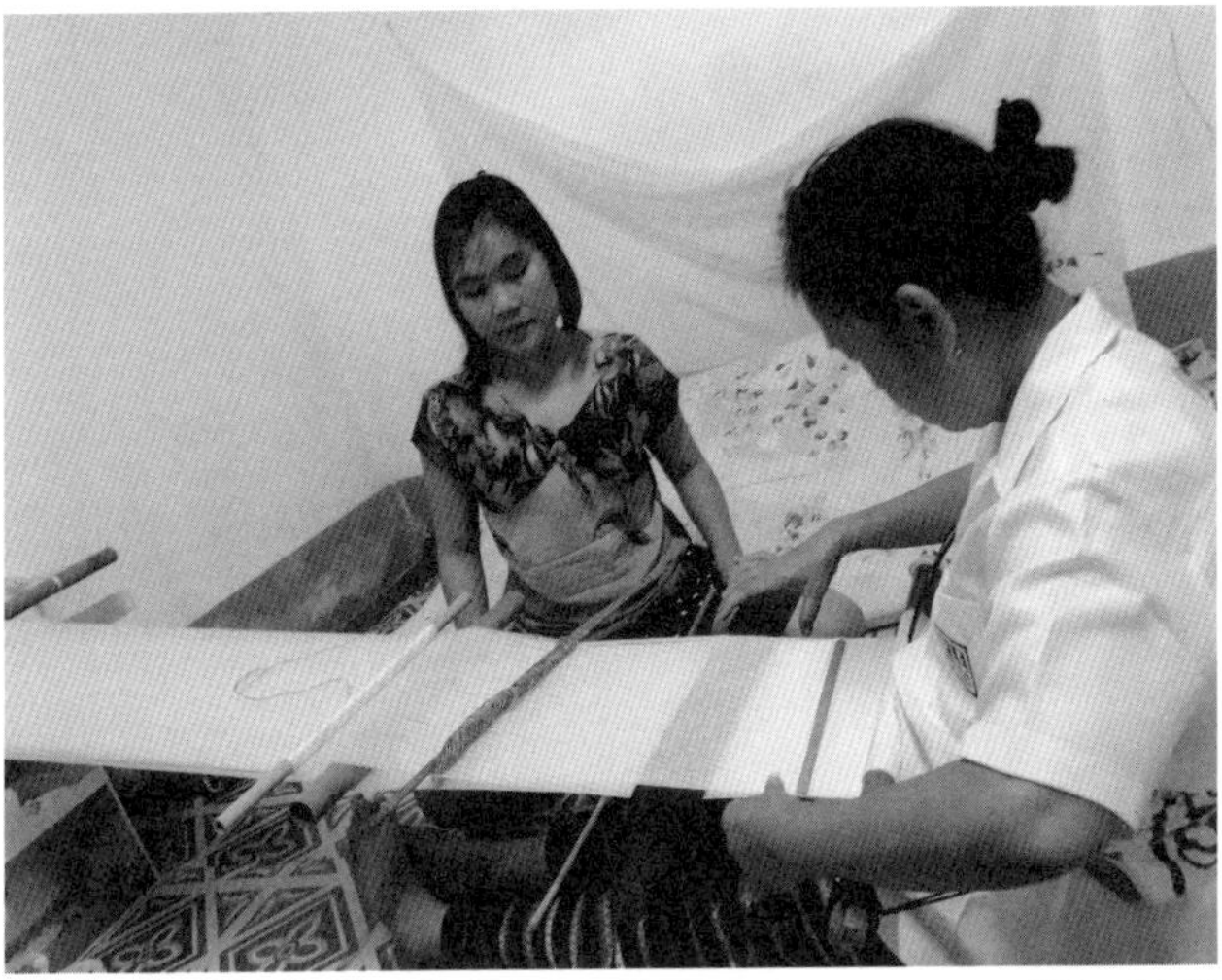
カレンシャツの機織りを見学

〈これ、私には向かないわ……。ちょっと難しすぎて何がなんだかわかりません。それと、機織りってこんなに自分の体重をかけるの？　ホントにきついんですけど……、腰もおしりも痛い～〉というのが本音だ。

「これが三日でできるだなんて尊敬する！」と言ったら、「何言ってるの、慣れたら誰でもできるよ。いつも看護のことをいろいろ教えてくれるから、お返しにカレンシャツの作り方を教えるね」と言ってくれた。

それからは毎日、勤務後にチョウちゃんのお家に行った。「ねぇ、これは?」「こっちでいい?」「えっ、間違えたかも!」といちいち話しかける私に、「オコ!(ちょっと待って!)」と、自分もカレンシャツを作っているチョウちゃんは、迷惑がる態度も見せずに丁寧に教えてくれた。

タエちゃんはその間に夕飯を作ってくれて、「タミン!(ごはん!)」と私にわかるビルマ語を使ってくれる。毎晩三人で一緒にごはんを食べて、休日は朝からお邪魔して、時には泊まったりして、同い年のチョウちゃんとタエちゃんは学校の友達のような存在になった。

カレンシャツは一か月ほどかけてやっと完成した。完成した日はなんとも言えない達成感を味わった。この一か月で、私たちは三人でしか通じない言葉をつくり上げ、会話をしていた。

完成してから、クリニックの中でいろいろなスタッフに、「チョウちゃんに教えてもらいながら自分で作ったの。褒めて!」と言いふらして歩いた。英語が苦手だったチョウちゃんは英語をしゃべるようになり、もちろん、その後の業務でも英語のできる人を連れてくることなく会話できるようになった。

看護研修二期生の実習

メータオ・クリニックでは二〇一七年七月から看護研修二期生の研修がスタートした。研修内容は、座学(三か月)、病棟実習(計二か月)、タイの病院での研修(五週間)、技術チェックの計六か月間であり、日本でいうと看護師よりは看護助手に近い（メータオ・クリニックでの名称は「ナースエイド」となっており、助手の意味の「エイド」が付いている）。

看護の研修が始まる前までは、メータオ・クリニックのスタッフはＣＨＷ（コミュニティ・ヘルスワーカー）とメディックの二つの職種のみであった。ＣＨＷの研修は六か月間で、衛生兵としての基本的な救急処置を学んでいる。メディックの研修は、ＣＨＷとしてメータオ・クリニックで二年以上の臨床経験を積んだ後に受けられる研修であり、解剖生理や診断方法、治療方法まで細かく学ぶ。そのため、メディックとＣＨＷの間には上下の立場の差が強くみられる。

看護研修の前半三か月の座学が終わると、研修生たちは四つのグループに分かれて、病棟実習で一週間ごとに外科・内科・小児科・産科をまわる。日本の病院で手術室に配属されていた私は、外科病棟の実習指導を担当する。

創部の観察とアセスメント、処置など、すべて座学で習ってはいるものの、実際に目の前の患者さんに処置を行うとなると、「においがある」「血がだらだら出ている」「患者さんが痛くて叫ぶ」など、授業で聞いたり写真で見たこととは異なる点がたくさんある。研修生が患者さんを前にして、びっくりしたり焦って間違えたりしないよう、実際に処置を行う前に研修生同士で練習を行うようにした。

手順を守って処置を行うのはもちろんだが、患者さんの前で「汚い」「臭い」などと言わない、処置のための露出はできるだけ小さくするなど、プライバシーへの配慮は練習ではなかなか気づ

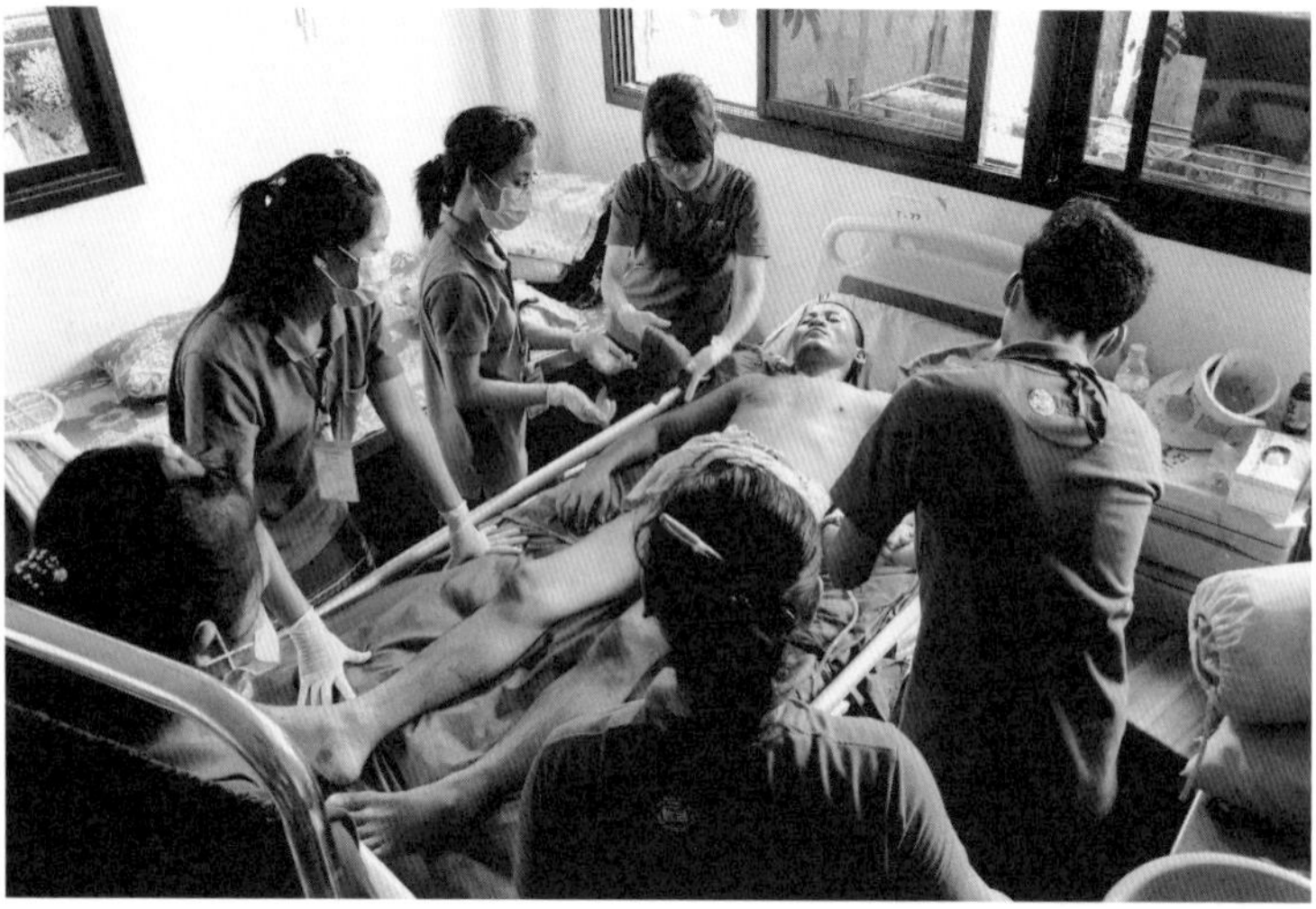
看護研修生の実習（2017年10月）

きづらいところだ。創部処置の練習中に、研修生が忘れやすいところをわざとやって見せてみる。

私：〈処置室のドアを開けたままで、外から見える状態で処置を始める。〉

研修生：「ドアを閉めないと、患者さんがほかの人に見えてしまう」

私：〈患者さんの傷口を触った手袋で、ベッドや患者さんの服を触る。〉

研修生：「その手袋はすでに汚れているので、汚染が広がってしまう。処置を終えたらそのつど手袋を外し、それから次の行動に移らなければ」

研修三日目くらいになると、間違えているところやどうしてダメなのかを各々言ってくれるようになった。研修生一人ひとりで気づく点が異なっていて、それがその人の看護観だと思うので、グループ全員で共有してより広い考え方を学べてよいなと感じた。

研修生の中には、以前の職場が外来や学校保健部門で、病棟経験のないスタッフもいる。創部処置だけに特化するのではなく、物品の補充や環境整備など、基本的な病棟の仕事も習慣化できるように日々の研修スケジュールに組み込み、行うようにした。

今回の実習は、創部処置に使用する薬品名などが日本と異なっていることがあるので、私一人で教えるのではなく、病棟のスタッフと一緒に指導を行った。研修生に教えるにあたり、「手指消毒を処置の前後に行う」などの基本的な感染予防の行動をスタッフも意識して行うようになり、病棟全体で手指消毒を行うタイミングの意識が改善されてきたのは、嬉しい副産物だった。

医療の資格と滞在資格

看護スタッフの一人が、メータオ・クリニックを辞めて故郷の村へ帰ることになった。

これまでは、クリニックのスタッフであれば、労働許可証がなくてもメソット市内での滞在とクリニックへの就労が黙認されてきた。ところが、タイの法律が今年（二〇一七年）七月から変わり、クリニックのスタッフもほかの移民労働者と同じように、労働許可証がなければタイ国内で働くことができなくなった。また、クリニックへ大きな支援をしていた海外の団体が、支援対象を国境地帯からミャンマー国内へと移行することになり、翌年からクリニックの予算が少なくなるため、全スタッフの給料がこの一〇月から一律に二〇パーセント削減されるようになった。たくさんのスタッフが、ここで働き続けるか、タイ国内の工場や工事現場などで移民労働者として働くか、ミャンマー国内に戻るかなど、自分の将来について考えたことと思う。

この看護スタッフは、二七歳の男性。看護研修一期生で、修了後は内科で働いていた。彼の村には日本でいう中学校くらいまでの学校しかなかったため、村を出て難民キャンプ内の学校へ通ったそうだ。学校を卒業してから、メータオ・クリニックで働けることを知り、約五年間働いていた。看護研修を受けた理由は、「自分がステップアップできる機会だったから」ということで、仕事にも積極的に取り組み、内科の看護スタッフのリーダーとして頼もしい存在だった。

帰国を決めた理由はいくつかあり、一番大きな理由はビザと労働許可証の取得が困難ということだった。また、ほかのきょうだい全員がすでに家庭を持っているなかで、高齢のご両親に介護の必要が出てきたため、このタイミングで末っ子の彼が村へ帰ることにしたそうだ。

メータオ・クリニックで医療トレーニングを積んでも、それはクリニック独自のものであり、タイでもミャンマーでも医療職の有資格者としては認められないため、ほかの病院で働くことはできない。彼は今後、ミャンマー国内で医薬品販売の資格の勉強をしながら両親の介護をしていきたいと語った。

看護スタッフとして経験を積み、いろいろこなせるようになってきたところでの退職となり、本人もやりたい仕事を継続できなくてとても悔しいことだろう。ビザや許可証などの法律改定が一人ひとりの人生に与える影響は計り知れない。安心して暮らせる居場所があり、なりたい職業に就いて働き、生活できるお金が得られることの喜びの意味を改めて考えた。

ペイシェントハウス

Kさん（当時二五歳）は木から落っこちて背骨を骨折し、下半身麻痺になってしまった家族のいない患者さんだ。私の赴任当初、同様の脊椎《せきつい》骨折で褥瘡《じょくそう》（床ずれ）のケアとリハビリを目的に入院している患者さんは三名いたが、Kさんは私と同い年ということもあり、親近感があった。そして、彼はビルマ語だけを話す患者であった。

外科病棟は〝カレン語主義〟なので、スタッフにビルマ語で話しかけると、「ビルマ語じゃなくてカレン語を覚えなよ！」とよく言われたが、カレン語の声調が難しすぎて挫折した私は、Kさんをビルマ語の練習相手にして、「ネーカウンラー？（元気ですか？）」「サーピービーラー？（ごはんは食べましたか？）」「ナーレー？（痛い？）」などの基本的なことばを毎日話しかけた。

ある日、Kさんは退院できても今後どうやって生きていけばいいのか悩んでいて、よく寝られない日があるという話を看護スタッフから聞いた。事故の前は普通に働いて普通の生活を送っていた彼は、事故後、どんな気持ちなんだろう？　と思って、スタッフ越しに質問したこともある。

車椅子で移動できるようになったら自己肯定感が上がるかな？　と考えた私は、リハビリに力を入れていた。いま、彼が具体的にどんなことに困り、不満があるのか、何かサポートできることはないかとは考えていなかった。そして、キンダミンさんと話していたときに自分の認識の甘さを感じた。彼女はいつも、「患者さんに優しくしてあげなさい」と言っていた。

クリニックで出る食事は一日三回。毎回、タイ米と辛そうなにおいのカレーである。よく、「患者さんは食事まで無料で提供してもらっていてすごい！」と訪問者から言われているし、私自身も手厚いサポートだなと思っていた。

キンダミンさんは、たまにお菓子を患者たちと分け合って一緒に食べていた。日本で看護師が患者に食べ物を渡すことはないと思うし、手術室の経験しかない私には、患者と一緒に食べ物を食べている姿も衝撃的だった。私はなにげなく、「なぜ、患者さんにお菓子をあげるの？」と尋ねた。

「彼らはね、いまは病院に入院している患者だけど、麻痺になる前は普通に生活していたのよ。彼らはリハビリのためにここにとどまっているけど、食事になんの制限もないし、たまには甘いものも食べたいでしょ？」

その発言に、「そうだよね」と納得するとともに、自分にはなぜそういう発想がないのだろう、日本式の看護観の中で生きているんだなとも思った。

その後はキンダミンさんと三人でお菓子を食べ、彼女がミャンマーに帰国してからも、時折K

さんと二人でお菓子を分け合った。

それから数か月が経ち、Kさんは処置や看護ケアによって褥瘡が回復したこと、リハビリによって車椅子移乗などを自身で行えるようになったことで自立度が上がり、退院して院内にあるペイシェントハウス（患者さんの宿泊施設）に住むことになった。退院後、数日おきにペイシェントハウスを訪ねては、生活に問題はないかと聞いたり、リンゴを一緒に食べたりしていた。

退院して一か月が経つ頃、業務が多忙で何日間か訪問できていなかった。すると、「よくわからないけど、Kさんが高熱でこの何日か寝込んでいるから見に来てほしい」と、ペイシェントハウスにいたほかの患者さんから病棟へ連絡が来た。その時点で即入院となり、ケアをしたものの、高熱の原因である感染症とこの期間に形成された大きな褥瘡（一五×五センチくらい）によって、入院から一週間ほどでKさんは亡くなった。死にかけている人にケアをするのは初めてだったし、クリニックに来てから深く関わった患者さんが亡くなったのは初めてで、とても悲しくなった。

クリニックには、ペイシェントハウスを巡回するスタッフもいるが、Kさんはただ寝ているだけだと思ってとくに声をかけなかったのかもしれない。そして、彼がビルマ語しか話せなかったことで、近くにいたほかの患者は会話ができず、Kさんが何を言っているのかわからなかったのかもしれない。もし、彼がカレン語を話せたら、もっと早く発見できたのかな……。もっと早く発見できていれば二六歳という若さで亡くなることはなかったのでは……。と、もしもを考えてしまう。

また、Kさんが退院してペイシェントハウスへ行く同じ日に、Kさんの向かいのベッドにいたTさんも退院していた。Tさんはほかの患者家族に引き取られて退院することになったのだ。TさんとKさんは同年代で、同じく高所から転落した下半身麻痺の方で、二人とも尿道カテーテルが必要だった。引き取った家族がTさんを選んだ理由は、Tさんがカレン語とビルマ語を話せたからだと、のちにスタッフから聞いた。

もちろん人柄や家族との相性、要介護度の細かい違いなどはいろいろあると思う。しかし、ビルマ語しか話せないKさんは、そもそもその家族と満足に会話はできていなかっただろう。話せる言語の違いが、こんなにまでも人の生死を分かつものなのだろうか……。

Kさんは亡くなるまでの最期の三日間、私が近くに行くと、意識朦朧のなかをビルマ語で「セヤマ、チェーズー（先生、ありがとう）」と言ってくれた。私ははたして、彼に対して充分なケアができていたのかと、いまでも考えてしまう。

彼の死を無駄にしないためにも、メータオ・クリニックのシステムとして、退院後のペイシェントハウスにおける継続的な看護ケアの重要性について考えるきっかけとなった。

全身入れ墨のお兄さん

全身入れ墨の二〇歳くらいのFさん（男性）が、身体を友達に支えられながら外科にやって来た。全身擦り傷だらけで、側腹部に一五センチ幅の刺し傷があった。怪我の経緯は、バイクを運転中に車に当てられて転び、擦り傷ができた。さらには、その車に乗っている人がナイフでFさんを襲って刺し傷になったという。金品は奪われてしまったそうだ。スタッフによると、ミャンマー移民を狙ったこのような犯罪はよく起きるという。クリニックの近くは外灯もないので、とくに帰り道は気をつけなさいといわれる。

メータオ・クリニックの患者さんたちは我慢強い。通常、男性の患者さんは、陰茎の処置(第I章「正義のズレの狭間で」、一〇六頁以下参照)ですら、ロンジーを口に噛み締め、声を押し殺して耐えている。ところが、Fさんはよく叫んでいた。怪我をした経緯はとてもかわいそうで同情するけれど、身体中に入れ墨を入れている青年が、処置中にものすごく痛がっている姿が不思議だ。時には、隣に立っている家族(妻)にもたれかかっている。

包帯を創部から取るときに痛がるので、看護スタッフが気をつかいすぎてしまい、まったく包帯が取れない。次の患者さんもいるので、そんなにだらだらと時間をかけて処置をしてもいられない。看護スタッフに、「もっと生理食塩水(無色の液体)で濡らしてから取りなよ。無理なら私が取ります」と言ったら、Fさんに「その人、怖いからやらせないで! 絶対痛いから嫌だ!」と拒否された。

なんとか包帯を取り終わってからも問題は続く。創部感染があるのでイソジン(茶色い液体)使用の指示をする私。ガーゼが茶色だと痛いということを認識している彼は、「それ、痛いやっ！　無理!!」と叫んでいた。

そんなにあからさまに嫌がる患者は小児くらいなので、看護スタッフもかわいそうだと思ったのか、私に「あんなに痛がっているのにイソジンを使うの？」と確認してきた。「痛い、痛くないの問題ではなくて、側腹部のあんなに深い部分で創部感染が起きているんだよ。このまま感染が奥に広がっていったら、ここでは処置できなくなるから我慢して、と説明して」と伝えて、なんとか納得してもらった。毎日叫んでいる彼に処置をするのは、こちらもいい気はしなかったが、叫びながらも処置に耐えてくれて、無事に退院していった。

退院後、街でばったり出会ったとき、笑顔で「セヤマ！（先生！）」と声をかけてくれた。入院中は子どものように私を怖がり、嫌っていた彼だが、創部感染で死に至るようなことにならず、元気に回復して本当によかった。

世界エイズデーのイベント

毎年一二月一日は「世界エイズデー」。メータオ・クリニックでもエイズの予防啓発を目的として、地域の人たちや学生、患者さんに向けたイベントが行われる。スタッフたちは、エイズの症状や発症から治療までの過程を説明した手作りの劇や、エイズに関する知識を問うクイズなどを準備する。

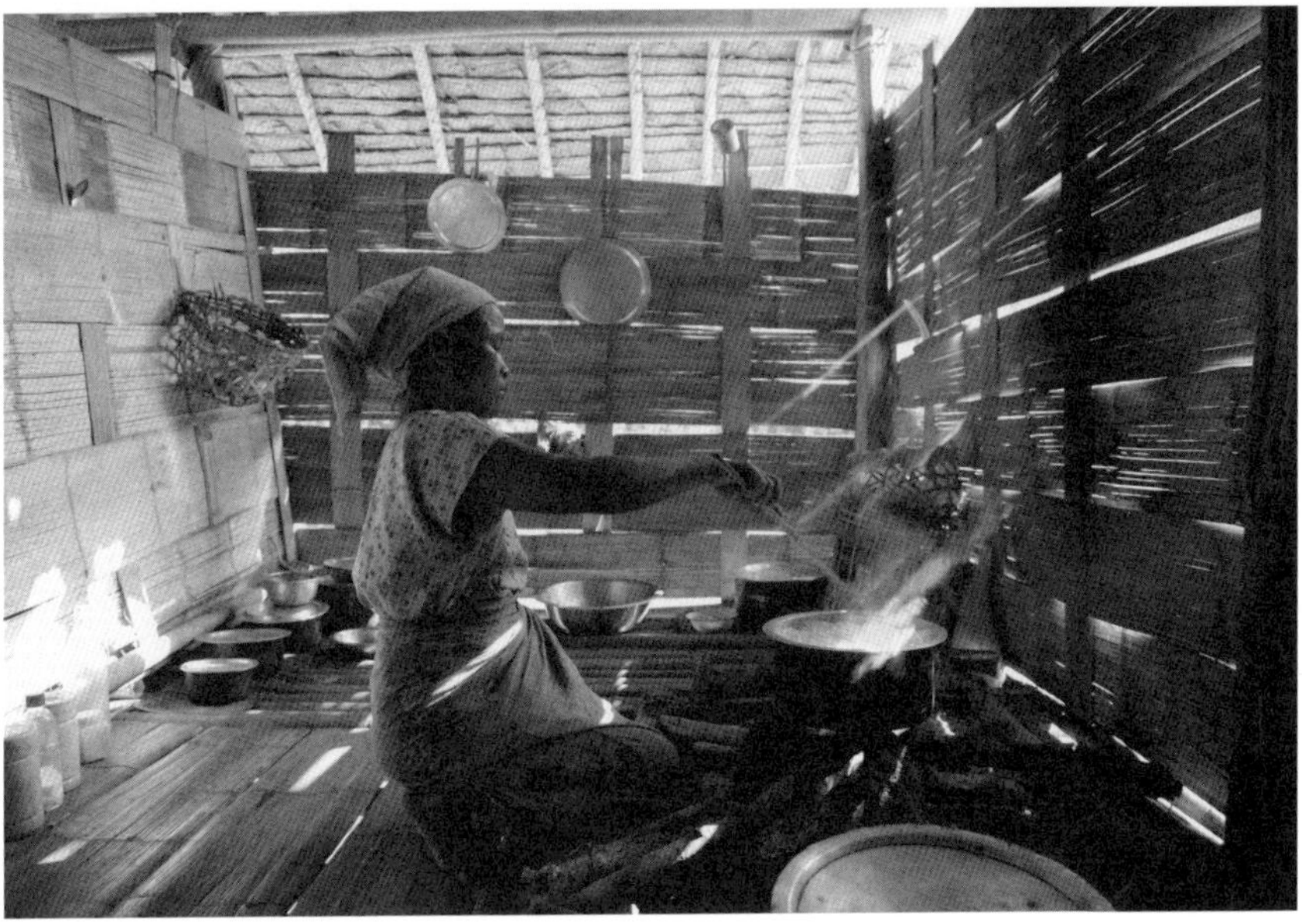

Photo: Atsushi Shibuya

また、実際にＨＩＶに感染し、エイズを発症してしまった女性に体験を話していただくということも行われる。

「若い頃、村で働いていましたが、賃金が安くて生活がたいへんでした。ある日、『もっとお金が稼げる仕事があるから、村を出て大きな都市へ行こう』と誘われました。それを信じてついて行ったところ、到着したのは聞いていた街とは違う、どこかの農場でした。

そして、その農場のオーナーに売られ、同意なしでいろいろな人の相手をすることになり、その結果、ＨＩＶに感染してしまったのです。エイズのような症状が現れると、村に帰されました。その後、メータオ・クリニックへ受診してエイズと診断されました。いまは薬を飲んで治療しています。

私のように、何もわからない状態で感染してしまう人を減らしていきたいです。また、どんなことで感染するのか？　感染するとどんな症状が出るのか？　ということを、今日のイベントでみなさん学んでください」

本やテレビでは、このような話を見たり聞いたりしたことはあるものの、実際に目の前にいる患者さんがそんな体験をしていたということに、たいへんな衝撃を受けた。

私はこの女性のお話を、近くにいたスタッフに英語に訳してもらって聞くことができた。劇やクイズなどもすべてビルマ語で行われたので、参加した人たちにもわかりやすかったようだ。学生たちも、このようなお話を聞いたりクイズを楽しんだりしながらエイズについて学ぶことができて、授業で聞くよりも印象に残ったのではないだろうか。

HIVの患者さんと手洗い

六、七歳くらいの女の子（Aちゃん）が、口腔内に口内炎が大量にあり、歯ぐきからの出血が見られる、痛みで唾液が飲み込めないという症状のため、メータオ・クリニックの歯科を受診した。ほかにも、痩せていることや、皮膚に二センチほどの傷が複数あり、それが痒《かゆ》くて無意識のうちに掻《か》いているなど、HIVの症状に似ていたため検査を行ったところ、陽性反応が出た。関連機関へ転送するまでの間、クリニックの小児科へ入院することになった。
付き添いは母親のみだったので、母親に検査結果を伝える。Aちゃんは三人きょうだいの一番下で、父親もきょうだいも、ＨＩＶ陽性とはこれまで診断されていなかった。

母親への検査とともに、感染経路について思い当たるところがあるか確認することになった。母親は、八年ほど前（Ａちゃんの妊娠前）にレイプされたことがあると、スタッフに打ち明けた。ほかの家族の感染の有無が不明のため、そのときに感染してしまったとは言いきれないが、可能性は高い。レイプされたことは家族に打ち明けていないという母親を、どのようにサポートしていくかという課題もある。

大部屋に入院中は、隣の患者のベッドとの距離は一メートル程度しかない。隣の患者とそのきょうだいはＡちゃんと歳が近くて、子どもたちが一緒に遊んでいる。患者のプライバシーに関わることなので、隣の患者と家族には、ＡちゃんがＨＩＶ陽性だということは伝えることはできないし、Ａちゃんの家族や親戚が来院した場合も、どの人にまで伝えるのかは家族と相談して決めていく。

さて、口腔内に出血があるＡちゃんの唾液（と唾液が含まれたティッシュ）や傷口は血液が含まれている可能性があり、感染源として扱うため、家族やスタッフが素手で直接触れることは避けなければならない。また、Ａちゃんの手が唾液や傷口に触れるとその手も汚染されるので、そのままでほかの子どもたちと遊ばないように注意が必要だ。病院内の二次感染を防ぐために、患者本人、家族、来院者への手洗いの必要性の説明、家族やスタッフの手洗いの徹底が大切になる。

「家族に手洗いの必要性は説明した？」

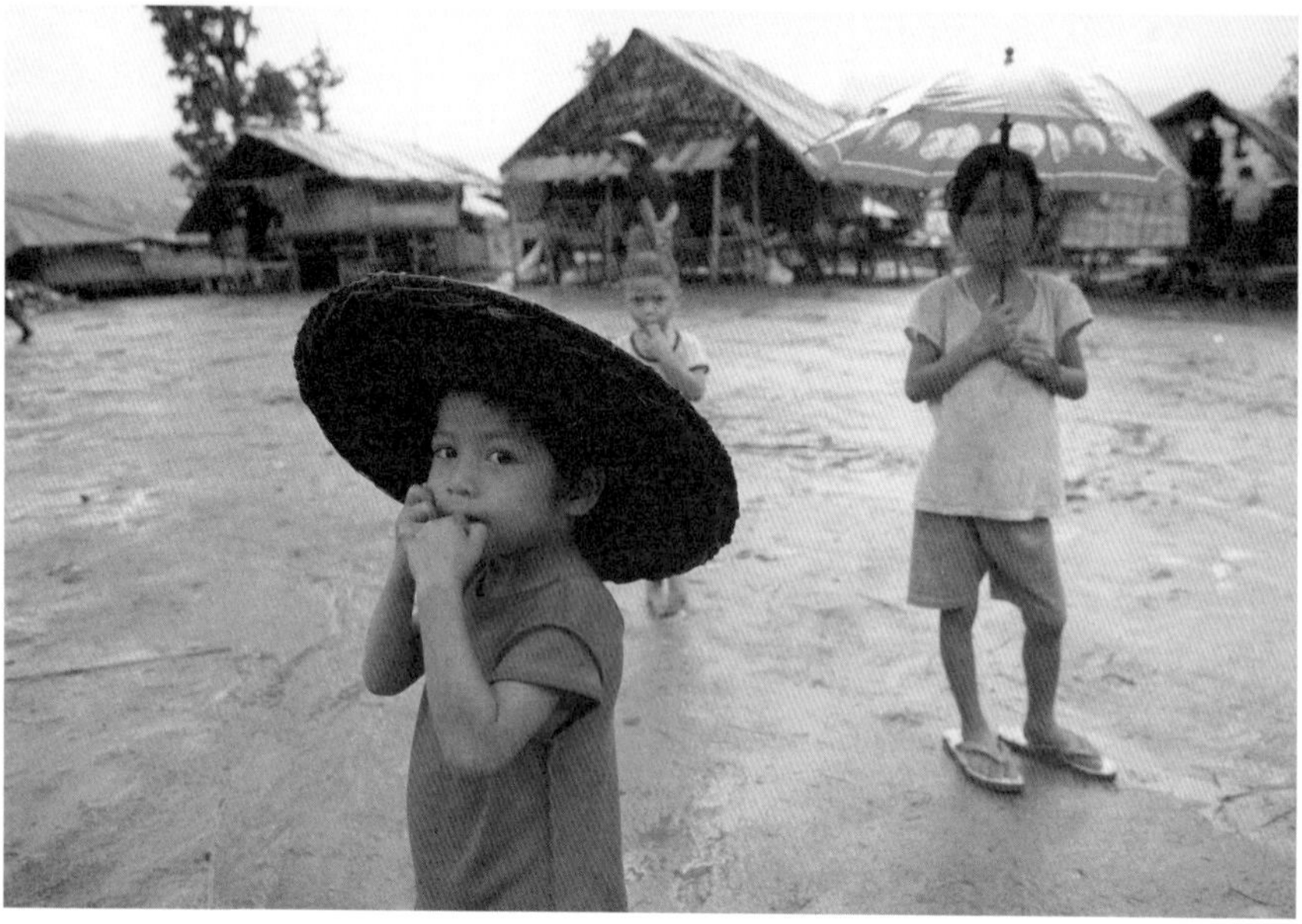

Photo: Atsushi Shibuya

「母親には説明しておいたよ」

「今日現れた父親には？」

「多分、母親が言ってくれたはず」

「母親がしてくれると思う、ではなくて、自分の仕事なんだから、きちんと説明しないとダメだよ。手を洗えとだけ言われても、手洗いが必要なタイミングもわからないし、そもそもせっけんを使って手を洗っているのかもわからないよ」

「そうだね、父親にも言ってくるよ」

というような調子で、家族の一人に言っておけば、あとはやってくれるよという雰囲気が相変わらずうかがえてしまう。ただし、このような病気の場合、スタッフ本人はまじめに手洗いをしている光景を見かける。

「この病気のときは（自分は）手を洗って気をつけなくちゃ」ではなく、日頃から手洗いの習慣を身につけ、どんな患者さんに対しても同じように行動ができるようになってほしいな……。

ドメスティック・バイオレンス

外科の処置室では、外来の患者さんと入院中の患者さんへの創部処置（傷の洗浄やガーゼの交換など）を毎日行っている。その日の処置室はメディックの男性と看護スタッフの女性、そして私の三人。そこに、左の前腕が骨折しているような三十代の女性の患者さんがやって来た。

いつも、患者さんとスタッフのやりとりは基本的にビルマ語かカレン語で行われるので、スタッフがある程度の情報を取ってから、私に英語で伝えてくれる。

「骨折しているからギプスします」

「どうして骨折したの？」

「夫がアルコールで酔っ払って、木で叩いてきたらしい」

日本の病院で働いていたときは、ＤＶ（ドメスティック・バイオレンス）が疑われる患者への対応マニュアルがあったが、処置室でそのような患者さんに出会ったのはこれが初めてだった。アルコールによる暴力ということは間違いなくＤＶだし、いままでにも同じようなことがあったか？　この患者さんに子どもはいるのか？　今日は帰宅させるのか？　など、看護スタッフに状況をくわしく聞いてもらった。

「夫はお酒を飲んで酔っ払い、そのへんにあった木で叩いてきました。腕だけじゃなくて、腰や肩も……」

前腕の骨折以外にも、左の肩や腰に一五センチ四方ほどの大きな内出血が見られる。

「夫はいままでにも何度も酔っ払って殴ってきたことがあります。ひどいときは、ナイフで首を切られたり、顔を殴られて骨折したこともあります……」

彼女は泣きながら話してくれた。

その話を聞いた看護スタッフは、「病棟責任者に伝えてチャイルド・プロテクション部門につないでもらわなくちゃ」と動いた。診療の補助、ベッドサイドのケアなど、看護師の仕事はたくさんあるが、彼女は「患者さんの代弁者」という役割をきちんと果たせていた。

そしてこの患者さんは、チャイルド・プロテクション部門のスタッフと面談することになった。病棟責任者からは「面談の後に入院することになるだろう」と聞いていたので、病棟で待っていたのだが、患者さんは現れなかった。

後日、チャイルド・プロテクション部門に行き、担当者に話を聞いてみた。

「患者さんの体験をもう一度傾聴し、暴力を振るわれるのは旦那さんが悪いことで、あなたのせいではない、自分を責める必要はないと伝えた。今日は帰宅せずに、二、三日はクリニックに入院してよいし、その後も安全が得られなければ女性シェルターへ避難することも可能だと、三時間にわたって説明したんだよ。だけど結局、彼女は『家に帰らなければ』と言って、処置を受けただけで、そのまま帰宅してしまったの」

メソットでは、将来や仕事などに希望を持てず、そのストレスを発散するためにアルコールに頼ってしまい、酔っ払って家族に暴力を振るう人やアルコール依存症になる人がたくさんいる。病棟でも、ＤＶを受けている女性や子どもも見受けられ、スタッフがチャイルド・プロテクション部門につなぐものの、この女性のように帰宅を選ぶ患者が多いという。

背景には、男女ともに女性の権利について教育を受ける機会がなく（少なく）、女性の地位が低い、差別されるということが根底にある。それ以外にも、クリスチャン（カレン人に多い）には、自分がこのような苦境の中にいるのは自分の人生の罪、自分の未熟さのせいだから、これを耐え忍ばなければいけない、という考えを持っている人も多いようだ。そして、「子どもが家にいるから／家族の世話があるから、家に帰らなければ」と言う人も多い。ほかにも、ＤＶに特有のこととして、夫は暴力を振るった後に妻に対して謝り、優しく接する、これによって妻は許してしまい依存状態になる、という悪循環によるものもあると思われる。

第三者の視点だけで入院やシェルターへの避難を強制するのではなく、いままでに育った環境や置かれた境遇、文化などによる考え方の違いを尊重しながら、その人の権利を守っていくことは難しいなと感じている。

看護スーパーバイザー

二〇一七年一二月に二期生の看護研修が終わり、メータオ・クリニック全体の看護スタッフの数は四〇人を超えるようになった。一期生のみで勤務していたときは一シフトに一、二人だったが、いまは各シフトに常に二、三人の看護スタッフがいるような感じだ。

六か月の研修は看護の実技指導に特化した内容のため、研修を終えて病棟へ配属された看護スタッフ二期生たちは、どうしても看護観や倫理観に欠ける。技術や経験も足りていないので、難しい採血などを失敗してしまい（それは仕方がないが）、そのうえ患者さんの前で笑ってごまかしたりと、プロ意識にも欠ける……。

メディックの場合は、各科にインチャージ（病棟全体の責任者）、スーパーバイザー（病棟主任のようなポジション）、シフトリーダー（各シフト内の責任者）などの役割が割り当てられていて、診察・治療だけでなく、シフト管理や業務割り当てなどを現地スタッフのみで行っている。業務中に何か問題があれば、スタッフはまずはリーダーへ報告し、リーダーが判断できなければスーパーバイザーやインチャージへ報告するという流れである。

看護スタッフの場合は、ボランティアである私が「看護師の仕事とは何か？」を実際に見せて指導することで、スーパーバイザーやリーダーのような役割を担ってきた。メディックたちは、看護スーパーバイザーの役割は理解しているものの、看護研修を受けていないため、看護の指導をすることはできない。

今後も海外ボランティアの看護師が看護スーパーバイザーの役割を担っていては、看護スタッフは自立できない。そこで、看護スタッフが責任感をもって行動できるようにと、二〇一八年五月にリーダーシップ・トレーニングを五日間行うことになった。これからの私の役割は、看護スーパーバイザーへのアドバイザーとなり、いままで私が行っていたことを看護スーパーバイザーが一人でできるように、アドバイスやサポートをしていくことになる。

リーダーシップ・トレーニングでは、スタッフとのコミュニケーションの取り方やチームワークのあり方、看護ケアの優先順位のつけ方、スタッフへの業務配分の方法などを、講義やワークショップを通して学んでいく。

トレーニング前は、「メディックと話し合うのはいいけど、話すのは君だよね？　僕は横にいるだけだよね？」「君がそう思うなら、そうするよ」と私の意見をフォローしているだけだったスタッフが、いまは、自分は患者さんとどのように関われるか？　看護スタッフとして自分に何ができるのか？　と主体的に考え、積極的に行動するようになってきた。

配属直後、彼らと年齢が近くてなかなか言うことを聞いてもらえなかった私は、彼らの態度に正直なところ参ってしまっていた。短期間でのこの小さくも大きな変化にとても驚くとともに、彼らが自立しようとしている姿を素直に素晴らしいと思えた。

患者を亡くした家族のケア

メータオ・クリニックでは一年に一回、全スタッフに向けて心肺蘇生法（ＣＰＲ）の研修を行っている。その研修期間のさなかの昼休み、クリニックの入口で順番待ちをしていた五十代の女性の患者さんがぐったりしているのに気づいた。一緒にいたスタッフとともに様子を見たところ、意識を失って椅子に倒れ込んでしまったようで、応答もなく、急きょＣＰＲが必要となった。ところが、いつもの研修は病棟内での発生を想定して練習していたため、病棟から遠いクリニックの入口には必要な物品が何もなく、スタッフが取りにまわったもののなかなか揃わないのだ。外来部門のわかりやすい場所に緊急用の物品を置くなど、至急改善に取り組まなければならない。

気温三七度の中での胸部圧迫は体力が削がれる。終わりが見えないなか、全力でＣＰＲを続けるために、看護師だからではなく、純粋にこの人を助けたいという思いで、圧迫が弱くなってしまいそうな気持ちを奮い立たせた。しかし、ＣＰＲを三〇分間継続したものの、心拍は戻ることなく、患者さんは助からなかった。

後から聞いたが、この患者さんは昼食を食べた後に気分が悪くなり、少し変な感じだから受診しようと思い、受付で待っていたところだったという。付き添いで来ていた娘さんは、突然の出来事に取り乱していた。当然だろう、さきほどまで一緒に食事をしていた母親が急に亡くなったのだ。

大声をあげて泣いている娘さんを見ていて、看護師として何ができるだろうかと考えた。病棟は広い空間にたくさんベッドが並んでいて、ほかの患者さんや家族たちに会話が筒抜けだ。いくらなんでもかわいそうだと思い、「ご遺体とご家族を個室に移して、静かに向き合う時間を少しつくってあげてほしい」と伝えたが、暑いなか、遺体を置いておけないということで、すぐに遺体安置所に移されてしまった。日本とは環境が違うとはいっても、私と同い年くらいの娘さんが、この短時間でどうやって母親の死を受け入れるのだろうと思うと、胸が苦しくなった。

ところがその後、看護スタッフが娘さんに寄り添い、話をじっと聞き、慰めていた。生きている患者さんのケアだけでなく、家族のケアについても考えてくれるようになったのだ。看護の幅の広さを感じたとともに、この一年で看護スタッフの意識も大きく変わってきたと感じた。

リハビリテーション科のスタッフ

ソンさん（四十代男性）は、二〇一五年にメータオ・クリニックで働き始めた。オーストラリアから三年間ボランティアに来ていたフィジオセラピスト（理学療法士）のロズリンさんにリハビリテーションについて教わり、現在は「フィジオセラピーエイド」として働いている（資格などはないため、助手の意味の「エイド」が付く）。

彼の仕事は、リハビリテーションの指導（身体の動かし方、呼吸方法、褥瘡予防のケアなど）、日常生活動作の指導（ごはんを食べる、服を着替えるなど）、患者家族への介助方法の指導などである。対象者は入院している患者や家族だけでなく、外来の患者や退院した後のフォローアップなど多岐にわたる。

たとえば、頸部を骨折した入院患者のBさんは、左手の指先がかろうじて動くだけで、それ以外は何も動かせず、下半身はまったく感覚がなかった。ところが、筋肉が固まらないようにソンさんが毎日ストレッチを行い、少しずつ負荷をかけていくようにしたところ、数か月すると、ベッドでの座位の練習、スプーンを持つ練習を行い、誰かがセッティングすれば自分でごはんを食べられるようになった。その後は、車椅子に座る練習、車椅子を操作する練習を行い、少しずつ行動範囲を広げていき、退院までに五か月ほどかかったものの、車椅子への移乗の介助を行えば一人で移動ができるようになった。

この患者さんについてソンさんは、「看護スタッフがきちんとケアを続けてくれたおかげで、Bさんは入院中に一度も褥瘡（床ずれ）ができなかった。もし、看護スタッフがいなければ体位変換も一人でできないし、ごはんも食べられない。清潔も保てなくて褥瘡が多発し、リハビリどころではなかったと思う。これからも、看護スタッフと協力して患者を助けていきたい」と言う。彼の言葉から、一歩ずつであっても、メータオ・クリニックに「看護」がたしかに根づいてきていることがわかり、嬉しくなる。

そんなソンさんに、どんなことで仕事にやりがいを感じるかを尋ねた。

「たとえば、村での車椅子の生活は移動がとてもたいへん。地面が土なので、ボコボコしていたり、坂があったり、とくに雨季は地面がぐちゃぐちゃになってしまい、車椅子が動かしづらくなる。そのような人たちが少しでも生きやすくなるようにサポートしていきたいと思い、日々働いている。退院した患者さんが家でもリハビリを頑張って、歩けるようになったり改善している様子を見たとき、働いていてよかったなと思う。この仕事はたいへんだし、月四〇〇〇バーツ（約一万二〇〇〇円）の給料で生活するのは厳しいけれど、仕事にやりがいがあるので、これからもできるかぎり続けていきたい」

リハビリテーション科はスタッフが二名しかおらず、とても小さい部署だが、リハビリにはいろいろな器具や物品が必要。しかし、メータオ・クリニックにはそれを揃えるための充分なお金がない。寄付で寄せられる杖や車椅子は、患者さんが退院するときに村へ持って帰るので、クリニックで使う分が常に足りない状態だった。

「JAMからサポートしてもらった杖や歩行器によって、クリニックで患者さんが歩行練習をできている。とても感謝しています」

病棟で日々関わっている患者さんが少しずつ回復していく様子を見ると、私もとても嬉しい気持ちになる。いまは、看護スタッフとフィジオセラピーエイドの連携の橋渡しをする役割だが、彼らが直接連携をとって動いていけるよう、これからもサポートしていきたい。

喜ばれる寄付と必要な寄付

国際保健のワークショップの中で、「喜ばれる寄付と必要な寄付について」というお話があった。メータオ・クリニックにはいろいろな国や地域からの物品の寄付が届く。しかし、クリニックには必要ないものも届くため、困ってしまうことがある。

個人的に印象に残っているのは、クリニックではとくには使用していない脊椎《せきつい》麻酔用の針が届いたこと。これは帝王切開などの背中の麻酔で使用する針で、背中に使うため、採血に使う針よりも長い。スタッフから「採血に使えない？」と聞かれたが、通常の針の在庫があるのに、わざわざ使用用途に適していない使い方をするのは患者さんへのリスクが高く、問題になる。そこで仕方なく、「クリニックでは使わないから捨てよう」という話になったが、針のような医療用物品は普通のゴミのように捨てることができないので、破棄のためのコストがかかる。せっかく寄付として送られてきたものが、とくに必要ではなく、しかも破棄にコストがかかるとなると、現場はとても困ってしまうのだ。寄付する側が、「針を寄付したいが必要だろうか？」と事前に連絡を入れていれば、本当に必要なところへ送れたはずだと感じる。

クリニックで働いていると、「○○が必要だから（または不足しているから）ＪＡＭで購入できないか？」といろいろな部門のスタッフからよく聞かれる。たとえば、記録用のノートがない、患者さんのズボンが、靴がない、はさみが切れなくなった、血圧計が壊れて新しいものが必要……

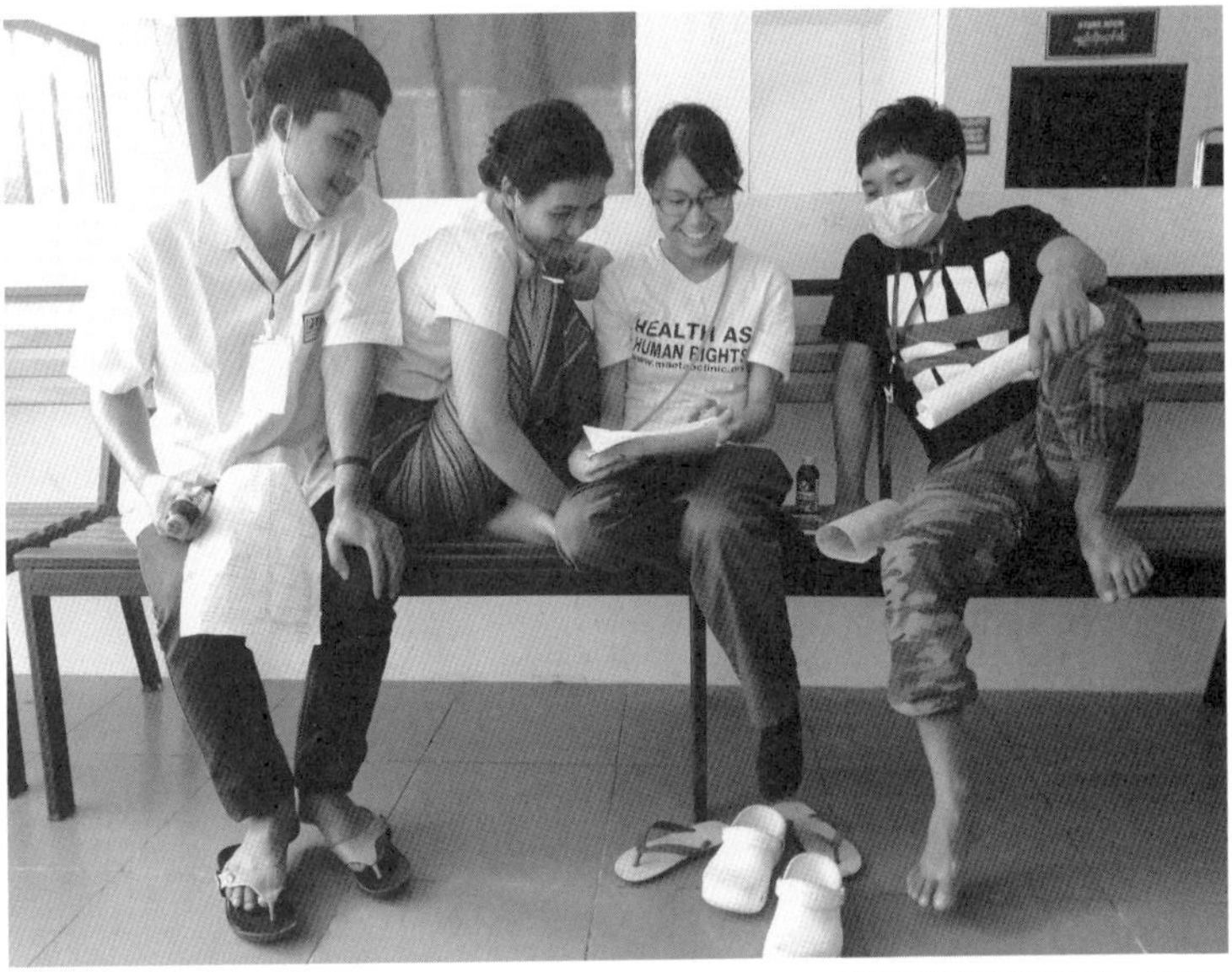

齊藤派遣員と現地スタッフたち
Photo: Karen Behringer

などなど。現場で働いているスタッフの意見は、私では気がつかない部分もあり、とても大切な情報だ。しかし、よくよく話を聞いてみると、各病棟の予算で定期的に購入しているもの、倉庫に予備の在庫があるもの、患者家族が購入できるもの、新しく購入しなくてもほかのもので代用できるなど、本当は購入する必要がない場合も多々ある。

若いスタッフは、シニアのスタッフに意見を言うのが苦手で、私に伝えてくる。若いスタッフから言われて、私も必要だなと思ったときにシニアのスタッフに伝えると、「○○なら倉庫にあるよ」とすぐに出てくることもある。「必要だから買って！」と言われて、希望どおりにそのまま購入するのではなく、現場の問題点を把握し、本当に必要なのかを考え、ほかのスタッフと情報を共有するのも大切な役割だと感じている。

二〇一八年八月、看護スーパーバイザーの役割の割り当てがいよいよスタートした。日本の病棟における主任のような立場で、物品の管理や必要なものの判断を彼ら自身が行っていけるよう、サポートしていく必要を感じている。

ミャンマー国内からの研修生受け入れ

二〇一八年九月、一年間の任期を終えて帰国することになった。

二〇一七年八月にメソットへ派遣されたときは、二期生の看護研修の最中だった。一年間で、看護技術のチェックリストや看護アセスメントシートの改訂・更新、看護スタッフとメディックの役割の違いを明確にするなど、看護スタッフの働きやすさのために環境の改善などを行ってきた。スタッフによってまだばらつきはあるものの、一期生、二期生ともに看護技術やアセスメントの能力は向上してきている。私が赴任した当初は、看護スタッフを使い走りのように扱い、雑用を何でもやらせているシニアのメディックを多く見かけたが、看護スタッフの役割に関するメディックたちの認識も改善してきたと感じている。今後もお互いの役割を尊重して、協力して働きやすい環境をつくっていってほしい。

看護研修が始まった経緯として、メータオ・クリニックの医療技術の向上が目的であるのはもちろんのこと、国境地域一帯の医療技術の向上もその目的に掲げられている。そこで、国境地域の人びとが看護ケアを受けられるようにするため、三期生からの看護研修はクリニックのスタッフだけでなく、ミャンマー国内から研修生を受け入れて行う予定となっている。彼らは、修了後は各々の施設に帰り、看護スタッフとして働くことになるのだ。

ミャンマー国内のクリニックはまだ外来だけのところが多いため、研修中にメータオ・クリニックの看護スタッフが病棟でプリセプター（技術の指導を行う）のような立場として関わる必要性が出てくると感じている。看護スーパーバイザーのスタッフたちが、リーダーとして引っ張っていってくれることに期待したい。

ちょうど、クリニックを退職してカレン州に戻った看護スタッフ（二六歳男性）が、メータオ・クリニックと協力関係にある団体のDクリニックに就職し、家族の介護をしながらDクリニック初の看護スタッフとして働き始めたという。彼から「いままでメータオで使用していたアセスメントシートや記録用のシートをDクリニックでも使いたい」と連絡があり、Dクリニックでも使用できるように整えていく予定となっている。

彼が地元へ戻ったことで、ご両親だけでなく、その地域の医療や看護も着実に良くなっていくことだろう。このように、メータオ・クリニックで働き続けることができなくなっても、クリニックと元スタッフとの関係が続いていくことは、国境地域の医療技術の向上にとても大切だと感じている。

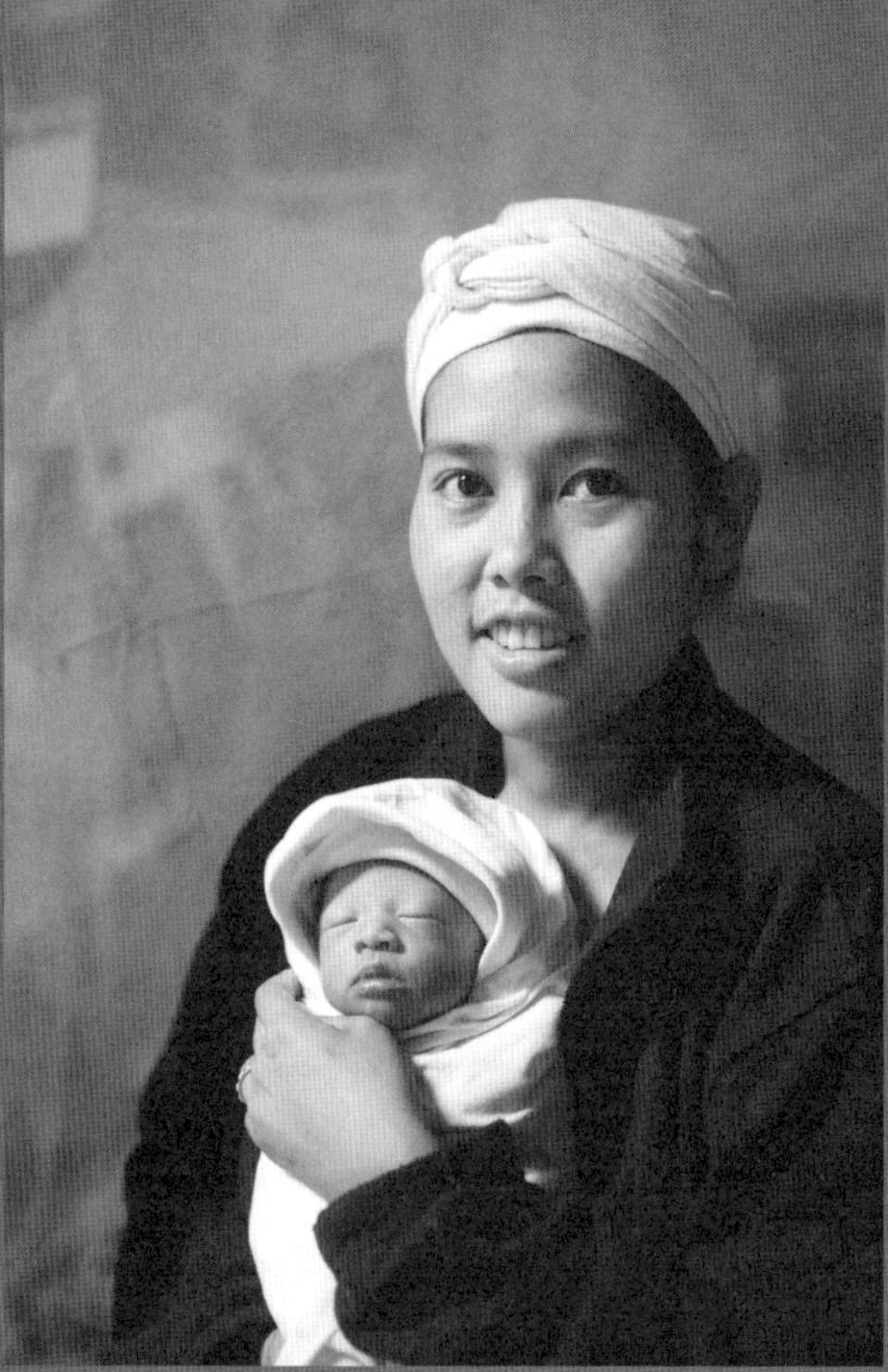

ウンピアム難民キャンプにて（2009年）
Photo: Atsushi Shibuya

IV

国境を見つめ続けて

2007.7－2009.5

国境の未来を見つめて

梶　藍子 *Aiko Kaji*
（初代派遣員／看護師）

メータオ・クリニックがくれたもの

いまから一二年前の二〇〇七年七月、初めてタイの首都バンコクから長距離夜行バスに揺られ、早朝四時過ぎにミャンマー国境の街メソットに到着した。バス停からトゥクトゥク（バイクタクシー）に乗り込み、電灯もほぼないに等しい早朝の真っ暗な公道を通り、予約していたゲストハウスへと向かった。夜行バスで疲労が蓄積されたせいか、夜明け前の暗い道すがら、知らない国境の街に不安しか感じられなかったことをいまでも覚えている。有名なカレン人の医師が運営する難民診療所で数か月間ボランティア活動をしてみたい、という安易な気持ちからすべてが始まったような気もする。当時、弱冠二四歳であった私は、このメータオ・クリニックとの出会いがその後の人生に大きな影響を及ぼすとは予想だにしなかった。

メータオ・クリニックとともに歩みだした初めの一年はあっという間に過ぎた。私の不安をよそに、クリニックのスタッフたちはとても親切で友達のように接してくれた。徐々にビルマ語、カレン語を勉強し、拙くではあるがクリニックの患者とも話すようになれた。自分でも驚いたことに、一度も日本へ帰りたいと思ったことはなかった。クリニックの居心地の良さにすっかり溶け込み、東京の病院で勤務していたときよりも自然と笑顔になれた自分に気がついた。一方、タイに渡る前までは、戦争で苦しむ難民や移民を助ける、と意気込んでいた自分を恥じた。現地の言葉、また英語ですら流暢に話せず、途上国の公衆衛生、熱帯医学の知識もままならないことを痛感した。

クリニックのスタッフや患者から学ぶことのほうが圧倒的に多かった。それは保健医療だけでなく、戦争の醜さ、平和の尊さ、基本的人権など、普段平和な日本で私たちが当たり前としていることがいかに恵まれているのか気づかされることであった。私が赴任した二〇〇七年当時は国境沿いにあるカレン州の内戦は沈静化からは程遠く、地雷で手足をなくした患者、ジャングルでマラリアに罹患した妊婦などが運ばれてくることが日常茶飯事であった。二〇〇七年には「サフラン革命」と呼ばれる大規模な反政府デモがミャンマーの旧首都ヤンゴンを中心に起こり、軍事政権の迫害から逃れてきたデモ参加者もメソットの街に多く見かけられた。

クリニック赴任から一年目の後半へと差しかかろうとする頃に、メータオ・クリニックの存在を私に紹介してくださり、国際保健を仕事とする道へと私の背中を押してくれた恩師である小林潤医師がメソットを訪れる機会があった。小林先生とメソットで夕食をともにしているときに、「クリニックにはなぜ日本から支援する支援団体がないのか」という話をすることになった。当時は日本とメータオ・クリニックをつなぐ支援団体は存在しなかった。アメリカ、イギリス、オーストラリアなどの先進国からの財政的および物質的な支援を受け、クリニックの運営費用はまかなわれていたが、日本を代表とする支援団体の名前はクリニックの数年にわたる年次報告書には見当たらなかった。また、現地に赴任する前から感じていたことだったが、ミャンマーの少数民族が民族紛争のためタイ側へ逃げ、長期にわたり難民、移民となって暮らしていることは日本のメディアではなかなか目にする機会がなかった。

現地の役に立つよりもクリニックから学ぶことのほうがはるかに多かった私は、常に何かのかたちでクリニックへ恩返しができないかと考えていた。また、タイ・ミャンマーの国境で苦しむ人びとがいることを日本へ伝えるためにはどうすることができるのか模索していた。おぼろげながら日頃感じている思いを、夕食のなかで小林先生に伝えてみた。すると、「メータオ・クリニックを支援するNGOを立ち上げてみないか」という答えが返ってきた。小林先生は私が赴任するずいぶん前からメータオ・クリニックを個人的に支援されていることを聞いていた。彼も、クリニックと日本をつなぐ組織があれば、という私の思いに同感してくれたようであった。ただ、私にはNGOを設立するような経験はなく、社会人経験数年の二十代半ばの私が組織を先導するのは難しいだろうと容易に思われた。すでに国際保健の専門家として経験が豊富であり、キャリアを確立していた小林先生を代表としてＮＧＯ立ち上げに舵を切るということでその日の夕食を終えた。

　後日、日本へ帰国した小林先生は、国際保健に興味がある医療従事者を集めてＮＧＯ立ち上げについて話をされた。その医療従事者の中には、私が東京で以前勤務していた病院で働く友人もいた。話し合いに集まったメンバーはメータオ・クリニックの活動に関心を持ち、ＮＧＯを立ち上げることに決まった。それ以降、週に一度は東京とメソットをインターネットでつないでスカイプ会議をしながら運営方針などを決めていった。

　ゼロから新たに組織を立ち上げることは簡単なことではなかった。当時、立ち上げメンバーの多くは医師、看護師、保健師、助産師などとして病院などで勤務しており、勤務後、夜七時頃から話し合いが始まり、夜一〇時過ぎまで話し合いをすることも立ち上げ当初はほとんどであった。話し合いでは決まらないことはＥメールで毎日のようにやりとりする日々が続いた。それでも誰も不平や不満を言うことはなく、真剣にメータオ・クリニックのために何か貢献したいという皆の思いがスカイプ越しでも手に取るようにわかった。

　ＮＧＯ「メータオ・クリニック支援の会」、通称ＪＡＭという名前には由来がある。当時、いくつかの候補名があった。たとえば、解散したＳＭＡＰの代表曲である「夜空ノムコウ」に真似た「ビルマノホシ」なんていう名称なら格好いいのでは、という声があったが、立ち上げメンバーの何人かが「宗教団体名っぽい」と言いだし、すぐに却下となったのはいまとなっては笑い話である。結局、活動の趣旨がわかりやすい「メータオ・クリニック支援の会」で会の名前は決定した。現地のメータオ・クリニックにも英語名でNGOを紹介する必要があったので、次に英語名を考えた。何度かEメールで英語の候補名を挙げているうちに、「"Japan Association for Mae Tao Clinic"はどうか」とメンバーから提案があった。その後、小林代表が「英語の頭文字をとってJAM（ジャム）だとなんだかおいしそうだな」と言った。一同うなずき、その瞬間に通称のJAMが誕生した。

JAMは二〇一八年三月に設立一〇周年を迎えた。設立当時、一〇年も続けることになると思っていた立ち上げメンバーは少なかったのではないかと思う。私はのちに、公衆衛生を勉強するために米国の大学院に長期留学し、また現在は移住と健康に関わる国際機関にて勤務しているため、職務上、JAMの運営からはいったん外れ、積極的な関わりはとっていない。この本に執筆する機会をいただき、小林代表をはじめ、JAMの運営メンバーと新泉社の安喜さんには心より感謝の意を申し上げたい。

JAMを通じて学んだことは、メータオ・クリニックで学んだことと等しいほど大きい。チームとして会をゼロから立ち上げ、共同で運営すること。新しいプロジェクトをメンバーの意見をもとにつくり上げていくこと。楽しいばかりではなく、時には意見の違いから衝突したことも何度もあった。それだけ一人ひとりが真剣だから起こりえたことであり、そこから人として成長することもできた。何より、JAMを通じて出会えたメンバーは私のかけがえのない財産だ。

メータオ・クリニックとの出会いは私の人生を大きく変えた。まるでメータオ・クリニックから使命をもらったような感覚に近い。タイ警察の検問に遭遇し、パスポートなどの合法な身分証明書を所持していないためにクリニック行きの乗り合いバスから強制的に降ろされるミャンマーの移民たち。そのバスに乗ることを不安に思うクリニックの患者。数々の憤りを感じた場面。一〇年以上前のことだが、いまだに鮮明な記憶として残り、その憤りが現在の仕事の原動力となっている。今後もメータオ・クリニックからもらった使命を胸に、難民、移民の一人でも多くが健やかな毎日を送れるように仕事を全うしたい。

＊ 梶藍子のメータオ・クリニックでの詳細な活動の回想は、『タイ・ビルマ 国境の難民診療所――女医シンシア・マウンの物語』（新泉社、二〇一〇年）の第Ⅴ章「日本人医療ボランティアスタッフ～看護師・梶藍子の報告～」に記載。

メータオ・クリニックを去った難民、移民の今

二〇〇九年五月、私は後ろ髪を引かれる思いでメータオ・クリニックを去った。私のみならず、これまで多くのクリニックのスタッフがメータオ・クリニックから去っていった。タイの都市やミャンマー国内へ移動した者もいるが、難民としてアメリカ、オーストラリアなどの欧米諸国へ

渡り、新たな人生を歩み始めた元スタッフも多い。

私は米国で長期留学していたため、本書の執筆者の中で、米国に第三国定住した人たちのその後を知る数少ない一人だ。多くの難民は期待を胸に膨らませて渡米したものの、挫折に直面することがほとんどだ。『タイ・ビルマ　国境の難民診療所――女医シンシア・マウンの物語』の第V章に登場しているクリニックの元スタッフで友人のセイリアも、挫折感を味わった一人だ。私は渡米した後、何度かニューヨーク州の彼女の家に泊めてもらうなどし、いまでもときどき連絡を取り合っている。彼女は夫と渡米後に、語学学校、短期大学へと進学した。レストランでアルバイトをしながら学業に励むことは容易ではなかったそうだが、何よりも大学の友人や教師、レストランで働く同僚からの差別と偏見のほうが堪えたそうだ。たどたどしい英語の発音に笑われたりすることは日常茶飯事だったらしい。このような苦痛はセイリアだけが経験したことではない。

私は大学院生のときに、テキサス州のヒューストンでカレン人の難民がどのように病院へ受診しているかの調査を行った。ヒューストンはタイ・ミャンマー国境の難民キャンプから多くのカレン人難民を受け入れる大きな都市だ。メータオ・クリニック、タイ・ミャンマー国境から去った難民がアメリカでどのような暮らしをし、病院へ受診しているか関心があったため、調査ではヒューストンに住むタイの難民キャンプ出身であるカレン人の子持ちの女性たちにインタビューした。いきいきと子育てをしながら働く女性も少数いたものの、英語で会話ができないため貧困にもかかわらず仕事を見つけられず、孤立して自宅で子育てしている女性が多かった。地域社会

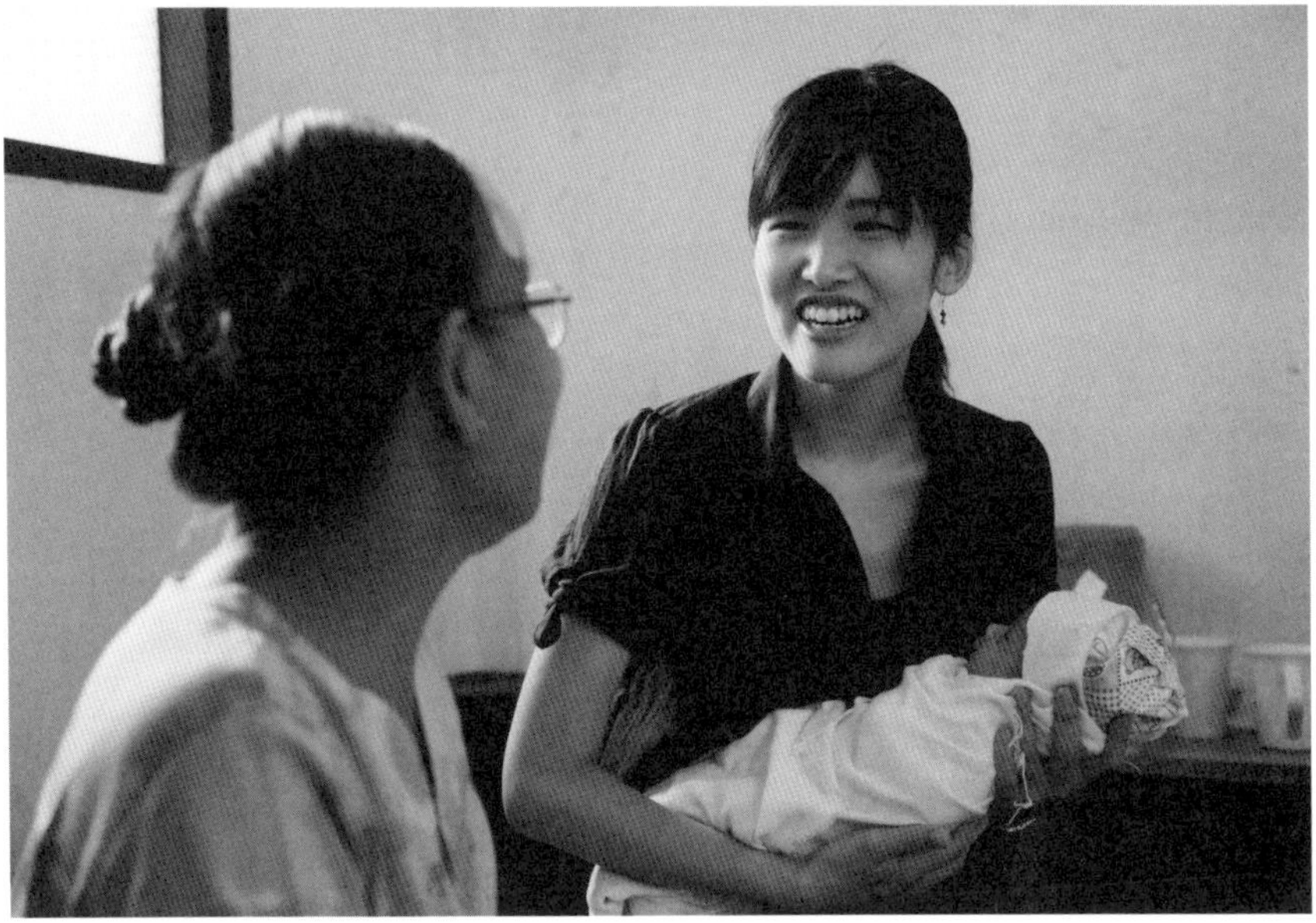
初代派遣員の梶
Photo: Atsushi Shibuya

に溶け込めず、貧困から将来を悲観し、涙ながらにインタビューに応える女性もいた。

二〇〇八年にタイ・ミャンマー国境のタイ側に位置するメラ難民キャンプで実施された調査によれば、難民キャンプに住むカレン人女性のうち、半数近くの女性しかカレン語を〝読む〟ことができなかったと報告されている。[1] この調査結果に基づけば、ヒューストンに住む難民キャンプ出身のカレン人の女性が英語を学ぶことがいかにたいへんだったのかが想像できる。たとえるならば、私たちが日本語の読み書きすらできずに英語を勉強し、英語で話さなければならないという状況と同じなのだ。

メータオ・クリニック、難民キャンプを去った後に待ち受ける未来が輝かしいものであるとは限らない。ここで述べた米国で再定住をした難民は、希望とともに新たな困難が潜む第二の人生を踏み出したばかりだ。

アメリカの空港で便の乗り継ぎをしている際に時折見かけたのが、ミャンマーからの難民の姿だ。国際移住機関（IOM）のカバンを手に持ち、カレン民族の衣装を身につけ、第三国定住で渡米してきたと思われる難民の一家が空港の片隅で便を待っていた。タイからの長旅に疲れたのか母親の腕で眠る子どもと、子どもを穏やかに見つめるカレン人の夫婦に出会った。ミャンマーからの難民の姿を空港で見かけては心の中で応援している自分がいた。

メータオ・クリニックが担う未来

本書の中で派遣員たちが記しているように、近年、メータオ・クリニックは政治体制の転換に伴い大きな変化を強いられている。現在のミャンマー国家顧問であるアウンサンスーチー氏が率いる国民民主連盟（NLD）が二〇一二年四月に議会補欠選挙で大勝利した。その後、民主化の動きを高く評価した欧米諸国はこれまでの経済制裁を緩和し、ミャンマー国内に向けて多くの団体が支援を始めるようになった。いままでメータオ・クリニックを支援していた団体も、ミャンマー側へ目を向け始めた。これがメータオ・クリニックの運営資金が枯渇している一つの大きな原因である。同時に、「メータオ・クリニックはミャンマー国内へ移動すべきだ」「運営を縮小すべきだ」などの声があがり、その存在意義を問われている。はたして、メータオ・クリニックのような医療機関はタイにはもう必要ないのかと言われれば、そうではない。

ミャンマーの政治情勢が好転しても、しばらくはタイへ出稼ぎに行くミャンマー移民が後を絶たないことが予想でき、彼らが受診できる医療機関は依然として求められるであろう。非正規の移民がほとんどのため、正確な数はわからないが、タイには四〇〇万人から五〇〇万人の移民が居住していると推測されており、その大多数を占めるのがミャンマーからの移民だ。アジアンハイウェイをまたぎ、特別経済特区に指定され、急速に開発が進められているメソットに、ミャンマーからの経済移民の足が途絶えることはしばらくはないだろう。また、二〇一五年に設立されたASEAN経済共同体（AEC）では、ASEAN諸国で国境を越えての人材、物流の行き来の自由が目標に掲げられた。ミャンマー出身者は、ミャンマー政府が発行するパスポートさえあれば、ASEANのほとんどの国へ査証なしで短期の観光もできるようになった。

二〇一五年の国連総会では、誰一人取り残さない社会を目指す「持続可能な開発のための2030アジェンダ」が採択された。アジェンダの「目標3」では、あらゆる年齢のすべての人びとの健康的な生活を確保し、福祉を促進することが掲げられている。すべての人びととは、言うまでもなく難民、移民を含む。

二〇一七年、世界保健機関（WHO）で開催された第七〇回世界保健総会の「議題15」では、難民と移民の健康増進という議題内容が可決された。内容はWHOの加盟国に対し、難民と移民の健康ニーズに応える上でのエビデンスに基づく情報、模範事例、教訓を特定、収集することや、移民の受け入れ国に対し国際協力を通じて必要な保健関連支援を提供することを求めるなどが挙げられた。

また、二〇一八年一二月には「安全で秩序ある正規移住のための移民のグローバル・コンパクト」が国連総会の一環として採択された。この合意は、人権、人道的・社会経済的開発、移民に影響する安全の問題などを考慮して人の移動に関する国際的な協力の必要性を求めるものである。タイおよびミャンマーも国連の加盟国として出席し、決議に同意している。

これらの国際社会の動きは、メータオ・クリニックのような難民、移民の人権を尊重し、宗教や民族などにとらわれることなく医療を提供する団体を歓迎していることが示唆できる。資金難や運営方針の改革など課題は残ったままであるが、長年にわたりメータオ・クリニックが提供してきた医療のサービスは、難民、移民の健康を増進する模範事例として今後も伝えられるべきである。

メータオ・クリニックの未来は、クリニックの語りかける声にいかに私たち国際社会が反応し、行動に移すかにかかっているのではないだろうか。

（1） Carrara VI, Hogan C, De Pree C, Nosten F, McGready R (2011). Improved pregnancy outcome in refugees and migrants despite low literacy on the Thai-Burmese border: results of three cross-sectional surveys. *BMC Pregnancy and Childbirth*. 11(1): 45. doi: 10.1186/1471-2393-11-45.

日本のみなさんへ

シンシア・マウン *Cynthia Maung*
（メータオ・クリニック院長／医師）

親愛なるメータオ・クリニック支援の会（JAM）のみなさんへ

タイ・ビルマ国境地域に暮らす、故郷を追われた社会的弱者である人びとに、健康、教育、そして保護に関する平等なアクセスを提供し擁護していく、この奇跡のような歳月を振り返ってみると、みなさんとのパートナーシップのもとでその旅路をともに歩んでこられたことをとても光栄に思っています。

この間、私たちはお互いのことを尊重し合い、信頼し合い、ともに手を取り合って歩んできました。学校保健プロジェクト、デング熱予防と家庭への公衆衛生キャンペーンのほか、クリニックのケアの質を高めた看護トレーニング・プログラムといった、私たちのコミュニティに向けたプロジェクトを展開、実行し、その質を維持していくという協働作業に関して、私たちは心から誇りに思っています。私たちはこれらのプロジェクトを通じて、社会から置き去りにされてきたコミュニティを、クリニック内にとどまらずコミュニティのレベルでも支えていくことに力を合わせて取り組み、これを拡大していくことができました。

さらには、みなさんが移民学校生とタイの学校の生徒たちとの音楽交流活動を手がけ、そして実現してきたことに対して、とくに感謝の意を表したいと思います。この活動は、生徒たちの楽器演奏技術や創造性を高めてきただけではなく、子どもたちの文化的な視野を広げ、タイのコミュニティとの結びつきを強めていくための舞台をつくり上げる取り組みでもありました。このプロジェクトは子どもたちにたいへんプラスになるものであり、かけがえのない生涯教育の機会を与えるものでした。

メータオ・クリニックの共同体（family）を代表して、過去一〇年間の素晴らしい旅路を通じてＪＡＭが私たちの友人、そしてサポーターとしてともに歩んできてくれたことに、心から感謝の気持ちを表します。健康、教育、保護に対する平等なアクセスを促進していくというこのたいへん大きな努力の中で、私たちはわれわれの協働作業を非常に大切に思っており、今後もＪＡＭが私たちのそばに居続けてくれることを願っています。

ＪＡＭとメータオ・クリニックの今後も変わらない末永い結びつきを期待しています。

日本の支援者のみなさんへ

タイ・ビルマ国境にあるメータオ・クリニックからご挨拶申し上げます。

国境地域のコミュニティに根ざした医療機関を代表して、ビルマ（ミャンマー）が直面している問題の解決への取り組みにご参加くださることに感謝申し上げます。

ビルマの政治情勢はここ数年で急速に変化を見せていますが、多くの地域はいまだに数えきれないほどの危機に直面しています。依然として軍事的展開と民族集団の排除が続いている状況を目の当たりにしており、とりわけいま、ラカイン州（訳註：ロヒンギャ問題）やカチン州（訳註：カチン民族への弾圧）は悲惨な状況にあります。メータオ・クリニックが活動している地域では、資源の枯渇と土地の没収、軍隊の存在感の高まり、そのことに関連した人権侵害が続いているのを目撃します。市民社会や報道機関の自由な発言に対する締め付けが強まることで、平和構築や民主化のプロセスが影響を受けており、現在の状況は国際社会の懸案事項となっています。私たちは、コミュニティの声、そしてコミュニティの力を強め続けていくことが必要だと感じています。

メータオ・クリニックは地域や地方の、そして国際的なさまざまな団体・機関とともに活動してきました。パートナーとの連携を通じて、私たちはより良いケアを患者に提供することができます。コミュニティに根ざした機関、国際ＮＧＯ、政府機関の間での頻繁な会合と一連のプログラムは、感染症の発生動向調査、ＨＩＶのケア、増加しつつある非伝染性疾患患者に対するケアに関して、国境を越えた協働を可能としてきました。

メータオ・クリニックは単独では前に進むことができず、タイ・ビルマ国境沿いに現在進行形で存在している社会的、経済的、そして健康上の課題について発言していくためには、このようなパートナー機関、市民社会、国際ネットワークとの強い連携が必要不可欠です。私たちは、国際社会に向けてコミュニティがあげる声を強めていくために、健康、教育、コミュニティの発展、人権問題といった異なる分野にまたがる共同の事業を絶えず探し求めています。

メータオ・クリニックの役割は、タイ・ビルマ両国の絶え間なく変わり続ける状況に合わせて変化させていかねばならず、それは私たちが提供しているサービスに反映されています。過去五年間に私たちが提供してきた医療サービスの統計を比較すると、産科関連のヘルスケアのために来院した患者は減っていますが、これはおそらく国境付近でのプライマリ・ケアに対するアクセスが改善したためと思われます。一方で、栄養失調、ＨＩＶ、結核、そして非伝染性疾患に関するケアを求めて来院する患者は増加しています。

私たちの医療制度強化（ＨＳＳ）プログラム（Health Systems Strengthening Programme）は、ミャンマーの国民健康計画に沿ったものであり、二〇三〇年までにユニバーサル・ヘルス・カバレッジ（訳註：国連総会で国際社会共通の目標として掲げられた、すべての人に必要な保健医療サービスの享受を保障できる状態）に到達することを目標としています。私たちはＨＳＳの対象地域において完全な医療保障を達成するために、（ミャンマー）政府との協力を求めています。私たちはビルマ（ミャンマー）北部のカレン州において医療アクセスの保障を達成するために、二〇一八年より、地域に根ざした保健医療計画と、管理業務の地域の保健行政への引き継ぎを開始していきます。

昨年（二〇一七年）はメータオ・クリニックにとって、熟考を要する難問を突きつけられた一年となりました。主要な援助機関が資金援助を打ち切ったことにより、私たちは経費節減のためにプログラムを批判的に見直すことを余儀なくされました。国境を越えたケアに対する需要は依然として高い状況が続いています。メータオ・クリニックは、なるべく国際的な政府機関の財政支援に依存する割合を減らし、地域における協力関係や資金調達を目標に定めて進んでいっています。

日本のみなさんとも知恵と考えを出し合い、長期化している危機的状態に対する認知度を高めていくための共通の土台をつくることができたらと望んでいます。紛争そして貧困に苦しめられているビルマの人びとの福利健康に関心を寄せてくださり、みなさんに心から感謝申し上げます。

（翻訳：渡邊稔之）

一〇年にわたる活動を振り返って

小林　潤
Jun Kobayashi
（メータオ・クリニック支援の会代表／医師）

歴代の派遣員が書き綴った原稿とシンシア先生のレターを読み、改めて二つのことを書き添えたいと思う。

一つは、小さいながらも「人間の安全保障」に基づく支援が実現されたことである。人が生きていくための最低限の安全には、医療とケアや社会支援を含んだ保健活動、単なる労働力ではない質の高い人を育成する教育活動、さらに最低限の生活を送るための福祉活動が必要であるとする考えであり、社会的弱者への支援の基本となっている。現在、日本政府の開発途上国支援は経済的支援が中核となり、保健医療分野の海外支援も常に経済的な視点から考えることが重要となっているが、「人間の安全保障」は政府援助においても以前は中核となっていた考えであった。

シンシア先生からのレターに、「私たち（メータオ・クリニックとＪＡＭ）はプロジェクトを通じて、社会から置き去りにされてきたコミュニティを、クリニック内にとどまらずコミュニティのレベルでも支えていくことに力を合わせて取り組み、これを拡大していくことができました」、「移民学校生とタイの学校の生徒たちとの音楽交流活動を手がけ、そして実現してきたことに対して、とくに感謝の意を表したいと思います。この活動は、子どもたちの文化的な視野を広げ、タイのコミュニティとの結びつきを強めていくための舞台をつくり上げる取り組みでもありました」と記されているのを読んで、思わず涙が出そうになった。

「医療だけでない支援の実現」、これにはほとんどが保健医療の資格を持つJAMの運営メンバーから時には反発も受けた。なぜ、医療支援の団体なのに学校を支援するのか。音楽活動は保健医療と関係があるのか。そのたびに説明をしてきたが、代表である私の専門が学校保健だからやっていると考えて反発したスタッフもいたのではないかと察している。民主的運営を心がけているJAMにおいて、時には代表として強引にこれらを活動の中核に置いていった経緯もある。それでも歴代の派遣員たちは、音楽活動などそれぞれの得意分野を生かすことで、医療の枠を超えた現地への支援を着実に続けてくれた。

国際ボランティアを志す若者の思考として、そこに自己実現を求めることは大きなモチベーションとなっている。日本では組織の歯車としてしかなしえないことが、海外での支援活動では自らの活動によって自己達成感を得、自己効力感を高め、自分の存在感を感じ取れるようになり、自尊心が確固たるものになるともいえる。私自身も二十代から三十代にこれを味わったことが、いまの活動の原動力になっている部分があるように感じている。だからこそ、あえて布石を打っておきたかったのだ。

「日本で医療を実践しながら自己実現のために海外活動をすること」、これが国際支援活動を目指す若い医師・看護師の一つのライフスタイルとして大手を振って語られる動きになってもう一〇年が過ぎたかと思う。そのこと自体を否定はしないが、忘れてほしくないのは、その自己実現をする現場には「現地に生きる人びと」がいることである。彼らは病気が治ったとしても、その後を生き続けていかなければならない。「希望をもって健康に生きる権利が誰にでもある社会」というのは、当たり前に存在するものではない。これはつくっていかないと存在せず、さらにそれを維持していかなければならないということは、人間の歴史、さらに現在の世界各地の現実をみれば明らかである。だから、海外で活動するからには社会的弱者への支援がまず先に語られるべきで、相手の人たちの「人間の安全保障」に活動内容がどう貢献するのか、その成果によって評価が行われることを考えてほしい。さらに、やるからには責任が伴うことを考えてほしいと思う。シンシア先生の言葉にこれは凝縮されているが、歴代の派遣員たちは現地で活動を展開しているうちにその重要性に自分で気づき、そのために必要な支援を展開していってくれるようになった。本書をお読みくださった皆様にはぜひ、「人間の安全保障」を心で感じ実行していった派遣員たちの変化を読み取っていただけたら、たいへん嬉しく思う。

そして、二番目に記しておきたいことは、運営メンバーおよび会員のウエットなつながりである。保健医療系のＮＰＯ団体は出来ては消えが繰り返されているが、一〇年以上続いている団体は実は少ない。ＪＡＭはいろいろな要因があって活動が継続できたが、ウエットな人のつながりによって継続できている部分が大きいと思う。実はこれほど事務経費がかかっていない団体は少ないだろう。現地派遣員の派遣費用以外はすべてボランティアによる運営で成り立っている。「効率性がない」「運営メンバーに過剰な労働を課している」等々の意見も真摯に受けとめてきた。多くの団体は大口の支援によって専門家や事務員を雇用し成り立っていて、職業として運営しているメンバーが核となっている。ＪＡＭがそうでないことは、皆の行為に甘えていることの代表でもあるようで、常に自問自答してきた。

しかし、私たちのような団体もあっていいのではないか、と最近は感じている。すべてのスタッフがＪＡＭでの仕事が生活の場のメインではないことが、難民・移民の人を支えるという「現場主義」からずれないことにもつながっているかと思う。すなわち、すべての支援者、会員の皆様には、私たちの支援や活動が難民・移民の生活の現実に直結していることが実感しやすい運営スタイルになっているのではないかと感じている。それがこれからも成り立つためには、「ＪＡＭに属している」「ＪＡＭとつながっていたい」と皆が思う場所であり続けなければならない。この点はまだまだと思うことが多々あり、皆様のお力を借りながら継続できたらと願っている。

改めてすべての支援者、会員の皆様と、運営メンバーの努力に感謝の気持ちがこみ上げている。「ありがとうございます」。

いのちを支えるつながりを見つめて

渋谷敦志 *Atsushi Shibuya*
（写真家、フォトジャーナリスト）

もし一七歳から人生をやり直すことができる術があるとしたら、医師か看護師になりたい。そして最も医療を必要とする場所で働きたい。そんなことを今も時折思うのは、きっと「国境の医療者」たちとの交流があったからだと思う。

ぼくは一七歳のときに報道写真家になる決意をした。以来、飢餓が起きている紛争地や、地震や津波の被災地、人身売買や児童労働が行われている社会の底辺など、さまざまな困難を抱える現場をわたり歩いてきた。そこにある過酷な現実を記録して伝える仕事にやりがいを感じていないわけではなかったが、「これでいいのだろうか？」という葛藤がいつもあった。だれかの不幸や悲劇を自分の仕事に利用しているという思いがあったからだ。

お金を与えない。空腹を満せない。体を温められない。痛みを和らげることもできない。ただ見て、〈take〉して、その場を去ってしまう。そんな報道写真家のあり方に後ろめたさを感じていたとき、ぼくのそばにはしばしば、国際ボランティアの医師や看護師がいた。ぼくとは対照的な彼ら彼女らの存在がぼくのモヤモヤをより大きくした。

ぼくが初めてタイとミャンマーの国境地帯を訪れたのは二〇〇八年三月のことだ。そこにも医療を必要とする人たちがたくさんいた。そしてそこでも、患者の健康やいのちを支えようと奮闘する心ある人たちに出会った。この本に登場する医療者たちのことだ。さまざまな理由で越境してくる人たちを無条件で受けとめ、ありったけのケアをわけあたえることで、国境に長年まとわりつく不条理に苦しむ人たちとつながろうとする。そんな営みをファインダー越しに見つめてきた。ぼくに〈give〉できるものはなにもないけど、せめてそのボーダーレスな人間同士のつながりを写真で伝えることで、目には見えない大切ななにかを支えることはできないだろうか。そんな思いでシャッターを切るうちに、徐々に自分なりの持ち場を開くことができたのだと思う。

医療がそこにある。医療者がそこにいる。ただそれだけの事実が、わらにもすがる思いでやってくる患者たちをどれだけ勇気づけていることだろう。「メータオ・クリニック支援の会（JAM）」の活動は、国境という困難を生きる民、文字通りの「難民」たちの生を肯定するエールになっていたし、参加するメンバー一人ひとりが思いやりと行動力を兼ねそなえた愛すべきヒューマニストだと思う。ただ、裏方から支えることに徹するJAMにはそのことを鼻にかけてアピールする人はいないので、代わりにぼくがメンバーへの敬意も込めて、この場で読者に伝えておきたい。

メータオ・クリニック支援の会（ＪＡＭ）とともに歩んで

——寄せ書き　ＪＡＭ設立一〇周年と本書出版に寄せて

◈ターウィン［Thar Win］

（ＭＴＣ副院長／東ビルマＨＳＳ部門長）

私たちメータオ・クリニック（ＭＴＣ）は、一〇年以上におよぶＪＡＭとの協力関係に誇りを持っています。私たちは長年にわたってさまざまな経験を共有してきました。目標を達成するためには、分野を超えた国際的なパートナーシップが必要なことを強く認識しています。パートナーシップを通じて、自分たちだけではなしえないことを達成しているのです。技術や資源、経験をパートナーと共有することで、地域レベルや国境を超えた（保健医療）計画から幅広い分野にわたる政策に至るまで、地域密着型の取り組みを強化できています。

患者のケア、院内感染予防、地域保健プログラム、学校保健分野において、ＭＴＣはＪＡＭと実りある関係を続けてきました。また、ＪＡＭのスタッフが時間をかけて経験や学びを共有してくれることで、人材が育ち、ビルマ（ミャンマー）の少数民族の医療をサポートする活動が続けられています。パートナーシップを支えてくれるすべての人びとと彼らとの共同活動に、心から感謝しています。

二〇一八年はビルマ国内に私たちの活動を拡大させた年であり、情報共有や開かれた議論や協力の機会が増え、医療サービスが強化されました。しかしながら、ビルマ東部の医療サービスはいまだに深刻な格差があります。多くの人びとが基本的な医療サポートや緊急産科ケア等の命を守る医療にアクセスすることが困難な状況なのです。

私たちは不平等や目の前で起きている問題に取り組み、これを何とかするために、パートナーのみなさんとともに国際社会においても地域においても責務を果たしていくことを強く願っています。パートナーシップ精神のもと、誰一人として置き去りにならないような（保健医療）政策と医療サービスの供給を訴えるために、各国の政府機関と地域社会はともに働く必要があります。地域社会の組織は、最も弱い立場の人びと、私たちでいえば国境の人びとのニーズに焦点をあて、一生懸命に働く必要があるのです。JAMのサポートは、私たちの活動の対象と人びとが抱える困難な状況に、（日本の人びとに）関心を寄せてもらうためのとても重要な助けとなっています。

JAMとのパートナーシップに心から感謝し、今後も引き続き密接に協力して活動できることを切に願っています。

（翻訳：前川由佳）

◈ナウ・アニー［Naw Annie］

（MTC副院長／コミュニティ部門長）

親愛なるJAMの友人たちへ、タイ・ビルマ国境よりこんにちは！

JAMの一〇周年を記念した書籍の出版に参加できて光栄に思います。私は二〇〇七～二〇〇八年頃からメータオ・クリニック（MTC）で働き始めました。それはMTCをサポートするためにJAMが設立されたのと同じ時期になります。

MTCで働き始めた最初の数年間は、JAMの活動に直接的には関わっていませんでした。私は当初、児童保護チームで働いており、JAMは学校保健チームと活動を行い、移民学校の子どもたちの健康サポートをしていました。

そのようななか、同じクリニックで働いていたことから、私はJAM派遣員と個人的な関わりを持つようになっていきました。そして二〇一五年にMTCの運営部に異動となり、運営の仕事をするようになってから今日まで、ファンドレイジング業務を通してJAMスタッフとより親しくなっていきました。また、MTCの看護ケアシステムを向上させるために働いてきたJAMスタッフの多大なる貢献に感謝しています。

一〇周年、おめでとうございます！ JAMのみなさんだけでなく、私たちMTCにとっても特別な年になりました。JAMは私たちにとって一番大切な仲間なのです。私たちは人を助けるということにおいて同じ価値観を持っています。JAMはMTCにとって大切なパートナーであることを覚えておいてください。JAMの力と助けは、この先も、弱い立場にある人びとのために働くメータオ・クリニックの大切な一部となっていくことでしょう。

私たちの友人であるJAMのみなさんが注いでくれた時間と献身的な働きに心より感謝申し上げます。改めまして一〇周年記念に心よりのお祝いを申し上げます。

（翻訳：前川由佳）

◆マウンマウンティン [Maung Maung Tinn]

（MTCメディック／画家）

六〇年以上も続いた内戦によって、ビルマ（ミャンマー）は貧しい国となりました。多くの人びとは、より良い仕事やより良い収入を求めて国を去りました。タイ・ビルマ国境の町メソットには、ビルマから来た二万人ほどの移民労働者たちがいます。

親が国を離れれば、子どもたちもついていきます。勉強をするために、子どもたちは学校を必要とします。学校に行けば、勉学だけでなく保健医療についても学ぶことができるのです。JAMはタイ・ビルマ国境の移民学校を支援してくれています。学校保健を通じて、移民の子どもたちは、人生において必要不可欠な保健医療について学ぶことができるのです。

私生活においても、私はJAMのことが好きです。JAMのみなさんは、私が必要とするときに、いつもすぐに助けてくれます。これまでも何度も、たくさんのことで助けてくれました。JAMは、私の芸術活動と人生そのものをサポートしてくれているのです。ありがとう。

（翻訳：前川由佳）

◆中尾恵子［Keiko Nakao］

（NGO「日本ビルマ救援センター」代表）

日本ビルマ救援センター（BRCJ）は、一九八八年にビルマの民主化と難民の支援をする団体として関西でアメリカ人夫妻によって設立された。私は二代目の代表として、現在までタイ・ビルマ国境を二〇年以上訪問し続けている。そしてメータオ・クリニックを訪問するたびに、JAMの派遣員のみなさまにお世話になってきた。

「BRCJのような、メータオ・クリニックを支援するNGOを作りたいのです」と、私を喜ばせてくれた藍子さん。「電動のこぎりがないのでここでは骨切包丁を使っています」と、さらりとおっしゃった文先生。メソットではいつもバイクの後ろに乗せてくださった由佳さん。大学生のときにBRCJの訪問ツアーで初めてメータオ・クリニックを訪れ、シンシア医師に「必ずここに戻ってきます」と話し、それを有言実行、見事に任務を全うされた彩生ちゃん。大阪の研修会に合わせて、わざわざ会いに来てくださった友子さん。いつもにこやかに対応していただいたみどりさんとつばささん。

みなさまの今後のご活躍を祈念しています。これからもよろしく！

◆**菊池礼乃** [Ayano Kikuchi]

（公益社団法人「シャンティ国際ボランティア会」）

私は、二〇一一年四月から二〇一八年九月まで、タイ・ミャンマー国境にある難民キャンプでの図書館事業に携わるため、メソットに暮らしていました。メソットの町に暮らす日本人は少なく、かつ、日本のNGOの立場で長年この地域に関わってきた団体は私たちとJAMの二団体です。

同世代、同性のJAM派遣員のみなさんは、私にとって良き仲間、心強い相談相手でした。難民や移民に関する情報交換はもちろん、国境での暮らし、仕事、将来のキャリア、ライフイベントなど、さまざまなことを共有し、一緒に話をする時間は私にとっての楽しみでした。

歴代のJAM派遣員のみなさんを存じ上げていますが、たった一人で現場に入り、現地の人びとと深く関わり、それぞれの持つ専門性を発揮して、そのニーズに応える姿勢を、本当に尊敬しています。メータオ・クリニック職員と支え合いながら、時にはぶつかりながら、国境地域で医療を必要としている人びとのために道を模索し続ける姿に、私も、頑張っていこう！　と、力をもらっていました。こう思わせてくれた皆さんとの出会いに感謝しています。

◆**帯刀杏梨** [Anri Tatewaki]

（元「ビルマ子ども医療基金」現地ボランティア）

私は二〇一三年七月から一二月の約六か月間、夫の仕事の関係でメソットに滞在していました。

当時、週三回「ビルマ子ども医療基金（ＢＣＭＦ：Burma Children Medical Fund）」でボランティアをしていました。ＢＣＭＦは主に子どもを対象に、メータオ・クリニックでは手術できない患者をチェンマイの病院へ輸送し治療を施している現地の団体です。主に欧米からの寄付金で運営しており、支援者に患者の写真と報告書を提出しています。

　患者の生い立ちや病気の症状などをインタビューし、英語で報告書にまとめるのが私の主たる仕事内容でした。鎖肛《さこう》（直腸肛門奇形）、水頭症、心臓病、大やけどのケロイドで腕が曲がったままくっついてしまった子……と患者はさまざま。でも、どの子もその親たちも前向きに治療を頑張っていて、逆に私が元気をもらっていたくらいでした。

　そのほかに週二回、パラミ移民学校で日本語を教えるボランティアもしていました。教え子の親は出稼ぎ労働者のため、皆、寮生活。一二歳で小学一年生などと、学年と年齢がバラバラだったりします。でも学校に行けるだけ、まだましなのかもしれません。

　私がメソットに滞在していた時期は前川・田畑派遣員の任期と重なります。恋バナやキャリア相談や料理を作ったりなどの「女子会」はとても楽しかったです。現在、夫の仕事でスイスのジュネーブで三歳とゼロ歳の男児の育児に忙殺されているので、余計に懐かしく思い出しました。

　ミャンマーは民主化に舵を切りつつあり、メソットは東西回廊の中継地点、これから経済発展していくことでしょう。ＢＣＭＦの元患者や移民学校の生徒たちの将来が明るいものであるよう、願わずにはいられません。

◆伊藤佳記［Yoshiki Ito］
（元在タイ日本国大使館一等書記官）

メータオ・クリニックの新病棟建設支援につい

てJAMさんから相談を受け、大使館の小さな会議室で初めてお目にかかった日のことは鮮明に覚えています。ODA（政府開発援助）の一つである「草の根無償（草の根・人間の安全保障無償資金協力：GGP）」はタイ国内でも非常にニーズが高く、数百の案件が持ち込まれます。しかし、タイ国内で支援できる枠は年間約一〇件程度。審査において私が最も重要視していた点、それは被支援団体の規模や活動内容といった点ではありません。熱意、行動力、そして一緒にプロジェクトづくりをしたいと思える人物かどうか、という点であり、初めの段階で「行ける！」という感触を受けたのでした。今、立派な病棟となって支援が活かされていることは、当時の審査担当官として本当に嬉しく思っています。なにより三代目の派遣員である前川由佳さん、四代目の田畑彩生さんと一緒になって支援できたことが幸せです。一〇周年、本当におめでとうございます。

◆松林要樹［Yoju Matsubayashi］

（『花と兵隊』映画監督）

メソットに通い始めたのは、二〇〇六年の一一月だった。当時は坂井勇さんと中野弥一郎さんという残留日本兵二人がいて、彼らの家に通っていた。そしてメソットで活動するJAMとは、二〇〇九年に映画『花と兵隊』が完成し、前売り券を売りに行ったのが関わったきっかけだった。

メータオ・クリニックのことを知ったのは二〇〇六年末だった。ソンテウ（乗り合いタクシー）を使ってメソットの街中から坂井さんらの家がある国境沿いへと向かう。途中、たくさんの人が乗り降りする場所があった。なんだろうと思って坂井さんに聞いたら、メータオ・クリニックだと知った。取材中に坂井さんが亡くなり、その後も一家と交流を深めた。メソットに親戚がいるような関係になった。そしてJAMへ前売り券を売りに行ったとき出会った三代目派遣員の前川由佳さんと縁があり、家族になって今も一緒にいることになった。

◈松田　薫 [Kaoru Matsuda]

（『タイ・ビルマ　国境の難民診療所』訳者）

実際に力になれる専門性をもって、現場で汗を流してきた人の言葉は、重い。それが、本書を読んで真っ先に浮かんだ感想だ。それは二〇〇八年に初めてメソットを訪れ、シンシア医師とメータオ・クリニックの歩みが綴られた『タイ・ビルマ国境の難民診療所』（新泉社、二〇一〇年）を翻訳したときの気持ちと変わらない。

当時学生であった私は、メータオ・クリニックで医療のプロとして、難民・移民の方々のために奔走する現地スタッフやボランティア、そしてシンシア医師の姿に強く心を揺さぶられた。私には何の専門性もないけれど、中国語で書かれた書籍を翻訳し出版することで、少しでも多くの人にタイ・ビルマ国境のことを、彼らの取り組みを知ってもらえれば、という思いで、初めての経験ながらがむしゃらに翻訳した。

私はその後、法律をもって、日本で暮らす外国人や助けを必要としている方のお手伝いをする、という道を選んだ。メータオ・クリニックと、それを取り巻く方々との出会いが、今の私をかたどっている。そしてこれからも、その活動が、多くの人のこころに種を植え続けていくだろうと、本書を読みあらためて確信している。

◈スティーブン・マキンタヤ [Stephen P. McIntyre]

（一橋大学社会学研究科博士課程在籍）

僕が初めてＪＡＭのことを知ったのは、二〇一二年にメータオ・クリニックにボランティアとして行ったときでした。ソーシャルワーカーとしての勉強を終えて、国際協力や難民支援的なことに関わりたい気持ちでナイーブに飛び出してきた自分がメータオ・クリニックで前川由佳さんに会って、自分の準備のなさと、彼女の現地の人と一緒に協力的な関係をつくりながら行う支援に感銘を受けました。現地の人のやり方に時に苛立ちを感じると言いながらも、彼ら彼女らと一緒にプロジェクトを進めていく姿が本当に格好よかったです。また、引き継ぎに来た田畑彩生さんが、ボランティアをしたいと決めてから看護師になったということを知り、そのコミットメントの強さに驚き、JAMの人は本当に凄いなと思いました。

地道にコツコツと毎日、現地の人と寄り添っていた彼女たちは僕にとってボランティア活動を進める彼女たちは僕にとってインスピレーションの源泉でした。自分が関わっていた出生登録に関する映像制作で日本語の字幕を作ることにも協力してもらい、睡眠時間を削ってまで下手くそな僕の翻訳を直してくれたのは今でも覚えています。JAMの仕事はメソットの難民医療スタッフの人たちの活動を上から目線で支援するのではなく、寄り添って協力的に支えて、そこからもらうものも多かった、そういう関係をつくるものだったのではないかと思います。

◆トウリンナウン [Htoo Lin Naung]

（JAMサポーター）

私は一九九一年から日本に住み、いまはミャンマーに戻り、会社を経営しています。

二〇〇八年にメータオ・クリニックを支援している日本の医療団体があると聞き、JAMの定例会に飛び入り参加しましたが、当初はJAMのメンバーからミャンマー政府のスパイだと思われていました(笑)。その後、日本で応援を続けてきました。派遣員の田邉文ちゃん、前川由佳さん、田畑彩生さん、神谷友子さんたちが、現場で一生懸命に仕事をしている姿を見て、感謝の気持ちしかありません。JAMのおかげで多くのミャンマー避難民、労働者たちがメータオ・クリニックで診療を受けることができたと思います。ＪＡＭの創立者である小林先生に大変感謝しています。「日本人とミャンマー人」ではなく、人間として助け合うＪＡＭの活動はとても素晴らしく、これからもＪＡＭの支援が続くことを、心から願っています。

◈ゲーィ〔Ratchaya Ruchaitrakul (Gade)〕
（薬剤師、メソットの薬局店長／タイ在住カレン三世）

私が経営している薬局に来た初めての日本からのお客さんは、田畑彩生さんだったことを思い出しました。そして、彼女は今では私の友人です。彼女と出会って以来、すぐにメソットに住んでいるほかの日本人とも仲良くなれました。二人目のお友達は由佳さんです。そして、みどりさん、友子さん、つばさちゃんと次々とＪＡＭ派遣員のみんなと知り合い、大切なお友達になりました。

私が魅了されている日本のお友達のみなさんの重要な点は、彼女たちのユニークな性格や礼儀正しさ、仕事に対する献身的な姿勢です。なので、私は日本が最も発展した国の一つとなったということに驚くことはありませんでした。

幸運にも、ＪＡＭはメータオ・クリニック（ＭＴＣ）を支援する団体の一つですし、すでにＭＴＣと協働を始めてから一〇年が経ちました。一〇周年を記念しての本の出版は、これらのたくさんの思い出を回想する良い機会となりました。みなさんの献身と一〇年間のＭＴＣへの誠実で継続的な協働作業に本当に感謝しています。

ミャンマーからの移民や難民への健康サービスの提供のために懸命にご尽力いただき、長年にわたりメータオ・クリニックとともにいてくれることに感謝しています。

おめでとう！　そして、これからもよろしくね。

（翻訳：田畑彩生）

◆プロイピリン・カセムサック［Ploypilin Kasemsuk］

（タイの教育活動家／MTC元ボランティア）

私はチェンマイ大学で二年間、医療技術について学んでいましたが、二〇一五年の休暇にメータオ・クリニックのコミュニティ支援活動および学校保健部門でボランティアをすることに決め、そこでJAMから派遣されていた鈴木みどりさんに初めて出会いました。メータオ・クリニックでボランティアとして働いたことはとても印象的な経験で、私はクリニックで唯一のタイ人ボランティアでした。CDC校（MTCが運営する移民学校）の生徒たちと世界環境デーのパレードをしたり、タイ語から英語に文章を訳したり、通訳したりといった活動はとても楽しかったですが、一番の思い出といえば、国境付近の多くの移民学校でJAMと一緒に活動し、二週間かけて健康アセスメント基準を作り直したことでした。

一〇周年おめでとうございます。これからも良い活動を継続していってください。

（翻訳：渡邊稔之）

◆杉本匡敏［Masatoshi Sugimoto］

（JAM賛助会員）

JAMの皆様、一〇周年おめでとうございます。私は二代目現地派遣員の田邉さんの知り合いで、二〇一二年の難民画家マウンマウンティンの来日展、スタディツアー、シンシア医師の来日講演をきっかけに、一般支援者の立場から協力している者です。

自分たちの生活や仕事があるなかで、現地派遣員や事務局の方々が、国境の人びとのために真摯で誠実に日々活動している姿に、ずっと心を打たれ続けています。

医療関係者でなく地方に住んでいる私は、わずかな金銭的支援しか協力できていませんが、それでもこの一〇年で私の意識や行動が変化しました。

障害者福祉の世界で働くようになり、社会福祉士、精神保健福祉士にもなりました。地域の在日外国人の支援も行うようになりました。これもＪＡＭのおかげと感謝しています。

難民の地域移行、産業と雇用の創出、クリニックの経営など課題は山積みです。「国境の自立」が実現する日まで、私も協力していきます。

◈**中木原和博** [Kazuhiro Nakakihara]

（ＪＡＭ賛助会員）

私は一九九五年に新宿区の中井で診療所を開業しました。当時、中井にはミャンマー人が大勢住んでいましたが、彼らの多くは政治難民で、不法滞在となり医療保険に入れませんでした。私は支援団体や提携医療機関と一緒になって治療に当たっていましたが、医療費が高額となる入院や手術では国立国際医療研究センターにお世話になっていました。当時の整形外科部長が高校の後輩で、彼の部下でミャンマー難民の支援活動をしている医師がいるという話を聞いて田邉先生と連絡を取ったのが、ＪＡＭとのお付き合いの始まりでした。

その後、私は故郷に帰ったので直接お会いする機会は少なくなりましたが、毎月の活動報告を読んで一体感を持っています。ＪＡＭ代表の小林先生が琉球大学に移られ、メータオ・クリニックも国際情勢の変化から資金難に陥るなど、新しい動きが始まっているようですが、これからも支援を続けていきたいと思っています。

あとがきにかえて

渡邊稔之 *Toshiyuki Tony Watanabe*
（メータオ・クリニック支援の会 書籍担当／医師）

私たちメータオ・クリニック支援の会（JAM）は、二〇〇八年三月、代表の小林潤が当時所属していた国立国際医療研究センターに勤務する医療従事者が中心となって設立された団体である。当初はNGO団体としてスタートし、二〇一三年九月にNPO法人格を取得している。

メンバーは医療従事者に限定されず、また社会人のみならず学生も参加できる団体で、現に私も二〇一一年に参加した時点ではまだ学生だった。この一〇年間、滞在費の一部を支給されていた現地派遣員を除けば、一貫して専従の有給スタッフはおらず、スタッフは皆、自分たちの可能な範囲で関わるというスタイルで活動を継続している。

予算規模も大きくなく、実質的な活動メンバーは多くて一五人程度である。初代派遣員の梶が「出会えたメンバーは私のかけがえのない財産」と述べていたり、代表の小林が「ウエットな人のつながりによって継続できている」と言及しているとおり、一人ひとりの顔が見える小規模かつ手づくりの雰囲気の中で、手前味噌ではあるが一歩ずつ着実に結果を残してきたと言うことができるだろう。

メンバーは皆、自分の本業である仕事や学業、そして家庭を持っており、合間の時間を用いて少しずつ活動に関わっている。役割分担はいい意味で緩やかであり、誰かに何かを頼まれることはあっても、何かを強制されることはない。仕事は文字どおり完全にボランタリー（自発的）なものである。しかし、自分のできるかたちで何か人のお役に立てることをしたいという素朴な動機が、一〇年の間、ＪＡＭの活動の根底に一貫して流れてきたように思う。

私が八年前にＪＡＭに関わるようになったとき、「大人な人たちだな」という印象をメンバーたちに抱いた。活動の中心にいたのは、当時二十代から三十代前半の若手の部類に入る者たちだったが、皆、どこか落ち着いており、お互いをいたわり、尊重し、励ますようなとても望ましい関係性だった。私がＪＡＭに関わり続けているのも、やはり人間的に魅力があって尊敬できるメンバーが多いためだと思う。

もちろん、歴代の現地派遣員も運営スタッフも、全員が全員、常に大人なわけではない。怒るときは怒り、闘うときは闘う人間であるということを、これまでの活動を通じてよく知っている。しかし、もともとの人柄に加えて、現地派遣員として現地で悪戦苦闘するなかで後天的に身についたものなのかもしれないが、あるときは現地のやり方を尊重し、あるときは間違っていることは間違っていると譲らずに闘う、という二つの姿勢の、絶妙な、自然な使い分けができる人たちばかりのように思う。

そして、「大人である」ことに至ったもう一つの重要な要素は、日本にいたら非日常であることが現地では目の前で起きているという現実、あるいは日本では当たり前にあるものが現地では当たり前にないという苛酷な現実だろう。日本ではありえない人の生と死の不条理さ、そして自らの無力さに直面し、医療とは、生命とは何か、紛争とは、難民とは、故郷とは、家族とは何か、と各々の現地派遣員は深く自問自答し、時間をかけて再定義していったのではないだろうか。

以前、前川（第三代派遣員）が、「現地派遣員になるまでは、毎月の定例会に参加しても現地の様子をイメージできなかった」と言っていたことを記憶している。実はＪＡＭ立ち上げ時から一度も現地に行ったことがないというスタッフもいる。しかしながら、歴代の派遣員が綴った本書のリレーエッセイは、派遣員と二人三脚で問題の解決にあたった日本の運営メンバーも含め、彼女たちの学びや成長を十二分に追体験させてくれる内容だと思う。

＊

さて、リレーエッセイを読んで最も印象的だったのが、メータオ・クリニックの中に「看護」という概念が生まれ、その必要性が理解され、そしてクリニックが自前で看護スタッフを養成する段階までの過程にＪＡＭが関わってきたということである。

田邉（第二代派遣員）の時代には「クリニックには看護職がなく」、「患者側も医療者にまったく要求をしない」状態だったとある。前川・田畑（第三・四代派遣員）は、「看護」がないために傷口の感染がひろがり、命を落としていく患者の姿を目の当たりにし、「感染を予防するために自分にできることがあったはずなのに」と自問自答を繰り返す。そして、「隣の患者家族が排泄処理をする様子を見て、私はついに行動に出た」と、現実を変えていくための具体的行動が少しずつ始まっていく。だが、鈴木（第五代派遣員）の時代に至っても、現地スタッフたちの「治療はするが、回復できなければ仕方がない」という意識はなかなか変わらず、「家族が看護師の代わりになるなら、褥瘡《じょくそう》（床ずれ）はひどくなっていないはずだ」という記述がある。続く神谷（第六代派遣員）も、「看護があればもっとたくさんの命を救うことができるのに、理学療法士の訓練どころではない」と、看護の必要性について強い言葉で訴える海外からボランティアで来た理学療法士の声を紹介している。そして、ついに看護研修がスタートし、齊藤（第七代派遣員）の時代には「看護スタッフがきちんとケアを続けてくれたおかげで、Bさんは入院中に一度も褥瘡ができなかった」、「もし看護スタッフがいなければ……褥瘡が多発し、リハビリどころではなかった」と理学療法助手のスタッフが述べるレベルにまで到達している。

現地派遣員たちは、さまざまな人との関わりのなかで、試行錯誤し「体当たり」で取り組み、そのときできることを一つずつ形にしていったのだと思う。この派遣員たちの「リレー」によって、看護の成り立ちから必要性の認識、そして担い手の養成まで、おそらく何百年とかかってきた看護の歴史のミニチュア版をここ一〇年足らずで行ってきたということは、実は稀なことなのではないだろうか。

もちろん、看護の問題だけではなく、歴代の派遣員は公衆衛生等の活動のほか、移民学校の支援や学生たちの文化交流活動にも取り組んできた。神谷が担った看護教育の実習生の中には、メータオ・クリニックが運営する移民学校で学んだ若いスタッフがいたという。この実習生は、「メソットで一緒に住んでいたクリニックのスタッフの仕事を見て、自分も医療の仕事に就きたいと思うようになった」と語っている。歴代の派遣員たちのさまざまな分野にわたる活動が、現地で少しずつ実を結び、着実に未来を担う若者を育てることにも貢献してきたと言えるだろう。

このように、この本の主役はリレーエッセイを執筆した各派遣員であることは間違いない。しかし、日本にいるスタッフの支えがなければ、彼女たちの現地での活動はより困難になるばかりか、そもそも実現しなかったかもしれない。そして、国内スタッフの中でもとりわけ言及したいのが、渕上養子の貢献度の大きさである。現地に行った回数こそ少ないかもしれないが、ＪＡＭ立ち上げ時からの「縁の下の力持ち」という表現が彼女には当てはまる。仕事や家庭と両立させながら、愚痴一つ言わずに献身的にさまざまな業務を支えてくれた。

また、もちろんのこと、メータオ・クリニックのスタッフや現地メソットの人びとのご理解とご配慮、ＪＡＭの会員やサポーターとして有形無形に派遣員を支えてくださった個人・団体・企業等のご支援がなくては、ＪＡＭの活動は成立しえなかった。

＊

本書は、設立一〇周年を一つの区切りに、ＪＡＭの活動を振り返る記録として企画された。その際、ＪＡＭ設立初期に出版された『タイ・ビルマ　国境の難民診療所――女医シンシア・マウンの物語』（二〇一〇年）の編集者である新泉社の安喜健人さんに、内輪の報告書ではなく書籍として公刊できないかをまずは相談してみよう、ということになった（実のところは田邉と安喜さんとの間で、数年前から「ＪＡＭの活動をまとめた書籍を作りたい」という話はあったようであるが）。

そこで最初のミーティングがもたれ、書籍化の企画が具体的にスタートしたのは二〇一七年三月。それからおよそ二年の間、ほぼ毎月、安喜さん、鈴木（第五代派遣員）と私で集まりながら企画を進めていった。幾度かの打ち合わせを経て、現地派遣員によるリレーエッセイ形式とすることが決まったが、分担執筆者のほとんどはこのような文章を書くのは初めての経験であり、試行錯誤の繰り返しで大変な時間を要した。

派遣時期も、経験も、個性も、文体も異なる各々の派遣員が書いた文章を並べて、果たして一冊の書籍にまとまるのだろうかということも私は正直なところ危惧していたが、徐々に書籍としての形が見えてくるようになった。すると、ある時代には実現できなかったことが何代か後には実現されていたりするなど、派遣員たちの経験やエピソードが有機的につながり、各々が見えていなかった景色が少しずつ可視化されていき、それぞれのエピソードの内容がさらに深められるという化学反応が起きていった。私の心配は杞憂に終わり、ひろく多くの方々にお読みいただけるノンフィクション作品に仕上がったのではないかと思う。メンバーたちと旧知の仲であるという理由で、煩雑なやりとりと編集作業を引き受けてくださった安喜さんのお力添えに感謝の意を表したい。

なお、ノンフィクションとしての本書のリアリティを高めているのは、写真家の渋谷敦志さんがご厚意で提供くださった数々の写真である。渋谷さんと派遣員たちとはＪＡＭの初期から親密な関わりがあり、過去何度か写真をご提供いただいたこともある。撮影された膨大な作品の中から、候補となる写真をご用意いただいた上に、選定や用い方は制作側の判断に委ねてくださるというお申し出には、ただ感謝の気持ちしかない。厚く御礼申し上げたい。

そして、本書第Ⅳ章の中の「寄せ書き」の部分は、さまざまな形でＪＡＭに関わってくださった方のメッセージからなっている。ＪＡＭへの思いを文章に込め、寄稿してくださった皆様、それ以外にも、国内外を問わず、多くの皆様のお支えがなければ、とうてい活動を存続することはできなかった。お一人ずつ、一団体ずつ名前を挙げることは紙幅の関係上難しいが、この場をお借りして皆様に厚く御礼申し上げます。

最後に、メータオ・クリニックおよびタイ・ミャンマー国境地域の難民・移民をめぐる問題や国際医療支援の活動に関心をもち、本書を手に取ってくださった読者の皆様に、心より感謝の気持ちをお伝えしたい。私たちＪＡＭは二〇一八年三月に活動一〇周年を迎えたが、メータオ・クリニックは二〇一九年二月に設立三〇周年を迎える。ミャンマーの国内情勢は大きな変革期を迎えているが、そのなかでメータオ・クリニックが果たさなければならない役割はつど変化しつつ、増え続ける一方である。本書を通してメータオ・クリニックの活動と現地の様子を知っていただき、あるいは読者の皆様が国際保健や国際医療支援の活動になんらかのかたちで取り組まれるきっかけとなれば、スタッフ一同、この上ない喜びである。

二〇一九年二月

田邉 文（Aya Tanabe）

一九七八年生まれ。医師。第二代派遣員（任期二〇〇九年六月〜二〇一〇年八月）。

メータオ・クリニックが難民自身の手で難民を助ける自助組織であることに共感し、派遣員に。活動の中心は難民なので、脇役に徹しながらも助けになるにはどうすればよいかを常に考えた。任期中の最も印象的な「やってしまった」出来事は、送別会で外科病棟スタッフがさばいてくれた子ブタが生焼け（というかほぼナマ）なのに食べてしまい、七転八倒の腹痛のなか現地を後にしたこと。任期終了後は日本の医療機関に勤務し、現在は在外公館の医務官としてコートジボアールに在住。

前川由佳（Yuka Maekawa）

一九八一年生まれ。看護師、保健師。第三代派遣員（任期二〇一一年八月〜二〇一三年九月）。

派遣員になった動機は、海外の医療現場で働きたくて看護師になり、JAM日本事務局として関わっていくうちにこの現場をもっと知りたいと思ったこと。任期中、最も印象に残ったのは、食事中に顔を合わせると、どんな少ないおかずでも「食べていきな！」と分けてくれること。任期終了後、チェンマイにあるミャンマー少数民族を支援する財団に勤務したのち、現在は琉球大学大学院博士課程に在籍し、移民研究を行っている。

田畑彩生（Aya Tabata）

一九八三年生まれ、看護師、保健師。第四代派遣員（任期二〇一二年七月〜二〇一四年九月）。

大学生の夏にメータオ・クリニックを訪問し、オープンでポジティブな現地スタッフの様子と多文化・多言語な環境に衝撃を受け、保健医療ボランティアを決意。任期中、最も印象に残った出来事は、看護師のいない病棟で、家族のいない患者の排泄ケアを隣の患者家族が始めたこと。任期終了後、国境地域でデング熱地域予防啓発活動を継続した後、北海道の医療機関に勤め、タイの大学で公衆衛生修士号を取得。現在、製薬会社CSR推進事務局にてASEANの感染症予防対策に従事。

鈴木みどり（Midori Suzuki）

一九七二年生まれ。看護師。第五代派遣員（任期二〇一四年八月〜二〇一五年九月）。

派遣員になったきっかけは、タイ留学中にメソットを訪れて現地の素朴な雰囲気が好きになったところに、派遣員にならないかと誘われたから。任期中、最も印象に残ったことは、現地の道路の移動手段。バイクタクシーも風を切って気持ち良かったが、とくにソンテウ（トラックの荷台を改装したバス）は安いし、移動中に外の風景が目の前いっぱいに広がるなかで現地スタッフと話す時間は楽しかった。任期終了後は日本の医療機関に勤務している。

神谷友子（Tomoko Kamiya）

一九七八年生まれ。看護師、保健師。第六代派遣員（任期二〇一五年八月〜二〇一七年九月）。

子どもの頃から途上国の人の力になりたいと思い、看護師に。看護師二年目の夏にメータオ・クリニックを訪れ、現地の人たちに対して一所懸命に手を差し伸べ、誠実に対応している先輩の姿を見て、自分も派遣員になりたいと思うようになる。

任期中、最も印象に残ったのは、お金がなく社会的なサービスが整っていないなかでも、地域のみんなで支え合って幸せそうに生活していたこと。任期終了後は日本の障がい児施設に勤務している。


齊藤つばさ（Tsubasa Saito）

一九九二年生まれ。看護師、保健師。第七代派遣員（任期二〇一七年八月〜二〇一八年九月）。

小学生のときに『世界がもし100人の村だったら』という本を読み、自分と世界の人たちの現実との違い（格差）に驚き、将来は看護師として国際協力に関わりたいと決意。看護学生のときに現地を訪れ、当時の派遣員がとても楽しそうに働いていて、自分もこんなふうに働いてみたいと思った。任期中、最も印象に残ったのは、ビルマ語、カレン語には「つ」という発音がないため、みんなに「ちゅばさ」「すばさ」と呼ばれたこと。任期終了後は日本の医療機関に勤務している。

梶　藍子（Aiko Kaji）

一九八二年生まれ。看護師。初代派遣員（任期二〇〇七年七月〜二〇〇九年五月）。

十代の頃から難民問題に関心があり、メータオ・クリニックの国際医療ボランティア募集枠に応募。

任期中、最も印象に残った出来事は、内科病棟で幼い子ども三人が涙を流しながら、エイズ末期の母親を看病している姿を見たこと。任期終了後、長崎大学で熱帯医学を、米国の大学院で公衆衛生学を学ぶ。タイ・ミャンマー国境に戻り、国際NGOでも勤務。現在は国連職員として移住と健康問題の仕事に従事している。

NPO法人メータオ・クリニック支援の会（JAM：Japan Association for Mae Tao Clinic）

タイ北西部、ミャンマー国境の町メソットにある診療所「メータオ・クリニック」を支援するための国際NGOとして、二〇〇八年三月に設立。二〇一三年九月にNPO法人化。さまざまな困難に直面しているメータオ・クリニックを、日本から直接支援する窓口をつくりたいという思いから設立に至る。医療人材派遣と技術支援、院内感染予防と啓発活動、看護人材の育成、移民学校での保健活動、医療物資や設備の支援などの活動に取り組んでいる。また、移民学校の設備支援や文化交流活動など、「医療だけでない支援の実現」をモットーにしており、国籍・宗教・民族・政治的立場にかかわらず、求める人びとすべてを支援対象とし、現地の人を中心とした「続けられる支援」を行っている。ウェブサイト：http://www.japanmaetao.org

メータオ・クリニック（MTC：Mae Tao Clinic）

ミャンマーからタイに逃れてきた院長のシンシア・マウン医師らが一九八九年に開設。設立以来、ミャンマー軍事政権による迫害・弾圧などによってタイに逃れて来た人びとや、貧困によりミャンマー国内では医療を受けられない人びとのために、必要な医療を提供し続けている。世界中の支援者からの寄付によって運営されており、患者は無償で医療を受けることができる。ウェブサイト：https://maetaoclinic.org

渋谷敦志（Atsushi Shibuya）

一九七五年生まれ。写真家、フォトジャーナリスト。立命館大学産業社会学部、英国London College of Printing卒。国境なき医師団日本主催MSFフォトジャーナリスト賞、日本写真家協会展金賞、視点賞などを受賞。テーマは「境界を生きる者たちを記録し、分断を越える想像力を鍛えること」。著書に、フォトルポルタージュ『まなざしが出会う場所へ——越境する写真家として生きる』（新泉社）、写真絵本『希望のダンス——エイズで親をなくしたウガンダの子どもたち』（学研教育出版）、写真集『回帰するブラジル』（瀬戸内人）。共著に『ファインダー越しの3・11』（原書房）、『みんなたいせつ——世界人権宣言の絵本』（岩崎書店）。

国境の医療者

2019年4月20日　初版第1刷発行©

編　者＝NPO法人メータオ・クリニック支援の会
写　真＝渋谷敦志
発行所＝株式会社 新 泉 社
東京都文京区本郷2－5－12
振替・00170-4-160936番　TEL 03(3815)1662　FAX 03(3815)1422
印刷・製本　萩原印刷

ISBN 978-4-7877-1902-7　C0095

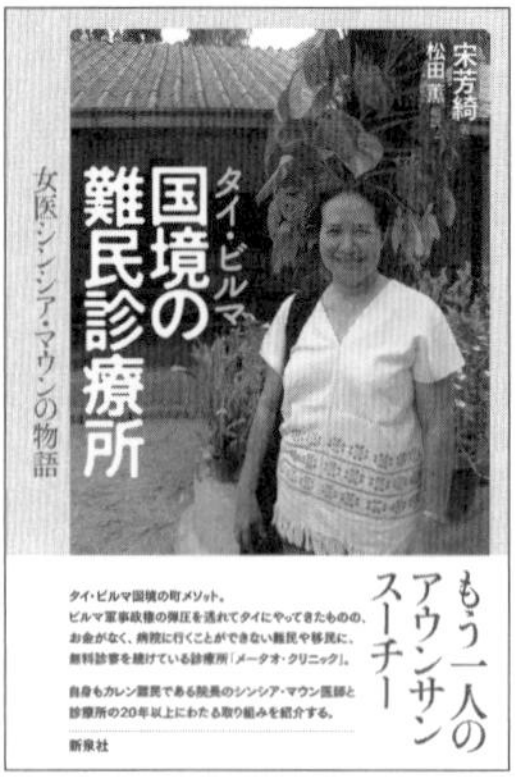

タイ・ビルマ
国境の難民診療所
——女医シンシア・マウンの物語

宋芳綺［著］　**松田 薫**［編訳］

四六判上製・224 頁・定価 1800 円＋税

タイ・ビルマ（ミャンマー）国境の町メソット．

お金がなく，病院に行くことができないミャンマーからの難民や移民，そして貧困によりミャンマー国内では医療を受けられない人びとのために，無償で医療を提供し続けている「メータオ・クリニック」．自身もカレン難民である院長のシンシア・マウン医師と診療所の長年の取り組みを紹介する．「日本人医療ボランティアスタッフ〜看護師・梶 藍子の報告〜」も収録．

シンシア・マウン医師（Dr. Cynthia Maung）
1959 年，カレン民族の両親のもとにミャンマーで生まれる．ラングーン大学医学部卒業後，大病院の医師となるが，のちにタイ・ミャンマー国境地帯でボランティア診療を開始．1988 年末，タイのメソットへ亡命する．1989 年にメソットで「メータオ・クリニック」を立ち上げ，ミャンマーからの難民・移民や国境地帯の貧困層の医療を一手に引き受けてきた．2002 年，アジアのノーベル賞といわれる「マグサイサイ賞」を受賞．2003 年，「TIME」誌の「アジアの英雄」に選出．2005 年，ノーベル平和賞にノミネート．そのほか国際的な人権賞を多数受賞している．

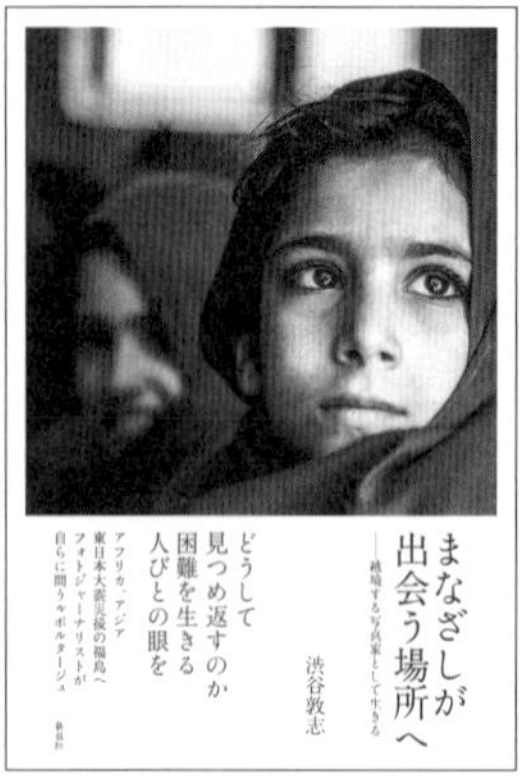

まなざしが出会う場所へ
——越境する写真家として生きる

渋谷敦志［著］

四六判・336 頁・定価 2000 円＋税

どうして見つめ返すのか．困難を生きる人びとの眼を．

アフリカ，アジア，東日本大震災後の福島へ．

フォトジャーナリストが自らに問うルポルタージュ．


国境なき医師団との関わりから写真家として歩みはじめた著者は，世界各地の紛争や飢餓や児童労働，災害の現場を取材し，人びとが人権を奪われ，生きづらさを強いられる現代社会の「問題」を発見する．

それは同時に，一人ひとり固有の名前とまなざしをもつ「人間」に出会う経験でもあった．

困難を生きる人びととわかりあえないことに苦悩しつつ，「共にいられる世界」を切実に求めて旅する著者の声は，分断の時代に私たちはどう生きるのかという道を指し示す．

〔目次〕